全国医学高等专科教育"十三五"规划教材

供护理、助产等相关专业使用

康复护理学

姜贵云　李文忠　主编

化学工业出版社

·北京·

《康复护理学》共 8 章，包括绪论、康复护理理论基础、康复护理评定、康复护理技术、神经系统疾病的康复护理、骨关节病损的康复护理、内科疾病的康复护理、其他特殊人群的康复护理。本教材每章前有学习目标，正文设有案例导入，章后有思考题，并辅以知识拓展、能力测试题，使教材内容更加完整、合理和实用，有利于教学与学习。思考题答案以及能力测试题答案和解析以数字化形式（二维码）展现。

本教材贴近学生、贴近岗位，突出技能，融知识性、科学性、先进性于一体，可供高职高专护理、社区护理和助产等专业使用，也可供康复护理工作者、临床护理工作者阅读参考。

图书在版编目(CIP)数据

康复护理学/姜贵云，李文忠主编. —北京：化学工业出版社，2018.8
全国医学高等专科教育"十三五"规划教材
ISBN 978-7-122-32365-1

Ⅰ.①康… Ⅱ.①姜…②李… Ⅲ.①康复医学-护理学-医学院校-教材 Ⅳ.①R47

中国版本图书馆 CIP 数据核字（2018）第 121228 号

责任编辑：邱飞婵　郎红旗　　　　　　　　装帧设计：关　飞
责任校对：王　静

出版发行：化学工业出版社（北京市东城区青年湖南街 13 号　邮政编码 100011）
印　　刷：三河市延风印装有限公司
装　　订：三河市宇新装订厂
787mm×1092mm　1/16　印张 19　字数 497 千字　2019 年 7 月北京第 1 版第 1 次印刷

购书咨询：010-64518888　　　　　　　　售后服务：010-64518899
网　　址：http://www.cip.com.cn
凡购买本书，如有缺损质量问题，本社销售中心负责调换。

定　　价：49.00 元

全国医学高等专科教育"十三五"规划教材
编审委员会

出版说明

为服务于我国医学高等专科教育护理专业高素质技能型人才的培养，贯彻教育部对"十三五"期间高职高专医药卫生类教材建设的要求，适应现代社会对护理人才岗位能力和职业素质的需要，遵照国家卫生和计划生育委员会关于职业资格考试大纲修订的要求，化学工业出版社作为国家规划教材重要出版基地，在对各院校护理专业的教学情况进行了大量调研和论证的基础上，于2016年12月组织60多所医学高等院校和高职高专院校，共同研讨并编写了这套高等专科教育护理专业"十三五"规划教材。

本套教材包括基础课程、专业课程和公共课程27种，其编写特点如下：

① 在全国广泛、深入调研的基础上，总结和汲取"十二五"教材的编写经验和成果，顺应"十三五"数字化教材的特色，充分体现科学性、权威性，同时考虑其全国范围的代表性和适用性。

② 遵循教材编写的"三基""五性""三特定"的原则。

③ 充分借鉴了国内外有关护理专业的最新研究成果，汲取国内不同版本教材的精华，打破了传统空洞、不实用的研究性知识写作思想，做到基础课程与专业课程紧密结合，临床课程与实践课程紧密对接，充分体现行业标准、规范和程序，把培养高素质技能型人才的宗旨落到实处。

④ 适应教学改革要求。本套教材大部分配有数字资源，部分学科还配有微课，以二维码形式与纸质版教材同期出版。

⑤ 教材出版后，化学工业出版社通过教学资源网（www.cipedu.com.cn）同期配有数字化教学内容（如电子教案、教学素材等），并定期更新。

⑥ 本套教材注重系统性和整体性，力求突出专业特色，减少学科交叉，避免相应学科间出现内容重复甚至表述不一致的情况。

⑦ 各科教材根据院校实际教学学时数编写，精炼文字，压缩篇幅，利于学生对重要知识点的掌握。

⑧ 在不增加学生负担的前提下，提高印刷装帧质量，根据学科需要部分教材采用彩色印刷，以提高教材的质量和可读性。

本套教材的编写与出版，得到了广大医学高等院校和高职高专院校的大力支持，作者均来自全国各学科一线，具有丰富的临床、教学、科研和写作经验。希望本套教材的出版，能够推动我国高职高专护理专业教学改革与人才培养的进步。

《康复护理学》编写人员名单

主　编　姜贵云　李文忠

副主编　赵　新　鲍　娟　沙凯辉

编　者（按姓氏笔画排序）

王　芳（承德医学院附属医院）

牛　坤（海南医学院）

田　彦（首都医科大学燕京医学院）

刘亚梅（承德医学院附属医院）

孙德娟（黑龙江中医药大学附属第二医院）

李文忠（荆楚理工学院）

李红玲（河北医科大学第二医院）

杨　帆（海南医学院）

沙凯辉（滨州医学院）

范　飞（承德医学院附属医院）

赵　新（周口职业技术学院）

胡文清（河北医科大学第三医院）

姜贵云（承德医学院附属医院）

徐　英（河北中医学院）

徐远红（湖北医药学院太和医院）

鲍　娟（皖南医学院）

秘　书　范　飞

前言

我国康复事业的快速发展，给康复医学和康复护理学的教育带来了难得的机遇和严峻的挑战。为了更好地适应我国康复护理教育的发展趋势，康复护理理念、理论基础、技术手段等方面也应与时俱进，应明确康复护理的定位和护理的内容。在全国医学高等专科教育"十三五"规划教材编审委员会的组织和大力支持下，我们在全国范围内遴选从事康复医学、康复护理教育的专业人员组成编写团队，于2016年12月下旬启动《康复护理学》教材的编写。

根据全国医学高等专科教育"十三五"规划教材的编写原则和基本要求，在继续贯彻"三基""五性""三特定"的原则之外，本次教材编写着重以强化医学生职业道德、医学人文素养教育和临床实践能力培养为核心，推进医学基础课程与临床课程相结合，注重培养学生临床思维能力和临床实践操作能力，使其渗透到临床医疗、护理活动中去。本教材以康复护理基本技术为重点，紧紧围绕临床常见疾病康复护理及康复问题的解决进行编写，注重实用性及操作性。全书共分为8章，包括绪论、康复护理理论基础、康复护理评定、康复护理技术、神经系统疾病的康复护理、骨关节病损的康复护理、内科疾病的康复护理、其他特殊人群的康复护理。在不影响教材主体内容的基础上引入"案例导入"内容，同时设计"学习目标""知识拓展"及"思考题"等模块。本教材可供高职高专护理、社区护理和助产等专业使用，也可供康复护理工作者、临床护理工作者阅读参考。

本教材成稿过程中，根据各位副主编特长，分工审阅各位编者的编写内容，提出意见，进行修改，然后交第二主编全面审阅整理，再次提出意见，进行修改，最后由主编详细统稿审阅，修改定稿。总之，目的是力求承前启后，达到"教者好教、学者好学"的目的。

本教材在编写过程中，得到了各编写单位领导和国内康复医学、护理学知名专家的支持和指导，使我们的编写工作能够顺利完成，在此表示衷心的感谢！

虽然本版编写人员均有一定的康复医学、康复护理教学和临床护理实践经验，但学科不断发展，知识不断更新，再加之时间比较仓促，尽管我们尽了最大努力，本书仍难免存在不足之处，各院校的师生在使用中如发现问题请及时给予反馈、指正，多提宝贵意见。教材只有在使用中不断改进才能逐渐成熟，以利于我们在第2版修订时进一步完善。

姜贵云

2018年6月

目录

能力测试题

参考文献

第一章

绪　论

【学习目标】

1. 掌握康复护理学的概念；康复护理的特点、原则、内容；护士在康复中的作用。

2. 熟悉康复护理的发展基础；康复护理与临床护理的区别与联系；康复护理的对象；康复护理专业技术；社区康复的概念、目标、程序和内容。

3. 了解康复护理的目标；康复及康复医学的概念；康复医学、康复护理学的发展简史；社区康复的特点、原则，发展背景和存在的问题；康复护理的重要地位和发展趋势。

案例导入

患者，男，70岁，以"突发右侧肢体活动不利 2h"为主诉入院。既往有高血压病史。查体：血压 180/130mmHg，右鼻唇沟浅，伸舌右偏，右侧肌张力低，肌力 0 级。MRI 检查诊断为脑出血。给予脱水、降颅压和其他对症支持治疗。

思考问题：

1. 什么是康复？什么是康复护理？

2. 针对这位患者应该何时介入康复护理？护理的内容有哪些？

第一节　基本概念

一、康复

康复（rehabilitation）一词最早来源于拉丁语，原意是"复原""复权""恢复健康的良好状态"。到 1981 年，世界卫生组织（World Health Organization，WHO）对康复的定义：康复是运用各种有效的措施以减轻残疾的影响和使残疾人重返社会。康复不仅指训练残疾人使他们适应周围环境，并且也指调整残疾人周围环境和社会条件利于他们重返社会。在拟订有关于康复服务实施计划的时候，应该有残疾者本人、其家属及其所在社区的参与。即康复是综合、协调地采用各种措施，以消除或减轻病、伤、残者身心及社会功能障碍，使他们融入社会，提高生存质量。

医疗康复（medical rehabilitation）、教育康复（educational rehabilitation）、职业康复（vocational rehabilitation）、社会康复（social rehabilitation）和康复工程（rehabilitation engineering）共同构成全面的康复。

康复是一种理念，应该渗透到整个医疗过程，从预防、早期发现、门诊、住院一直到出院后患者的医疗计划。医务人员应该有三维思维方式，也就是不仅要治病救命，同时应该注重患者功能的改善。康复的目标就是提高病、伤、残者的生存质量，使其最终重返社会。

二、康复医学

（一）概念

康复医学（rehabilitation medicine）是医学的一个重要分支，是以功能为导向的贯穿疾病治疗始终的医学学科。康复医学是以研究病、伤、残者功能障碍的预防、评定和治疗为主要任务，以改善躯体功能、提高生活自理能力、改善生存质量为目的的一个医学学科。

（二）组成

1. 康复预防

通过各种措施预防残疾的发生，延缓残疾的发展。

（1）一级预防　预防各类疾病伤残引起的身体结构损伤的发生，也是最有效的预防，能够使残疾的发生率降低70%。具体措施包括优生优育，加强遗传咨询、产前检查以及孕期和围生期保健；积极防治各种老年病、慢性病；合理饮食，加强体育锻炼，合理用药，注意交通安全，保持良好的心态等。

（2）二级预防　可使因身体结构损伤造成的活动受限或残疾能够被限制或逆转，可以降低残疾发生率的10%～20%。具体措施有早期发现、早期诊断、早期治疗病伤残。例如积极治疗高血压，采用多种方法治疗糖尿病；对创伤、骨折患者及时手术治疗等。

（3）三级预防　防止活动受限或残疾转化为参与受限或残障，使残疾、残障给个人、家庭及社会造成的影响降低。具体方法有物理因子治疗、运动疗法、作业治疗、言语治疗、心理治疗和辅助器具等。

2. 康复评定

康复评定也被称为康复诊断，是对伤、病、残患者功能状态和水平进行定性和定量分析，最终形成结论和障碍诊断的过程。康复评定是康复治疗的基础，没有评定就不能制订治疗计划、评价治疗效果。康复评定在康复治疗前、整个治疗过程中和治疗后都应该进行。通过康复评定能够掌握患者功能障碍情况；指导医务人员制订恰当的康复治疗计划；在治疗过程中，及时评价康复效果来筛选更有效的疗法；还可以判断患者的预后。

3. 康复治疗

康复治疗是通过多种有效的专科治疗方法，最大限度地改善伤、病、残者的功能障碍。早期介入、综合实施、主动参与、循序渐进是康复治疗的原则。常用的康复治疗方法如下。

（1）物理治疗　通过物理因子、功能训练及手法治疗，主要改善肢体功能。

（2）作业治疗　针对患者的功能障碍，制订个体化作业活动，主要改善上肢功能及日常生活活动能力。

（3）言语治疗　主要改善患者的交流能力和吞咽功能。

（4）心理治疗　通过心理疏导及宣泄来调整患者心理状态，改善心理功能。

（5）中国传统治疗　通过中药、针灸、推拿、传统锻炼方法来改善患者功能。

（6）康复工程　应用现代科技为伤残患者改善功能，如假肢和机器人辅助训练等。

三、康复护理学

康复护理学（rehabilitation nursing）是康复医学的重要组成部分，也是护理学的一个重要分支。康复护理学是根据总的康复治疗计划，为了达到全面康复的目标，护理工作者与其他康复专业人员共同协作，对残疾者、老年病、慢性病伴有功能障碍者所进行的符合康复医学要求的专门护理及各种专门功能训练，预防残疾的发生和发展，减轻残疾对患者的影响，最终最大限度恢复生活能力，使其重返社会。

第二节　康复护理发展简史

一、现代康复医学发展史

康复在西方最早起源于古希腊和罗马时代，历史悠久，在那时人们就已经会利于自然界的一些物理因子来治疗疾病，比如日光浴、水疗和空气浴等。据记载公元前 400 年古希腊医生希波克拉底就开始利用日光治疗疾病，而且在希腊出土的文物上绘着"假足"，这就说明古代西方就在运用一些原始的康复治疗技术。现代康复医学的形成和发展主要经历了这样几个时期。

（一）1910 年以前的初创期

当时主要应用日光、温泉、磁石、按摩、健身运动等康复治疗方法来治疗一些慢性疼痛、风湿和劳损等；除此之外，也初步出现运动疗法、作业治疗、光疗法和电疗法。盲文的发明和第一所聋校的建立为盲人和聋人的特殊教育奠定了基础。

（二）1910～1946 年的建立期

1910 年，"康复"一词第一次正式出现。1914 年第一次世界大战开始，英国骨科专家开始对伤员进行职业训练，使他们战后可以重返社会。1917 年，美国陆军成立身体功能重建和康复部，这也是最早的康复机构，同年"国际残疾人中心"在纽约成立，而且还成立了作业治疗师协会。第一次世界大战之后，战伤和小儿麻痹流行，导致无数伤残者，促进了物理学的迅速发展，像电诊断、电疗不但用于诊断、治疗和预防残疾，还发展成为物理医学。1920 年美国成立物理治疗师协会，政府制定了保障给身体残疾者发放辅助用具、安排职业的法律。1923 年美国创立物理医学与康复协会。1938 年由 Leithauser 等提出的大手术后早期离床活动的康复观念影响深远，被认为是 20 世纪医学实践的重大变革之一。同年，美国物理治疗师学会成立。1942 年，美国在纽约召开全美康复会，这次会上诞生了第一个著名的康复定义："康复就是残疾者最大限度地恢复其身体的、精神的、社会的、职业的及经济的能力。"在此期间，像徒手肌力测定法这些康复评定方法，增强肌力治疗的温热疗法和改善麻痹肌功能的支具疗法等康复治疗方法都涌现了出来。但是这一时期的康复医学并没有形成完整的、独立的专科。

（三）1947～1970 年的成熟期

第二次世界大战伤员更多，为了使伤员尽快返回前线，有康复医学之父之称的美国教授 Rush 在物理医学的基础上运用多学科综合应用康复治疗，包括物理治疗、作业治疗、言语治疗、心理治疗、假肢及矫形支具配装等，促使大量伤病员功能恢复，极大地提高了康复效果，有力推动了康复医学的发展。Rush 的康复医学基本理论、原理及方法为现代康复医学概念和技术的发展奠定了基础。此时对伤病员康复的目的不再是单纯地使其身体得以恢复，精神也应得到康复。经 Rush 等的努力，康复医学开始成为一门独立的医学学科。1950 年国际物理康复医学与康复学会成立。1969 年国际康复医学会成立，并于 1970 年在意大利第一次召开大会，这标志着康复医学学科的成熟。

(四) 1970 年以后的发展壮大期

1. 在医疗方面

一部分先进国家，康复病床、康复医师及主要康复治疗专业人员的数量已经初具规模。一些康复中心和康复科也开始因成绩显著而闻名于世。如美国纽约大学的康复医学研究所 (Institute of Rehabilitation Medicine，IRM)，成为世界著名的康复医学中心和康复专业人才培训基地。世界物理医学之父 Krusen 和著名专家 Kottke 组建的明尼苏达大学的物理医学与康复科 (Department of Physical Medicine and Rehabilitation，University of Minnesota)；全美规模最大的芝加哥康复研究所 (Rehabilitation Institute of Chicago，RIC) 和在康复工程等方面研究成果卓越的 Rancho Los Amigo (RLA) 医学中心等；加拿大渥太华皇家康复中心和 Lynhurst 脊髓损伤康复中心；英国有全球闻名的治疗师 Bobath 领导的脑瘫中心 (Western Cerebral Palsy Center) 和著名的 Stoke Mandeville 脊髓损伤中心。1974 年，英国卫生部颁布《医疗卫生部门康复医学建筑设计指南》。1976 年，WHO 专家委员会认为现代医学应该用以残疾为取向的医学来补充以疾病为取向的医学，同时指出，医学不仅要解决急性疾病患者的救治问题，同时应当重视慢性病者、残疾者功能恢复和回归社会的问题。康复医学正在担负这一任务。

2. 教学方面

1976 年，国际康复医学会发表《教育与培训》白皮书。美国目前有上百个康复医师培训点。1980 年正式公布《国际缺陷、弱能、残障分类》，这一残疾分类标准和它的理论框架充实了康复医学的基础理论，强化了"全面康复"的理论依据。1981 年霍克教授提出，康复医学是一门包括功能评定、功能训练和社会生活功能恢复等的与整体功能有关的学科。1999 年国际康复医学会和国际物理医学与康复联合会合并为"国际物理医学与康复医学学会"(International Society of Physical and Rehabilitation Medicine，ISPRM)。

3. 研究方面

1990 年美国成立了国家医学康复研究中心 (National Center for Medical Rehabilitation Research)。在此之前，美国还建立了国家脊髓损伤资料研究系统 (National SCI Research Data System)、国家颅脑外伤资料库 (National Traumatic Brain Injury Model System Database) 等。目前康复医学的研究重点已经从比较成熟的躯体残疾转向"3A"即失语症 (aphasia)、失认症 (agnosia)、失用症 (apraxia)，还有认知 (cognition)，即记忆、注意、思维残疾的领域，在治疗方面也有很多旧的观点被更新。

两次世界大战推动了康复的发展。战争虽然给人类带来了巨大的灾难但却也促进了康复医学和急救医学的发展。随后由于人们的医学观念由注重器官和系统的病理变化，研究其治疗消除技术，进步到对患者整体的恢复与生存质量的提高，进而可以使患者病愈后回归社会与家庭，使得康复医学得到发展。

二、我国康复医学的发展史

我国古代早在春秋战国时期诸子百家中就涉及康复医学，如《庄子》曰："吹呴呼吸，吐故纳新，熊经鸟申"，就是指通过气功、导引等方法让人恢复健康。战国时期的《黄帝内经》中就有用针灸、经络和腧穴的方法帮助患者解除病痛，还有注重环境所宜，避免情绪激动，饮食需有宜忌，坚持气功导引等，为中医康复奠定了基础。三国时期华佗的"五禽戏"可以说是古代的康复医疗体操。唐代孙思邈在《千金要方》中记载了练精化气和泉水疗法。《黄帝内经·灵枢》系统地记载了针灸理论，《黄帝内经·素问》中已经运用针灸、导引、推拿等方法来对瘫痪和肌肉萎缩进行康复治疗。在古代哲学思想的影响下，《黄帝内经》把人和自然、人和社会以及人体本身视为一个整体，认为疾病康复应该考虑人体身心功能和自然、社会、环境等综合因素，这与我们今天的全面康复不谋而合。

新中国成立以后成立了荣军疗养院、荣军康复院，为残疾军人的定级、抚恤、优待制定了相应政策。还开办了聋哑、盲学校，福利院及残疾人工厂。许多综合医院和一部分中医院开设了物理治疗科和针灸推拿科，还有很多医学院也设置了物理治疗学和物理医学课程。

1970年以后现代康复医学真正进入我国，而且得到了政府和社会的广泛重视，1983年中国康复医学研究会被卫生部批准成立，1989年卫生部规定二级以上医院必须设立康复医学科，而且明确指出康复医学科是综合医院必须建立的临床学科之一。1983年4月，卫生部批准成立中国康复医学会。中国康复医学会至今已设有20多个二级专业学会，包括康复医学教育、中医与中西医结合、康复工程、老年病康复、脑血管病康复、儿童康复、心血管病康复、骨科康复、风湿病康复、康复护理等。除中国康复医学会以外，国内还有隶属于中国残疾人联合会的"中国康复协会"，隶属于中华医学会的"物理医学与康复专业委员会"，隶属于中国医师协会的康复医师分会，都是与康复有关的学术组织。1984年卫生部要求有条件的医学院校开设康复医学课程，同年8月，国内第一部康复医学专著《康复医学》出版。1986年，中华医学会理疗学会更名为中华医学会物理与康复学会，1995年正式更名为"中华医学会物理医学与康复学会"。1992年8月，卫生部医政司下发了《康复医学教育方案》，其中包括康复医师、康复治疗师（士）、物理治疗师（士）、作业治疗师（士）的培训方案和教学计划。卫生部于1989年和1995年相继颁布了《综合医院分级管理标准》和《综合医院康复医学科管理规范》。1998年3月卫生部将康复医学科列入医院分级评审标准中。1998年7月国家人事部制定的《职业分类大典》中，把康复医师纳入卫生技术人员编制。2000年国家人事部设立了康复医学专业系列职称考试。

2009年中共中央、国务院发布了《中共中央国务院关于深化医药卫生体制改革的意见》，首次提出了"预防、治疗、康复三结合"的三位一体方针。2016年国务院印发"十三五"《加快残疾人小康进程规划纲要的通知》，进一步推动了康复医学的发展。

三、康复护理学的发展史

康复护理学是随着康复医学发展逐渐发展起来的一门专科护理技术，在我国仅有30年的历史。1987年6月在北京召开了由中国残疾人福利基金会康复协会举办的"康复护理研究会"正式成立，大会进行了康复护理方面的学术交流。1997年中国康复医学会康复护理专业委员会成立。2002年出版了供护理专业使用的全国高等医药教材建设研究会、卫生部规划教材《康复护理学》。康复护理专业委员会逐渐制定了《康复护理专科护士培训大纲》《中国康复护理专科护士培训方案》《中国康复护理专科护士培训基地评审评价标准》等，逐渐形成了我国较完善的康复专科护士培养系统，并先后出版了《实用康复护理学》《康复护理学操作规程》等专著，这些都在推动着我国康复护理事业的发展。

第三节 康复护理的发展基础

康复医学是一门新兴学科，康复护理学是它的重要组成部分，也是护理学专业的一个全新领域，在疾病的整个康复医疗过程中占有举足轻重的位置。20世纪80年代以后，人们逐渐重视康复医学，所以康复医学可以在世界范围内迅速发展。与此同时，疾病的结构以及人们对健康的要求、对医学模式的需求都明显发生了变化。康复护理学的发展正是顺应了这一大趋势，故而成为一门具有发展潜力和强大生命力的学科。

一、医学发展的必然结果

在今天，医学科学技术迅速发展，疾病结构也发生了重大变化，人类疾病谱已经由以前的以急性感染和急性损伤为主转变为老年化、慢性化、残疾化为主的分布。具体表现如下。

① 由于医学的进步，人口寿命延长，老龄化愈加严重，老年病发病率也不断上升，于是及时合理的康复治疗和康复护理就显得更加重要。

② 慢性病越来越多，心脑血管疾病、癌症和糖尿病等已经成为威胁人类健康的主要危险，而这些慢性病患者都有不同程度的功能减退或丧失，多数都需要长期康复治疗与康复护理来提高生活质量。

③ 伴随医学科技水平越来越高，危重疾病患者的死亡率显著降低的同时残疾人数（包括各种功能障碍及后遗症）相应增加。

④ 工业、交通和文体活动日益发达，使工伤、交通事故和运动损伤（各种体育和竞技比赛）导致的伤残人数增多；不可抗拒的自然灾害（地震、战争等）造成大量伤残者，他们急需康复治疗和康复护理，使他们残而不废。

综上所述，医学的迅猛发展必然促进康复医学及康复护理学的需求增加。

知识拓展

文献报道，曾有Ⅱ度烧伤面积达95%的患者，虽然经抢救存活，但是因为没有及时介入康复，全身关节（包括颞颌关节）僵硬，患者终身需要2～3人护理，非常痛苦，生存质量很低；单纯胫腓骨骨折的患者，骨折手术治疗非常成功，骨折愈合良好，同样是因为没有及时介入术后康复，导致踝关节僵硬，功能完全丧失；心肌梗死的患者中，参与康复治疗的患者死亡率比没有参与的患者低36.8%；脑卒中存活的患者中，通过积极的康复治疗，90%的存活患者可以重新步行并生活自理，30%的患者甚至可以恢复一部分较轻的工作能力。相反，未进行康复治疗的脑卒中患者，重新步行并生活自理的只有6%，能够从事工作的只有5%。

二、人们对健康的认识和要求的变化

伴随物质文明和精神文明不断提高，人们对健康的认识及重视程度均发生了不同程度的变化。WHO提出健康是指在身体上、精神上、社会生活上处于一种完全良好的状态，而不仅仅是没有患病或衰弱。体现了医学观念的更新及医学模式的转换，把健康看成生理、心理及社会各因素的一种完善状态。康复医学的目标就是使患者得到全面康复，这与健康的新观念是一致的。现在，人们已经从治病保命的低水平需求，渐渐提高到回归社会甚至与正常人享受同等权利和履行同等义务的高水平需求。

三、医学模式的转变

医学模式已经由单纯生物医学模式的病因对症治疗转变为生物-心理-社会医学模式的病因、对症及功能治疗，目标是整体康复、重返社会。康复医学的基本原则、工作方法和内容及专业队伍都顺应此新模式要求，它的重要地位和发展前景逐渐得到社会普遍重视。

第四节　康复护理与临床护理的联系与区别

一、康复护理与临床护理的联系

康复护理学与临床护理学一样，都是以人为护理中心，对人实施身心整体护理。康复护理应首先完成基础护理的内容；与临床护理一样，康复护理也需要准确地执行医嘱，这也是完成康复医疗计划的保证；病情观察同样是康复护理中必不可少的，应做到密切观察患者病情的演变与康复效果，并及时向康复医师反映情况。

二、康复护理与临床护理的区别

1. 护理对象

康复护理的主要对象是残疾者、老年病以及慢性病患者。这些患者不但在生理上有缺陷，在心理上也会存在敏感、多疑、悲观、抑郁等问题，而且这些情况会持续存在，这就要求康复护理工作者不仅要注重基础护理，更要帮助患者进行心理护理。

2. 护理目的

临床护理的重点是抢救生命，针对病因和症状治疗疾病来促进恢复身体健康；康复护理则是采用专门的护理和训练技术帮助残疾者身心的功能重建，最大限度恢复患者的生活自理能力，最终目的是重返社会。

3. 护理内容

在身体护理上，临床护理把疾病作为中心，而康复护理把功能障碍作为中心。除一般护理之外，康复护理工作者还需要掌握各种训练技术，来配合康复医师和治疗师对患者进行功能评定和训练。

第五节　康复护理的对象

康复护理的对象主要是残疾者、老年病以及慢性病患者。这些患者都有不同程度的功能障碍，但是康复护理介入的时间不仅仅是在功能障碍出现以后，更应在功能障碍出现前去预防其发生，这是一个重要的护理理念。

康复护理与康复医学同步发展，从初期的神经康复、骨骼肌肉康复及儿童康复逐步拓展到心肺康复、疼痛康复、肿瘤康复及妇产康复等多个领域。在全面康复思想的影响下，康复医学及康复护理学的范围将不断扩大，现代康复护理的对象主要包括以下几类。

一、急性伤病后及手术后的患者

急性伤病后及手术后的患者无论是早期、恢复期还是后遗症，只要可能出现或已经存在功能障碍，都是康复护理的对象。为了预防或者减少功能障碍的发生，需要早期进行康复治疗和护理。即使已经出现功能障碍，进行康复治疗和护理也可以使其程度减低。早期的康复治疗和护理既可以加快功能恢复、增强信心和体质、促进原有伤病的好转、减少并发症，又可以预防发生后遗症。所以，急性伤病后及手术后的患者是康复治疗和护理的主要对象。

二、躯体病残者

在康复医疗发展的初期，神经系统和肌肉、骨关节疾病和损伤，如偏瘫、截瘫、脑瘫和各种关节功能障碍就是最主要的适应证。近年来，心肺疾病、疼痛、肿瘤、代谢性疾病的康复也得到大力发展。尽管先天性疾病的发病率逐渐下降，但也依然是康复治疗和护理的重要对象。

三、各种慢性病患者

慢性病患者病情进展缓慢而且反复发作，不仅躯体器官和系统出现功能障碍，而且活动能力和心理也受到一定程度的影响。对这类患者进行康复治疗和护理，不但能预防或减少其并发症的发生，避免功能进一步受损，还能促进原发病的恢复。

四、老年病患者和老年人

老年人各器官都发生了生理性衰退，随着老化进展，免疫功能逐渐降低，使老年人对外界刺激、伤害的应变力下降，对各种疾病更敏感，整个机体的协调作用和对环境变化的适应力也会减弱。所以老年人和老年病患者的生存质量受到不同程度的影响。康复治疗和护理可以使他们参加力所能及的活动，提高生活质量。

五、心理障碍患者

随着社会经济水平的提高，生活压力增大，有不同程度心理障碍的患者也越来越多。不过人们对心理健康的认识也逐渐提高。很多心理障碍（如抑郁症、孤独症、强迫症等）患者都需要正规而系统的康复治疗和护理早期介入，促进其全面康复。

六、亚健康状态人群

亚健康状态是指人体处于健康和疾病之间的一种状态，一般机体无明显的临床症状和体征，或有病症感觉而找不到临床检查证据，但已经有潜在的发病倾向，各种适应能力不同程度减退，处于一种机体结构退化和生理功能减退的体质和心理失衡状态。亚健康状态如果及时干预处理得当，身体可向健康状态转化，反之，容易患上各种疾病。随着现代生活水平的提高和生活节奏的加快，越来越多的人因饮食不合理、作息不规律、缺乏运动、睡眠不足、精神紧张、心理压力大等而处于亚健康状态，因此及早地对处于亚健康状态的人群进行正确的康复指导是非常必要的。

七、产妇

妊娠和分娩可在一定程度上导致盆底支持组织松弛而出现女性盆底功能障碍性疾病，这些问题虽不致命，却严重影响患者的生活质量、心理状态及社会交往。所以及早地进行康复护理既可以预防盆底功能障碍性疾病的发生也可以使已经发生功能障碍的患者病情好转。

全国第二次残疾人抽样调查（2006 年）结果显示，我国残疾人总数 8296 万，占人口总数的 6.34％，涉及至少 2.6 亿家庭人口。近 6000 万残疾人需要康复，占残疾人总数的 72.28％。

截至 2014 年，我国 60 岁及以上的老年人口总数达 2.12 亿，占总人口比重达 15.5％，中国已成为世界上老年人口总量最多的国家。预测到 2020 年这一数字将变成 16％～17％。人口的老龄化，必伴随着老年退行性变疾病的增加。2015 年我国骨质疏松症患者已达到 1 亿以上。50 岁以上妇女骨质疏松发病率高达 50％，70 岁以上男性发病率超过 20％。到 2020 年，中国将有 2.86 亿人罹患骨密度过低或者骨质疏松症，到 2050 年该数字会上升至 5.33 亿。据统计，现患脑血管病患者有 1300 万以上（2013 年），每年新发生脑血管病 200 万人、死亡近 165 万人，在幸存者中约 3/4 的人留下偏瘫等后遗症状，部分患者丧失劳动能力。

第六节　康复护理的特点、目标、原则、程序和内容

一、康复护理的特点

康复护理是针对病、伤、残者的功能障碍，以提高功能水平为主线，以整体的人为对象，以提高生活质量、最终回归社会为目标，是护理人员在康复过程中为克服残疾、残障者的身心障碍而进行的护理活动。在此过程中需要护士能够克服残疾、残障者的身心障碍。护理方式是在充分给予患者心理支持的状态下，指导、训练并教会他们从被动地接受他人的照顾逐渐到独立进行日常生活。

1. 把"替代护理"变为"自我护理"

伤、病、残患者因为有不同程度的功能障碍，而且多数患者有较重的功能障碍，严重影响了他们的日常生活活动能力和工作能力，这使得他们容易依赖于他人或辅助用具的帮助，于是其独立性严重减低或丧失，同时也增加了患者的经济压力。所以康复护理的目标就是能够通过训练和教育让患者不再只是被动接受他人的护理而是能够自己"自我护理"。

2. 住院康复和出院康复同等重要

普通的临床住院患者功能障碍多数是暂时性的，通过住院期间的治疗及护理，其功能障碍基本消失。但是康复医疗机构的患者的主要问题就是功能障碍，存在时间长，少则数月多则数年甚至终身，这就使得他们的康复治疗及护理需要长期性和延续性。所以，对康复护理来说，不仅在患者住院期间要注重其护理，在患者出院回归家庭和社区后也应给出长远计划与指导。

3. 康复护理是各种康复治疗在病房的延续

由于病、伤、残者的功能障碍多种多样，所以其需要的康复治疗手段也不尽相同（物理治疗、作业治疗、言语治疗、心理治疗、假肢和矫形器等都可能用到）。患者在病房对轮椅和拐杖的使用需要康复护士的指导；而作业治疗中的日常生活活动能力训练本身也是康复护理的内容；在言语治疗方面，护士每天都要与患者进行沟通交流（而这些患者中就有失语症者）；病、伤、残者由于病程长、反复发作等原因，其心理障碍比一般患者更重，所以康复

护士应该掌握简单的心理治疗方法（如解释、疏导等）。除此之外，功能康复训练需要长期不断进行，而患者每天在治疗室由专门的治疗师为其训练的时间有限，所以一些比较简单的训练就可以在病房由康复护士帮助和指导完成。因此，康复护理是各种康复治疗在病房的延续。

二、康复护理的目标

康复护理的最终目的是使残疾者（或患者）的残存功能和能力得到恢复，重建患者身心平衡，最大限度地恢复其生活自理能力，以平等的资格重返社会。而以往的康复治疗主要局限于物理治疗、作业治疗等体能方面的训练，社会适应能力的恢复及潜在的就业能力的恢复往往被忽视，甚至被忽略。只有生活自理能力、社会适应能力和就业能力全面恢复，才能最终使患者回归社会，达到全面康复的目标。

三、康复护理的原则

1. 功能训练是核心

功能训练应及早进行并贯穿于康复护理的始终。康复护理工作者在充分了解患者的基础上，根据总体康复治疗计划，结合护理工作特点，指导、督促、帮助患者坚持不懈、有始有终地进行康复功能训练，使其早日康复，回归社会。

2. 强调主动参与

一般的基础护理多采取以患者被动接受为主的方法来照顾患者，康复护理则侧重于协同和自我护理，在病情允许的条件下，护理工作者耐心地引导、鼓励、协助并训练患者，使他们充分发挥潜能，可以部分或全部照顾自己，同时鼓励家属参与，为其重返家庭和社会适应新的生活创造条件。

3. 强调心理护理

只有当患者及家属充分了解疾病、正视疾病，从悲观情绪中走出来，患者的心理、精神都处于良好状态，才能燃起重新生活的信念。这时患者才能够更好地配合医护人员安排的各种功能训练及治疗。

4. 强调团队协作

康复治疗不是孤军奋战，而是多专业联合"作战"的团队服务，康复护理是其中必不可少的部分。康复治疗组的所有成员应紧密合作，共同执行康复计划，对患者进行康复指导，同时康复护士还应对患者进行临床护理及预防保健护理，使得患者能够整体康复而早日回归社会。

四、康复护理的程序和内容

（一）康复护理程序

收集资料、建立护理档案—初次康复护理评定—提出存在的护理问题—制订康复护理目标和计划—实施康复护理措施—再次康复护理评定、修改康复护理方案—出院前康复护理评定、提出出院指导。康复护理程序与一般临床护理基本相同，但更强调以下几个方面。

1. 入院前的准备

病房环境要求、物品准备指导等。

2. 住院后的沟通

患者住院后护士除进行自我介绍、病房环境设施介绍及病房规章制度介绍之外，应与患者及家属详细面谈，了解患者的功能障碍情况，情绪、想法、顾虑等心理状态，婚姻家庭问题，社会问题，患者的希望与要求等。

3. 康复护理评定

要求对患者功能障碍情况进行详细的初期、中期、后期评定。

4. 出院前的指导

从制订康复护理计划时就要考虑到患者回归家庭和社会后的问题，在患者出院前也要给予重点指导。

（二）康复护理内容

康复护理作为一种理念和指导思想，应该把独立生活和提高生存质量作为康复护理的目标。

1. 评定患者的功能障碍情况

包括患者已丧失的和残存的功能、康复训练过程中的变化及恢复情况，详细记录，并向其他康复医务人员提供信息，在整个康复治疗中起到协调作用，帮助康复治疗的实施。

2. 预防并发症和继发性残疾

帮助并指导长期卧床或瘫痪的患者进行康复。比如合适的体位变化、良好肢体位置的摆放、体位转移技术、呼吸功能和体位排痰训练、吞咽技能训练和进食指导、皮肤护理技术、肠道护理措施、关节活动度的练习、肌力训练等。

3. 功能训练的护理

为了能够更好地配合康复医师及其他康复技术人员对患者进行康复评定和残存功能的强化训练，协调好康复治疗计划的安排，同时让病房的护理人员成为康复治疗的重要内容之一，康复护士应该学习和掌握综合治疗计划中各种有关功能训练技术和方法。这也有利于康复效果的评价。例如，对于言语障碍患者，除言语治疗师集中训练之外，康复护士应多与患者交谈同时鼓励患者与他人交流，从而巩固和提高言语训练的效果。

4. 日常生活活动能力训练

可根据患者的功能状态对其日常生活用具进行改造，来提高其日常生活活动能力。指导患者在床上进行一些比较简单的功能训练。

5. 心理护理

由于病、伤、残者比一般护理对象心理复杂，护士应与患者密切接触，观察其在不同状态下的情绪变化才能真正了解患者的希望与担心，同时做好记录，用心分析来掌握他们不同时期的心理变化，对已经发生或可能发生的各种心理障碍和异常行为，进行耐心细致的心理护理。通过适宜的言语、态度、仪表和行为去影响患者，促进他们改变异常的心理及行为，正视疾病和残疾。

6. 常见并发症的护理

如压疮、神经源性膀胱、关节挛缩等并发症，其处理需要护士细致耐心，这些也是康复护理工作者必须严格处理的问题。

7. 矫形器、假肢、自助器、步行器的使用指导和训练

康复护理人员应该学习并掌握这些器具的性能、使用方法及注意事项，为不同功能障碍的患者选择适合的支具并指导他们如何使用支具进行功能训练、如何在日常生活中使用支具和相应功能训练的方法。

8. 康复患者的营养护理

在日常生活护理中注意观察、掌握患者的营养状况，有无吞咽困难、饮水呛咳和误吸等，及时发现患者可能存在的功能障碍。依据患者体质、疾病或伤残时营养状况的变化来判断造成营养缺乏的原因及类型，同时结合康复功能训练中的基本营养需求，来制订合适的营养护理计划。其中要包含有效营养成分的补充，帮助患者进食，指导饮食动作，训练进食，配合治疗的实施及训练吞咽功能，使康复患者的营养得到有效保障。

9. 患者出院前的康复护理

（1）最后一次评定康复护理效果　全面评估出院前患者的日常生活活动能力，生活自理能力，自我护理的主观意识，掌握的生活基本技能，需进一步指导和训练的项目，患者目前的心理状态，患者及其家属对自我健康管理的了解情况，患者回归家庭或社会尚存在的困难和问题，以及患者回归家庭后的康复护理计划等。

（2）教育患者自我保健　例如出院后患者皮肤的护理和压疮的预防，神经源性膀胱的自我护理，排泄的自我管理，呼吸系统和泌尿系统感染的预防方法，肢体残存肌力和关节活动度的简单训练及日常生活活动能力训练，不同矫形器的存放、保养方法等，跌倒、烫伤、冻伤等意外伤害的预防，如何摄取营养，定期复查的重要性等。

（3）对家属的指导　患者出院时往往依然存在不同程度的功能障碍，所以出院以后的康复计划需要家属的参与和配合。

10. 出院后家庭康复计划的制订与指导

出院后家庭康复计划要包含饮食、排泄、日常生活活动能力训练、精神等方面。比如让患者掌握各种常见并发症的预防措施、本身疾病复发的预防措施、安全措施、如何保持个人清洁卫生、如何进行适宜的营养摄取等。告诉患者训练应该坚持不懈，循序渐进地参与社会活动，发生意外时应及时与医院联系。

第七节　护士在康复中的作用

在康复医疗中，护士在康复医疗中是患者日常生活的服务者和管理者、各种活动的组织者、功能训练的指导者及实施者、病室环境的设计师以及健康和安全的保卫者。

1. 观察者的作用

在整个康复过程中，与康复对象接触最多的就是护士，所以护士对患者的功能障碍程度、心理状态、康复进程及恢复情况都最为了解。护士的观察为整个康复从评定到制订计划、修改以及实施方案都提供了可靠的依据。

2. 实施者的作用

在康复医疗中，护士要帮助、监督及指导患者进行功能训练，同时完成预防和治疗措施。

3. 教育者的作用

住院期间，护士要指导和帮助患者进行体位摆放及转移，呼吸、肠道、皮肤护理等训练和措施，坚持让其自理日常生活活动；出院时还要为患者做好居家康复教育，使康复目标能够全面实现。

4. 心理护理者的作用

康复的先导就是心理康复。护士可以用自己的行为、语言和态度来帮助患者克服身体的障碍、精神的压抑及社会的压力，所以在患者心理平衡的恢复中，护士起了关键作用。

5. 协调者的作用

患者在整个康复过程中会接受多种治疗包括物理治疗、运动治疗、作业治疗、言语治疗、心理治疗、装配支具等，所以护士应与相关科室人员沟通、协调、交流，使整个康复完善统一。

第八节　社区康复护理

一、社区康复的发展背景

1976 年世界卫生组织提出一种新的、有效的、经济的康复途径就是社区康复（community-based rehabilitation，CBR），以扩大康复服务覆盖面，使发展中国家的残疾者也可以享有康复服务。1981 年世界卫生组织康复专家委员会为社区康复定义：在社区的层次上采取康复措施，这些措施是利用和依靠社区人力资源而进行的，包括依靠有残损、残疾、残障的人员本身及他们的家庭、社会。

中国政府结合我国国情对社区康复的定义：是社区建设的重要组成部分，是指在政府领导下，相关部门密切配合，社会力量广泛支持，残疾人及其亲友积极参与，采用社会化方式，使广大残疾人得到全面康复服务，以实现机会均等、充分参与社会生活的目标。

社区康复以社区为基地，以解决残疾人的康复需求为前提，以政府及社会各界合作为保障，以康复技术训练为手段，通过残疾人及其家属参与，已经形成了国际化的发展趋势。社区康复已进入了一个多元化、快速发展的新阶段。

二、社区康复的目标和内容

1. 社区康复的目标

① 保证残疾人可以最大限度地增强其躯体和心理能力，享受正常的公益服务机会，并为社区和整个社会作出积极贡献。

② 激活社区积极性，通过社区内部改变的方式推动和保护残疾人的人权，消除残疾人参与社会活动的障碍。

> **知识拓展**
>
> 社区服务是面向社区单位和居民的各类服务。目前我国开展的社区服务主要有：
>
> （1）为老年人提供服务　开办各类老年大学，开展多种利于老年人身心健康的文体活动，兴办社会福利机构，如老年公寓、养老院等，为老年人提供保健、康复、法律、婚介、心理等服务，为老年人的生活提供便利，使老年人的生活质量得到提高。
>
> （2）社会保障服务　为社区低收入家庭提供社会保障及救助，落实低保政策。建立再就业基地，加强职业中介，竭尽全力安排下岗职工再就业。

（3）优抚服务　协助政府落实优抚政策，做好退伍安置工作，开展拥军优属服务，为军人家属和伤残人员的生活提供方便。

（4）为残疾人服务　为残疾人提供就业安置服务、医疗康复服务、基本生活服务和婚介服务。

另外，社区还有安全防范服务、卫生保健服务、为青少年服务、家政服务、中介及信息服务。

2. 社区康复的内容

（1）预防和普查残疾　社区康复的主要服务对象就是残疾人，所以应该依靠社区的力量来落实相关措施，预防残疾的发生。调查整个社区，了解并掌握本社区残疾人的情况，作为制订康复计划的资料。

（2）康复技术服务　社区康复应为病、伤、残者提供诊断、功能评定、康复治疗、康复护理、家庭康复指导、心理辅导、职业康复等服务。

（3）康复教育　社区康复应为康复服务的人员提供培训学习的机会，让本社区内的病、伤、残者组成互助小组，对小组的成员进行康复教育，使病、伤、残者能够参与到社区康复中，作为康复服务接受者的同时成为康复服务的提供者。

（4）转介服务　如果社区内解决有困难的问题，及时转诊；对于简单的康复技术也应该由上向下传，使社区内提供服务的人员可以掌握；这也是目前提倡的分级诊疗、双向转诊制度。社区康复中有很多问题（如就业、教育、养老等）需要政府、社会共同参与解决。

三、社区康复的特点与原则

1. 社区康复的特点

社区康复与机构康复（综合医院康复科、专科康复、康复中心）相比，有以下几个特点。

（1）以社区为本　社区康复以社区为基地，由社区组织领导、社区成员全面参与。社区康复是在社区范围进行的，是社区经济和社会发展事业的一个组成部分。因此，社区康复应由社区负责计划与组织，全社区参与。社区原有的卫生保健、社会保障、社会服务网等多方共同协作是社区开展康复服务的基础。社区康复是社区的卫生保健工作，同时也是社区的社会福利及社会服务工作，所以社区的卫生、民政、社会服务等部门都应共同参与，密切配合，齐心协力，开展工作。

（2）提供全面的康复服务　在全面康复原则的指导下，为社区残疾人提供医疗、教育、职业、社会等各方面康复服务。依照全面康复原则，一方面应充分发挥社区潜力，在社区力所能及的范围尽可能为残疾人提供身心功能训练、协助上学及就业；另一方面充分利用当地康复医院、康复中心、学校和省、市、县的残疾人康复服务指导中心的康复技术资源中心的技术支持，尽可能使社区的残疾人得到全面康复。

（3）康复服务的便捷性　康复训练就地就近；方法简单易行、技术实用有效；器材因陋就简、就地取材；对象为社区残疾人、老年人、慢性病患者；训练时间可以经常而持久。

（4）康复对象和家属的主动参与　可以充分发挥残疾人本人、残疾人家庭及残疾人组织在康复中的作用，他们不但可以参与康复计划的制订、训练的开展，还可以参与回归社会等全部康复活动。这样可以充分发挥残疾人的主观能动性，使计划更好地完成。

（5）社区康复投资少、服务覆盖广、康复效果好。

2. 社区康复的原则

社区康复的原则是在《残疾人权利公约》原则的基础上提出的，主要包括：①尊重固有尊严和个人自主，包括自由做出自己的选择和个人的自立；②不歧视；③充分和切实地参与并融入社会；④尊重差异，接受残疾人是人的多样性的一部分和人类的一分子；⑤机会均等；⑥无障碍；⑦男女平等；⑧尊重残疾儿童逐渐发展的能力，并尊重残疾儿童保持其身份特性的权利。

这些原则应用于指导社区工作的所有方面。最终的目标是：使所有康复对象享受康复服务，使残疾人与健全人机会均等，充分参与社会生活。

四、社区康复护理

对于大部分伤、病、残者来说，在医院内的康复仅仅是患者全面康复的开始或一个短暂阶段，而他们所需要的长期康复服务是不可能在医院完成的。而社区康复护理就可以延续到社区甚至家庭，可以长期为患者提供康复服务。

当患者出院回到社区以后，康复护理计划也应做出相应调整，针对不同疾病恢复期的需要，指导患者和家属根据不同的病情和体质，采取必要的护理措施，比如常见压疮、呼吸和泌尿系统感染、骨关节系统并发症等的预防，指导对家庭环境和社区环境进行改造来适应患者的功能变化。

五、社区康复存在的问题

我国残疾人社区康复工作起步相对较晚，一些地区尤其是在农村地区还不足十年，因此社区康复在实际的工作中，有部分方面不够完善。

1. 社区康复经费投入不足

由于社区康复起步较晚，而残疾人群体在社区居民中的比例又不高，所以政府领导重视不够，还有部分领导认为社区康复是可有可无的事，没有把社区康复纳入社区总体规划之中。社区康复工作由于经费缺乏，基础设施也就落后，无法提供全面的服务。有些农村社区事实上根本就没有社区康复服务。社区康复经费紧缺是社区康复难以开展的主要原因。

2. 社区康复专业人才严重缺乏

康复是一门专业而系统学科，需要专业的技术人才。主要包括康复医师、物理治疗师、作业治疗师、言语治疗师和康复护士等。我国的专业康复技术人员本就匮乏，社区卫生服务机构往往只有一名全科医生，两名社区护士，全科医生对于康复知识的了解相对比较片面，又没有对正规康复知识接受过系统培训，所以这项技术性很强的工作没有持续的强有力的技术支撑。农村地区康复人才更加少见，不能够提供有效的服务。

3. 宣传力度不够，康复意识不强

现阶段很多人还不了解社区康复。一部分人对康复的认识非常有限，很多从小就残疾的人都未听说过，也有一部分人把康复和中医保健、推拿等混为一谈。也有残疾人认为"送康复服务上门"是社区医生上门为他们看病、送药，分不清康复服务与一般医疗服务有何区别。所以，他们就不可能认识到康复工作需要他们主动参与，并积极配合，通过自己坚持不懈的努力让自己的身心状况得到改善。由于残疾者没有康复意识，残疾人主动要求康复服务的比较少，所以一些社区的康复器材和设施没有得到充分利用。对很多社区调查发现，残疾人及其家庭对社区康复工作的认识存在误区，绝大多数人认为，残疾人自身及家庭可以通过自己在家进行康复，不需要到社区进行专业康复。总之，这些传统陈旧的观念也在无形中阻

碍了社区康复的发展。

第九节 康复护理的重要地位和发展趋势

一、康复护理与临床护理同等重要

由于现代医学模式的转变，临床护理也主张"整体护理"，但形式上多数依然为"替代护理"，患者只是被动地接受护理。康复护理既不是临床护理之后的延续，更不是临床护理的重复，康复护理应该贯穿于临床治疗和护理的始终。康复护理主张"介助护理"，也就是康复护理工作者更多的是协助与指导患者怎样随自身功能的恢复学会自我护理。这时患者由被动接受到主动参与护理过程，最终达到提高日常生活活动能力、改善生活质量、回归家庭和社会的目的。所以，康复护理应从治疗的第一阶段就开始介入，当然根据伤病情况不同，采取的手段和方法也有所差异。康复护理除了应用一般护理技术外，还应实施综合护理，运用多种辅助护理技术，协调有机地进行，构成整体护理方案。康复护理更重视人的整体，运用专门技术进行综合护理，来加快患者功能恢复正常。康复治疗和康复护理各部分负担的任务多少将随时间有所变化。各种康复治疗技术和康复护理技术不是先后顺序排列的，而是平行并列进行的。

二、康复护理的发展趋势

改革开放实行以后，我国经济始终保持快速发展，人们对生活质量的要求也越来越高，尤其是人们的健康意识越来越强，这一点从日益增多的健身场馆和遍地开花的养生保健馆就可以看出，同时残疾人的合法权益也备受重视，这都是康复发展最强动力，同时也说明康复的发展前景广阔。现在由于医学的进步和卫生保健事业的迅速发展，病死率降低、人类寿命延长、人口老龄化愈加明显，慢性病和老年病也就日渐增多。另外，残疾人也和整个社会情况相仿，出现高龄化的趋势，脑血管疾病及脑性瘫痪等中枢神经系统障碍增加，而且有重度化倾向。肢体功能障碍患者往往又合并精神障碍。由此可见，康复医学包括康复护理学在整个医疗事业中占有很重要的地位，而且随着社会生产力的发展和人们生活水平的提高，它的重要性将越来越明显。

（赵　新　姜贵云）

思考题

一、名词解释

1. 康复
2. 康复医学
3. 康复护理学

二、简答题

1. 简述康复护理的原则。
2. 简述护士在康复中的作用。

第二章

康复护理理论基础

【学习目标】

1. 掌握神经元的基本结构与功能；骨与关节的生物力学；小儿运动功能的发育。

2. 熟悉神经再生的过程、中枢神经的可塑性；生物力学的基本概念、肌肉的生物力学；小儿神经系统的发育。

3. 了解神经元的代偿性修复；运动对各系统器官的影响；小儿知觉运动功能的发育。

案例导入

患儿，7个月，早产，产程顺利。患儿2岁时仍不能站立行走，就诊于当地医院，确诊为脑性瘫痪，于当地医院曾进行6年基本的康复功能锻炼，患儿逐渐在辅具下站立，但肌张力高，无法行走。查体：言语不能，记忆力、定向力、计算力、理解力差，四肢肌张力高，四肢腱反射活跃，双侧踝阵挛阳性，双侧霍夫曼征阳性。

思考问题：

1. 该患儿的康复护理目标是什么？

2. 如何对该患儿进行康复护理？

第一节　神经功能恢复理论基础

一、神经系统的结构和功能

1. 概况

神经系统是由大量神经细胞和神经胶质细胞组成的复杂结构，是动物和人类心理活动的物质基础和行为、活动的调节控制系统。动物的进化水平不同，神经系统的结构和功能的发展水平也不同。高等动物的神经系统包括中枢神经系统和周围神经系统两大部分。中枢神经系统是身体功能和行为的整合中枢，其亚结构是脑和脊髓。脑是位于颅腔内的神经组织的总称，分为大脑、脑干和小脑。脊髓位于脊椎管内，上接脑部下连周围神经系统，是中枢神经系统的低级部分。动物机体的简单反射活动（如排泄反射、膝跳反射）只要通过脊髓而无须通过脑即可实现。一般地说，在中枢神经系统中的部位越高，其结构就越复杂，功能也越完善。周围神经系统是脑和脊髓以外的神经组织的总称，由神经纤维束和神经节（位于脑和脊髓之外的神经细胞集团）构成，分布全身。其主要功能是向中枢神经系统输入信息，或接收中枢神经系统传出的信息，实现中枢神经系统同身体各部分和内脏器官的联系。

人和多细胞动物体内调节各器官的活动和使机体适应内外环境变化的全部神经装置，主要由神经细胞组成。低等动物的神经系统较简单，只有一个神经网络。随着动物的进化，神经系统不断进化，向头部集中的倾向越来越明显，至人类已达到最高程度。高等动物的神经系统包括中枢神经系统的脑和脊髓，以及周围神经系统的神经和神经节。神经系统在调节和控制机体活动的过程中，首先是借助于各种感受器接收内外环境的各种刺激信息，经周围神经传至脊髓和脑，通过脊髓和脑各级中枢的整合作用，再经周围神经传至各种效应器来调节和控制各系统的活动。神经系统的功能十分复杂，概括起来可分为两方面：一是使有机体内各系统成为统一的整体；二是使机体内各系统与外界环境保持相对平衡。人类神经系统的形态和功能是经过长期进化过程而获得的。由于生产劳动、语言皮质中发生了与动物不同的变化和飞跃，不仅含有与高等动物相似的各种感觉和运动中枢，而且还有语言和分析中枢。因此，人类的大脑皮质成为思维和意识活动的物质基础，使人类远远超出了一般动物和范畴。这样不仅能适应和认识客观世界，并且能主动地改造客观世界，从而使自然界更好地为人类服务。

2. 神经元的基本结构与功能

神经元是神经系统基本的结构与功能单位。神经元的结构大致可分为细胞体和突起，突起又分树突和轴突两种。轴突又称神经纤维。习惯上把神经纤维分为有髓纤维和无髓纤维两种。神经纤维的主要功能是传导兴奋。生理学中把沿神经纤维传导的兴奋称为神经冲动。

3. 神经纤维传导兴奋的特征与神经纤维的兴奋传导速度

（1）神经纤维传导兴奋的特征　具有生理完整性、绝缘性、双向性、相对不疲劳性。

（2）神经纤维的兴奋传导速度　可因纤维粗细、髓鞘厚度和温度而异。直径越大，传导速度越快。有髓纤维传导速度快于无髓纤维。

（3）神经纤维的分类

① 根据电生理学特征分类，主要根据神经纤维的传导速度和后电位将哺乳动物的周围神经分为 A、B、C 三类。

② 根据纤维的直径和来源分类将传入纤维分为 Ⅰ、Ⅱ、Ⅲ、Ⅳ 四类。Ⅰ类纤维中包括 Ⅰa 和 Ⅰb 两类。

4. 神经纤维的轴浆运输

借助轴浆流动进行物质运输的现象称为轴浆运输。轴浆运输一般分为两类：①快速轴浆运输，指递质囊泡向轴突末梢的运输；②慢速轴浆运输，指胞体合成的微丝、微管及轴浆内的可溶性物质向轴突末梢的运输。轴浆流动的机制迄今仍未阐明，实验证明它是一个主动的转动过程。有人提出递质囊泡的快速运输与轴突内微管和微丝的功能有关。轴浆运输对于实现突触传递功能、神经纤维的营养作用及神经生长与再生均具有重要意义。目前对逆向轴浆流动的了解较少。近年来，运用辣根过氧化酶追踪神经纤维的起源，其原理是辣根过氧化酶被轴突末梢摄取后可沿逆向轴浆流被转运到细胞体。破伤风毒素、狂犬病毒由外周向中枢神经系统的转运，也是经逆向轴浆流动进行的。

5. 神经的营养性作用

神经纤维除具有传导兴奋作用外，其末梢经常释放某些物质持续地调整所支配组织的内在代谢活动，影响其持久性的形态结构、生化及生理特性，该作用与神经冲动无关，称为营养性作用。神经元生成的营养性因子借轴浆流动，由胞体运输到末梢，然后被释放到所支配的组织内以维持组织正常代谢与功能。相反，组织也可产生某些物质对神经元有营养作用，并促进神经的生长发育。例如，神经生长因子，这是交感神经和背根神经节神经元生长发育必需的因子。它由组织产生，神经元末梢摄取，经逆向轴浆流运输到胞体而发挥作用。

6. 神经胶质细胞的主要功能

神经胶质细胞是神经组织中除神经元以外的另一类细胞，其数量是神经细胞的 10～50 倍。胶质细胞与神经细胞一样也具有细胞突起，与神经细胞不同的是具有终身分裂增殖能力，其生理功能如下。

（1）支持作用　与神经元胶合在一起，为神经提供一定的支架，保持脑结构的硬度。

（2）隔离与绝缘作用　中枢神经的少突胶质细胞和外周神经的施万细胞形成髓鞘包绕神经纤维，起绝缘作用。

（3）修复与再生作用　在神经细胞因损害或衰老而消失后，留下的空隙由分裂增殖的神经胶质细胞所充填，这种修复主要由纤维性星形胶质细胞完成。增殖的胶质细胞又称反应性胶质细胞，有释放大量神经营养因子、刺激神经细胞及其突起生长的能力，并有利于脑损伤的再生与修复。

（4）屏障作用　某些胶质细胞诱导脑毛细血管和静脉的内皮细胞之间形成无通透性的紧密连接，如血-脑屏障。

（5）引导发育神经元迁移　在发育过程中，某些胶质细胞能引导神经元移行、指示轴突的生长。

（6）调节神经元　有研究表明，胶质细胞可合成和分泌神经活性物质起神经营养作用，另外，胶质细胞还参与神经递质的代谢。

二、神经损伤的反应

神经损伤的因素有物理性损伤、化学物质中毒、感染、遗传性疾病以及老化、营养代谢障碍引起的神经退行性变。神经系统对损伤的反应取决于损伤的性质、部位和损伤因素作用时间的长短。无论是中枢神经系统还是外周神经系统，其神经轴突损伤后都会发生以下反应：①受损轴突的近、远端肿胀；②损伤使 Ca^{2+} 内流，Ca^{2+} 或活化钙离子依赖蛋白酶或产生超氧化物样的自由基，这些产物使细胞骨架崩解及生长锥萎缩，从而介导神经毒性反应；③远端末梢退行性变化及突触传递消失；④胞体肿胀核移位，胞核周围的尼氏体分散染色降解；⑤与受损神经元有突触联系的神经元也将变性，称跨神经元或跨突触变性；⑥血-脑屏障或血-神经屏障不同程度破坏，引起炎症及免疫反应，这些反应有利于损伤细胞残屑的清除和受损神经的再生修复。

三、中枢神经的可塑性

神经系统为了主动适应和反应外界环境各种变化，发生结构和功能的改变，并维持一定时间，这种变化就是神经的可塑性。神经的可塑性包括后天的差异损伤及环境对神经系统的影响。神经系统的可塑性决定了机体对内外环境刺激发生行为改变的反应能力和功能的代偿。中枢神经的可塑性是指中枢神经的修复能力，表现为短期功能的改变和长期结构的改变。短期功能的改变是突触效率和效力的变化，长期结构的改变是神经连接的数量和组织的改变。分为大脑可塑性和脊髓可塑性。部分神经元损伤后，可通过邻近完好神经元的功能重组，或通过较低级的中枢神经部分来代偿；除此之外，局部的损伤还可以通过失神经敏感和潜伏通路及突触发芽等机制来代偿。神经系统的可塑性不仅限于对损伤的适应，而且环境变化和个体经验也影响中枢神经系统的结构和功能。神经元受损后，突触在形态和功能上的改变称为突触的可塑性，具有可塑性潜力的突触多数为化学性突触。突触的可塑性表现为突触结合的可塑性和突触传递的可塑性，前者指突触形态的改变，及新的突触联系的形成和传递功能的建立，是一种持续时间较长的可塑性。突触传递的可塑性指突触的反复活动引起突触传递效率的增加（易化）或降低（抑制）。这种活动依赖性的突触传递效率的增强和抑制可以发生在同一突触或不同突触之间，大致分为：①同突触增强，如长时程突触传递增强；②异突触增强，如敏感化；③联合型突触增强，强刺激和弱刺激分别通过两个输入通路传至同一神经元，强刺激的突触传入可以引起弱刺激的突触传入增强；④同突触抑制，如习惯化；⑤异突触抑制，如长时程突触传递抑制。

在中枢神经的可塑性方面大脑比脊髓大，原因主要是脑体积较大，不容易造成完成性损伤，因此残留部分可以通过各种功能重组来代偿。而脊髓则不然，其横断面比脑小得多，容易造成完全性损伤，一旦出现完全性损伤，代偿的机会就小得多，主要依靠轴突长芽和神经移植的方法来解决。

知识拓展

突触的可塑性是神经功能和结构恢复的核心，主要是指突触连接在形态和功能上的修复，即突触连接的更新与改变、突触数目的增加或减少和突触传递效应的增强或减弱。

四、神经再生

神经损伤后的再生修复是十分复杂的病理生理过程，涉及从分子、细胞到整体的各个层次的变化。无论中枢或外周，神经再生是指突起主要是轴突的再生，其再生的前提是必须有能行使功能的胞体存在。有效再生应该是构筑、重建、代谢再现和功能修复的综合体现。

1. 再生过程

完整有效的再生过程包括再生轴突的出芽、生长和延伸，与靶细胞重建轴突联系实现神经再支配而使功能修复。神经纤维的再生还赖于胶质细胞的参与，中枢和外周的胶质细胞和它们提供的微环境的不同，在很大程度上决定了再生的难易。轴突损伤后存活神经元的再生轴突必须穿过溃变的髓鞘和死亡细胞的残屑，以及由反应胶质细胞增生形成的瘢痕，这是很难逾越的屏障，所以达到靶细胞完成突触重建的可能性很小。另外，生长相关蛋白-43（GAP-43）在绝大多数成年的中枢神经系统中消失，但在某些受损后轴突发芽的神经元（如海马神经元）仍可得到表达，而且 GAP-43 还存在于许多成熟的外周神经元中。GAP-43 的作用尚不完全清楚，但中枢神经元不能合成 GAP-43 及与其相似的其他蛋白成分，也是造成成熟的中枢神经系统神经元轴突再生能力差的原因。而在外周，虽然神经膜细胞的过度增殖也可形成类似的阻碍，但神经膜细胞及其分泌的层粘连蛋白、纤粘连蛋白等细胞外基质对再生轴突有不可忽视的导向作用，加上血源性巨噬细胞、单核细胞对溃变的细胞残渣能更有效地清除，因此再生轴突可以抵达并支配其靶细胞，实现功能修复。

2. 神经发芽

神经发芽分为再生性发芽和侧支发芽。再生性发芽是指当通向神经元或靶组织的传入末梢损伤时由受损轴突的残端向靶延伸的芽。侧支发芽指在一块肌肉中有一部分肌肉纤维的运动神经被切断了，于是同一块肌肉中损伤附近的运动神经发出侧芽，生长到丧失支配的肌纤维上形成运动终板，使那些丧失功能的肌纤维重新恢复功能。哺乳类动物中枢神经在发育期具有很强的发芽能力，如破坏成年田鼠的上丘，可使视觉诱导时的旋转反应消失；但破坏新生田鼠的上丘，虽然可使其成年后动物视觉减弱，但不完全丧失视力。这说明了投射区具有选择性地转移到相关联的脑区的能力，而不是毫无目标地转移到别的靶区，神经细胞的投射数会尽量维持到本来视神经元应有的水平。

3. 神经再生新进展

传统观念认为，神经再生仅发生于哺乳动物胚胎期以及出生后早期，成年神经细胞不可再生。近年来研究表明成年啮齿类和灵长类海马、嗅球等部位可产生新的神经元，具有一定再生能力。恢复成年神经细胞再生能力对于治疗一些顽固性疾病，如帕金森病、阿尔茨海默病、精神分裂症、抑郁症以及神经损伤等有很大作用。

神经干细胞（neural stem cells，NSCs）是一类具有分裂潜能和自我更新能力的母细胞，它可以通过不对等的分裂方式产生神经组织的各类细胞。胚胎时期神经的发生主要源于神经干细胞的分化，早期神经发生经历了 3 个阶段：①神经前体细胞的增殖；②神经元的发生；③神经胶质细胞的发生。神经元和神经胶质细胞先后由同一组细胞分化而来，但各种细胞的发育具有时序性，首先生成的是神经元，然后是星形胶质细胞，最后是少突胶质细胞。神经干细胞的分化受多种因素的调控。

> **知识拓展**
>
> 造成中枢神经系统（CNS）损伤后再生失败的原因有：①CNS 损伤致继发性损伤，大量神经元死亡；②CNS 受损神经元细胞外微环境含大量阻止神经再生的抑制因子；③有丝分裂后的神经元内固有的再生能力减弱。

神经干细胞是脑内新生细胞的源泉，周期性地在脑内两个主要区域分裂：即含有营养中枢神经系统脑脊液的脑室和学习与记忆的重要结构海马。这新生的干细胞在分化前需要离开其祖细胞，但仅有一半的新生细胞完成了这一旅程，其他均死亡了。在这一阶段，只有那些与其他神经元形成有活性连接的神经元生存下来，年轻的干细胞能否分化为神经元或胶质细胞取决于此时所在大脑中的部位和脑内正在发生的活动，从干细胞分化为新的神经元并具有接收和发送信息的功能需要 1 个多月。目前可能用于脑修复治疗的干细胞有两种类型：一种是成年神经干细胞，是胚胎发育早期遗留下来的，在大脑的两个主要区域，即脑室周围和海马发生，终生存在，可发育成神经元或胶质细胞。另一种是人类胚胎干细胞，从人类早期胚胎中分离出来，这种胚胎干细胞具有分化为人体内各种类型细胞的潜能。

> **知识拓展**
>
> 在成年大脑，存活的新生神经元仅在大脑的海马和嗅球分化为成熟神经元。当把成年神经干细胞种植到其他脑区时，可以分化为胶质细胞但不能分化为神经元。确定哪些信号在正常情况下促进神经干细胞分化为特殊的神经元类型，然后在培养皿中诱导这种细胞系，再种植到特定的脑部区域后，细胞将继续保持这些细胞类型，并与脑部其他细胞形成连接，发挥脑功能。

4. 影响神经再生的因素

神经再生是非常复杂的病理生理过程，其牵涉到神经元本身和有关神经元微环境的各个方面。

（1）中枢和外周神经的共同特点　中枢和外周神经损伤引起胶质细胞和施万细胞的增殖和分泌，这种增殖和分泌所产生的效应是双向性的，适当的增殖有利于再生轴突的生长，但过度的增殖所形成的瘢痕则阻碍再生轴突的生长和延伸，并使再生轴突再次退变。

（2）神经因子　多数神经因子能促进神经元生长和存活，但能刺激神经元生长的很多活性物质并非都是神经因子。已知的细胞因子均为多元性和多向性，如星形胶质细胞、施万细胞和唾液腺分泌的神经生长因子，成纤维细胞分泌的成纤维细胞生长因子等。促进突起生长的因子在发育的过程中其基因表达常出现时相变异，对不同种类的神经元还有明显的作用选择性。

（3）神经细胞黏附分子　是质膜上的整合蛋白，通过粘连和导向作用不仅影响神经突起的生长、延伸和树突分支而调节神经元的形态，还可借此影响神经元细胞骨架蛋白的分配、聚合和细胞骨架的组装。施万细胞基底膜含有神经-胶质细胞粘连分子中的层粘连蛋白和纤粘连蛋白，星形胶质细胞仅在胚胎期短暂表达层粘连蛋白和纤粘连蛋白，成年后脑中层粘连蛋白消失。层粘连蛋白对发育和再生是不可或缺的，成年脑缺乏层粘连蛋白，可能是中枢神经再生困难的原因之一。

五、神经元的代偿性修复

神经元的修复是维持神经系统正常功能所必需的，脑内氧化异常引起中枢神经细胞的DNA损伤，由于神经元的修复障碍，得不到及时的修复，从而造成神经元的退变。神经元受到缺血损伤后会导致神经元 DNA 断裂，这种断裂具有其规律性。损伤的 DNA 本身具有激发神经细胞的自身修复机制，往往诱发一些新基因的表达，以及激活 DNA 修复酶等。研究表明，聚腺苷二磷酸-核糖聚合酶［poly（ADP-ribose）polymerase，PARP］在 DNA 的修复中起重要作用。PARP 是一种核蛋白酶，当 DNA 受到氧化损伤时，损伤的 DNA 可刺激 PARP 活性增强，PARP 活性的变化对神经元存活的作用依赖于 NAD^+ 的量。在培养的神经元内加入兴奋性谷氨酸，导致 NO 形成量增加，后者通路之一是激活 PARP 的活性，加速 NAD^+ 的代谢，耗竭 ATP，导致细胞死亡。另有研究表明，在实验性脑缺血的动物模型中，小剂量应用 PARP 具有很强的脑保护作用，可明显缩小脑缺血后的梗死灶，而大剂量则有脑损害作用，表现为脑缺血后梗死灶体积增大。由此可见，PARP 在神经元损伤和修复过程中有双重调节作用。

第二节　运动学理论基础

一、基本概念

1. 生物力学

研究生物体内力学问题的科学称生物力学（biomechanics），它是力学、生物学、医学等学科相互渗透的学科。

2. 力和应变

单位面积上的作用力称应力，单位是 N/m^2。物体受外力作用发生形状和大小改变称变形。物体的形变是受到外力作用的结果，应力相对应的形变不是绝对改变而是相对改变，物体在内部应力作用下发生的形变和大小的相对变化称应变。在一定的形变限度内，当解除外力后，物体能够完全恢复原状的变形叫弹性形变，其基本形式有长度形变、体积形变和形状形变。当一个细长物体受到纵向牵拉或挤压时，形变主要发生在沿作用力方向的长度改变，即长度形变。当物体受到压强作用，体积发生变化而形状不改变的形变称体积形变。只有形状改变而不发生体积改变的剪切形变即形状改变，如一弹性长方体，在两对平行切面上施加一对大小相等、方向相反、作用线平行剪切力的作用所发生的形变即剪切形变，其对应的应变为剪切应变（shearing strain）。

3. 弹性模量

某物质的应力和应变的比值称该物质的弹性模量（modulus of elasticity）。在长度形变中，在正比极限范围内，张应力与张应变之比或压应力与压应变之比称杨氏模量（Young's modulus）。

4. 刚体

在外力作用下，物体的大小与形状不发生改变的物体称为刚体（rigid body）。理论上，刚体是指在任何载荷下都不发生变形的物体。在实际研究中，当有些部分在制订载荷下的变形与该研究中其他部分的变形量相比极其微小可忽略不计时，则可将该部分视为刚体。如在腰椎运动中，椎体与椎间盘、韧带、关节囊相比，变形量极小，因而可被视为刚体，而椎间盘等其他物体则视为塑性物体（plastic body）。

5. 力矩

力 F 的作用点对应的矢量 r 与 F 的乘积称为力矩，即 $M = rF$，它表示力对物体转动作用的大小。

二、骨与关节的生物力学

（一）骨骼的生物力学功能

骨骼系统是人体重要的力学支柱，不仅承受着各种载荷，还为肌肉提供可靠的动力联系和附着点。骨组织主要由骨细胞、有机纤维、黏蛋白、无机结晶体和水组成。骨的生物活性来源于骨细胞。胶原纤维借助黏蛋白的胶合形成网状支架，微小的羟磷灰石晶粒充填于网状支架并牢固地附着于纤维表面，这种结构不仅具有较好的弹性和韧性，还具有较大的强度和刚度。胶原平行有序排列并与基质结成片状形成骨板，是形成密质骨的单元。胶原与基质贴附交错无序则形成棒状骨小梁，是形成疏质骨的单元。骨的力学性质受人的年龄、性别、部位等因素的影响。

骨的变形以弯曲和扭转最为常见，弯曲是沿特定方向上连续变化的线应变的分布，扭转是沿特定方向上的角应变的连续变化。骨骼的层状结构充分发挥了其力学性能。从受力情况来分析，长骨若中部受到垂直于长轴的力的作用，该长骨的两端由关节固定，中间部的力使其长度伸长并弯曲，与两端关节固定点形成相反的平行力。若受到扭转力的作用，情况亦是如此，骨的一部分类似于一个圆柱体，援助的端面受一对大小相等、方向相反的力矩作用发生角应变，轴心的应变及剪应力为零，圆柱体表面的力最大，即骨皮质部受的力最大，而骨皮质是最坚硬的部位，抗压、扭转力最强。

（二）应力对骨生长的作用

骨是能再生和修复的生物活性材料，有机体内的骨处于增殖和再吸收两种相反过程中，以上过程受很多因素的影响，如年龄、性别、某些激素水平以及应力。研究表明，骨骼都有其最适宜的应力范围，应力过高或过低都会使其吸收加快。如瘫痪的患者，骨骼长期缺乏肌肉运动的应力作用，使骨吸收加快，产生骨质疏松，另外，失重也可造成骨钙丢失。骨折后的骨愈合需骨痂形成，而骨痂的形成需要应力作用。骨在应力作用下羟磷灰石结晶的溶解增加，使发生应变的骨组织间隙液里的钙离子浓度增大，以利于无机晶体的沉积。骨的重建是骨对应力的适应，骨在需要应力的部位生长，在不需要的部位吸收。制动或活动减少时，骨缺乏应力刺激而出现骨膜下骨质的吸收，骨的强度降低。骨折钢板内固定，载荷通过钢板传递，骨骼收到的应力刺激减少，骨骼的直径缩小，抗扭转能力下降。相反，反复承受高应力的作用，可引起骨膜下的骨质增生。

（三）关节的种类

根据关节运动与否，可将关节分为不动关节和可动关节。不动关节指两骨间无裂隙，借助纤维组织或软骨组织牢固的连接，如肋骨与肋软骨的连接。可动关节指两骨间有裂隙，骨端覆盖光滑的关节软骨关节，周围有胶质膜密封，该类型最常见的是滑膜关节，按滑膜关节的形态分为 7 种关节。

（1）平面关节　有两个几乎是平面的并列关节面，如跗骨间关节，运动为两骨间的单纯移动。

（2）屈戌关节　形如铰链，受形状限制只能在一个平面上运动，有坚固的副韧带，属单轴关节，如指间关节和肱尺关节。

（3）车轴关节　有一骨性中轴围绕在骨韧带环内，只能绕中轴旋转，中轴也可在环内旋转，如桡骨头在环状韧带和尺骨桡骨切迹内旋转，寰椎围绕枢椎齿突的旋转。此关节属单轴关节。

（4）双髁状关节　有两个凸髁与两个凹关节面相关节，双髁几乎平行，具有一个共同的关节囊，如膝关节，或完全分开的两个关节囊，如颞下颌关节。此关节属单轴关节。

（5）椭圆关节　具有一个卵圆形的凸关节面和一个并列的椭圆形凹关节面，属双轴关节。如桡腕关节和跖趾关节。

（6）鞍状关节　属双轴关节，具有两个凹凸关节面，每一个关节面有一特定的主凸面和与其直角位置最大的凹面，较大的凸关节面与较小的凹关节面并列，另一关节面则相反，如拇指腕掌关节。

（7）球形关节　有一个球形的头和一个相对的窝形成，属多轴关节，具有三个自由度，如髋关节和肩关节。

（四）骨与关节的运动

骨骼运动会产生相应的关节运动，骨骼运动有两种基本形式：旋转和线形位移。骨骼的旋转会产生关节的滚动-滑行，其线形位移会产生关节的牵引、压缩、滑行。

1. 骨骼旋转

主动运动和被动运动均可产生骨骼的旋转，旋转分为单轴旋转和多轴旋转。单轴旋转即围绕一轴且发生于一平面的骨骼旋转，从功能上讲又称解剖运动。多轴旋转即围绕多于一轴并产生于多于一平面的骨骼运动，其代表了生活中大部分功能动作，所以又称功能运动。与骨骼旋转有关的关节运动：滚动-滑行（joint roll-gliding），正常关节的运动即可产生滚动-滑行。滚动发生于两关节面形状不同的情况下，接触点同时变化，所发生的运动为成角运动，无论关节表面凸或凹，滚动的方向总是朝向成角骨运动的方向。滑行发生与一侧关节面的一点接触对侧关节面的不同点时，滑行的方向取决于运动骨关节面的凹凸形状，当运动骨关节面凸出时，滑行方向与成角骨运动方向相反；当运动骨关节面凹陷时，滑行方向与成角骨运动方向相同。

当关节活动受到限制时，关节的正常滚动-滑行被干扰，活动度受限与不正常的滑行有关。当关节滚动程度大而无滑行时，与骨骼运动同向的关节表面受到压缩，同时与骨骼运动相反方向的关节表面受到牵张，易于损伤。

2. 骨骼的线形位移

骨骼的线形位移是由作用于身体上的外力而形成的，分为牵引（traction）、压缩（compression）和滑行（gliding）。

与线形位移有关的关节运动有：①治疗面（treatment plane），是指经过关节凹面，垂直于旋转中心与关节接触面中点连线的平面。凹面关节治疗面与关节的凹面同步移动；对于凸面关节，凸面移动时，治疗面保持不动。②牵引，是指与治疗面垂直且远离治疗面的线形运作。③压缩，是指于治疗面垂直且移向治疗面的线形运作。④滑行，是指与治疗面平行的关节活动性动作。

三、肌肉的生物力学

（一）肌肉的类型

根据肌细胞分化情况可将肌细胞分为骨骼肌、心肌和平滑肌。骨骼肌按其在运动中的作用不同，又将肌肉分为原动肌、拮抗肌、固定肌和协同肌。

1. 原动肌

在运动的发动和维持中一直起主动作用的肌肉叫原动肌。

2. 拮抗肌

拮抗肌指那些与运动方向完全相反或发动和维持相反运动的肌肉。在屈轴运动中，肱二头肌是原动肌而肱三头肌是拮抗肌。

3. 固定肌

为了发挥原动肌对肢体的动力作用，需将肌肉近端附着的骨骼做充分固定，这类肌肉即为固定肌。如在肩关节，当臂下垂时，冈上肌起固定作用。

4. 协同肌

一块原动肌跨过一个单轴关节可产生单一运动，如多个原动肌跨过多轴或多个关节，就能产生复杂的运动，包括需要其他肌肉收缩来消除某些因素，这些肌肉可辅助完成某些动作称为协同肌。

在不同的运动中，某块肌肉可担当原动肌、拮抗肌、固定肌或协同肌等不同的角色。即使在同一运动中，由于重力的协助或抵抗力不同，同一块肌肉的作用也会改变。

（二）运动的生物力学

肌肉、骨骼和关节的运动都存在着杠杆原理，任何杠杆均分为三个部分，力点、支点和阻力点。在人体上，力点是肌肉在骨上的附着点，支点是运动的关节中心，阻力点是骨杠杆上的阻力，与运动方向相反。根据力点、支点和阻力点的不同位置关系可分为三类杠杆。

（1）第一类杠杆　力点和支点分别作用于关节轴支点的两侧，如肱三头肌作用于鹰嘴产生伸肘动作，由于肌肉附着点接近肘关节，故手端有很大的运动弧度，然而手部较小的阻力即可阻止三头肌的运动。

（2）第二类杠杆　阻力点位于力点与关节轴运动点之间。如足承重时跖屈身体升高，原理类似于抬起独轮推车的车把，其特点是阻力点移动的力矩小于肌肉的运动范围。

（3）第三类杠杆　作用点位于阻力点与关节轴支点之间。如肱二头肌引起的屈肘动作，运动范围大，但作用力较小。

人体中多数是第一、三类杠杆，其特点是将肌腱的运动范围在同方向或反方向上放大，比较费力，肌肉附着点越靠近关节越明显。这种排列的生物学优势是肌肉集中排列，能使四肢更轻、更细。若一块肌肉跨过关节分别止于两块骨上，一块固定，另一块可动，那么肌肉收缩可产生两个效应：转动效应和关节的反作用力。

1. 转动效应

用转矩 M 来表示，$M＝FL$。L 指肌力作用线与瞬时旋转轴之间的垂直距离，F 的转动效应指垂直与运动骨长轴的较小分力产生的，M 受很多因素影响，如肌力大小、肌附着点与关节的位置关系、关节的角度及关节面的形状等。

2. 关节的反作用力

根据牛顿第三定律，作用于骨上的力应由关节面上的一个大小相等、方向相反的力抵消，这个力可分解为关节接触面上的一个正常压力的反作用力和一个切线分力。压力的反作用力来自对关节面的压缩，该力保持关节面相接触，有稳定作用。切线分力有防止关节脱位的作用。

（三）肌细胞的结构和收缩

人体各种形式的运动主要是靠一些肌细胞的收缩活动来完成，各种收缩活动都与细胞内所含的收缩蛋白质、肌凝蛋白和肌纤蛋白的相互作用有关。

骨骼肌是体内最多的组织，约占体重的 40％，在骨和关节的配合下，通过骨骼肌的收缩和舒张，完成各种躯体运动，每个骨骼肌纤维都是一个独立的功能单位和结构单位，它们至少接受一个运动神经末梢的支配，骨骼肌的活动是在中枢神经的控制下完成的。

每个肌纤维含有大量的肌原纤维，它们的全长均呈规则的明、暗交替，分别称明带和暗带。暗带的长度比较固定，在暗带的中央有一段相对透明的区域称 H 带，它的长度随肌肉所处状态的不同而有变化，在 H 带的中央又有一条横向的 M 线。明带的长度是可变的，在肌肉安静时较长，收缩时变短。明带的中央也有一条横向的暗线，称 Z 线，肌原纤维上每两条 Z 线之间的结构称为肌小节。肌小节的明带和暗带包含更细的、平行排列的丝状结构，称为肌丝，暗带中含有的肌丝较粗，称为粗肌丝；明带中的较细，称为细肌丝。细肌丝由 Z 线结构向两侧明带伸出，必然有一段要深入暗带和粗肌丝处于交错和重叠的状态。当肌肉被动拉长时，肌小节长度增大，运动细肌丝由暗带重叠区拉出，使明带长度增大。

解释肌细胞的收缩机制时多用滑行学说。滑行学说认为，肌细胞收缩时肌原纤维的缩短不是细胞内肌丝本身的缩短或卷曲，而是细肌丝在粗肌丝之间滑行的结果。此理论在实践中得到证实，当肌细胞收缩时，见到 Z 线互相靠拢，肌小节变短，明带和 H 区变短甚至消失，而暗带的长度则保持不变，这就是细肌丝在粗肌丝之间向 M 线方向滑动的结果。从该实验可看出，肌纤维的缩短是有一定限度的，参加收缩的肌原纤维所含的肌小节变成最短时即是肌细胞缩短的最大限度。

（四）肌肉的收缩形式

骨骼肌在运动神经的支配下，通过收缩产生肌肉收缩或肌张力增加，在骨关节和韧带的配合下完成躯体的各种运动。

1. 等长收缩

等长收缩（isometric contraction）是指肌肉收缩时只有张力的增加而无长度的缩短，此时肌肉承受的负荷等于或大于肌肉收缩力。等长收缩由于无肌肉缩短可产生很大的张力，但由于肌肉作用的物体未发生位移，所以未对物体做功。它的作用主要是维持人体的位置和姿势。

2. 等张收缩

等张收缩（isotonic contraction）是指肌肉收缩时只有长度的缩短而无张力的改变。此时肌肉承受的负荷小于肌肉收缩力，肌肉的收缩力除克服施加给它的负荷外还能使物体发生位移，所以它对物体作了功。人体四肢特别是上肢的运动主要是等张收缩。一般情况下，人体骨骼肌的收缩大多是混合式收缩，也就是说既有张力的增加又有长度的缩短，而且总是张力增加在前，当肌张力增加到超过负荷时，肌肉收缩才出现长度的缩短，一旦出现长度的缩短，肌张力就不再增加了。

3. 单收缩

单收缩（single twitch）是指一个肌细胞和一整块肌肉受到一次刺激，暴发一次动作电位，引起一次收缩。一次单收缩可分为潜伏期、缩短期、舒张期。

4. 强直收缩

强直收缩（tetanus）是指在连续刺激作用下，肌肉产生单收缩的复合。如果刺激的频率较慢，落在单收缩的舒张期内，使在第一次收缩的舒张期还没有完结时给予第二次刺激而产生第二次收缩，画出的曲线呈锯齿状，称不完全强直收缩。如果刺激的频率较快，落在前一次收缩的缩短期内，出现收缩的叠加现象，称完全强直收缩。在正常情况下，骨骼肌收缩是以整块肌肉为单位的，躯体神经供给肌肉的神经冲动总是连续成串的，所以骨骼肌的收缩不可能是单收缩而是强直收缩。

（五）影响骨骼肌收缩的主要因素

影响骨骼肌收缩的主要因素有前负荷、后负荷和肌肉收缩力。

1. 前负荷

前负荷是指肌肉收缩前已存在的负荷，它与肌肉的初长度关系密切，初长度是指肌肉收缩前在前负荷作用下的长度。在一定范围内，肌肉的初长度与肌张力成正变关系，但是超过该限度则呈反变关系。也就是说，在初长度增加的开始阶段，增加初长度能使肌张力相应增大，但如果初长度增加超过某一点时，再增加初长度，肌张力不但不会增大，反而减小，该点产生的肌张力最大，称最适初长度，肌肉处于最适初长度时收缩产生的张力最大，收缩速度最快，做功的效率也最高。

2. 后负荷

后负荷是指肌肉开始收缩时承受的负荷。肌肉在有后负荷的情况下收缩总是肌张力增加在前，肌长度缩短在后。在一定范围内，肌肉的收缩速度与后负荷呈反变关系，称为张力-速度曲线。当后负荷增加到某一数值时，肌肉产生的张力可达最大限度，此时肌肉将不出现缩短，初速度为零，其收缩形式为等长收缩。前后负荷为零时，肌肉收缩不需克服阻力，速度达到最大值。在肌肉初速度为零和速度最大之间，肌肉收缩既产生张力，又出现缩短，而且每次收缩一出现，张力都不再增加，此时的收缩形式为等张收缩。

3. 肌肉收缩力

肌肉收缩力是指能影响肌肉收缩效果的肌肉内部功能状态的改变，如缺氧、酸中毒可降低肌肉的收缩力，而钙离子、肾上腺素可提高肌肉的收缩力。

四、运动对各系统器官的影响

1. 对骨骼肌的影响

肌肉的运动是其保持功能的主要因素，经常进行肌肉收缩，可使肌肉产生最大张力和最高代谢率。研究表明，耐力运动可增加线粒体的质和量，肌纤维增粗，以红肌纤维为主，肌肉的耐力增加；阻力运动，线粒体的数量减少，无氧代谢能力增加，肌纤维增粗，以白肌纤维为主，肌肉单位时间内的爆发力增强。

2. 对骨关节的影响

骨的代谢主要依赖于日常的加压和牵伸，站立位的重力使骨受压，肌腱的作用在于牵伸，以上两力直接影响骨的形态和密度。不运动可使骨小梁和骨皮质的吸收增加。长期制动可产生严重的关节退变，关节周围韧带的刚度降低，强度下降，能量吸收减少，弹性模量下降，肌腱附着点处变得脆弱，韧带易于断裂。关节囊壁血管、滑膜增生，纤维结缔组织和软骨面之间发生粘连，关节疼痛，活动能力下降。关节附近的骨折、关节置换术后，及时正确地应用运动疗法，可刺激软骨细胞，增加胶原和氨基己糖的合成，防止滑膜粘连和血管翳形成，从而增加关节的活动范围，恢复关节的功能。运动提供的应力使胶原纤维按功能需要有规律地排列，促进骨折的愈合。

3. 对心血管系统的影响

运动有益于保持和增强心血管的功能，是为人们所公认的事实。持续运动数秒后，心血管系统就会出现复杂的功能调节，其调节程度取决于运动的种类和强度。在运动中，心脏每分输出量的增加和维持可通过加快心率和增加搏出量来达到。在轻度至中度运动时，心率的改变与运动强度一致。运动时心脏的搏出量增加，影响心脏搏出量的主要因素有心室收缩力、外周血管的阻力和回心血量。增强心肌收缩力是运动中增加心搏出量的重要代偿机制。运动时，心脏每分输出量增加，以保证肌肉、呼吸以及全身其他脏器的需要。心输出量是每搏出量和心率的乘积，长期运动的人，安静时心率较慢，而心搏出量则因左心室收缩期末容量缩小而增加，故心脏的每分输出量并不减少。这就为心脏提供了较多的功能储备，使其在亚极量负荷下仍以较低的心率来完成工作，极量负荷下用提高心率来满足机体的需要。血压也是影响输出量的重要因素，运动中由于骨骼肌血管床的扩张，总血管外周阻力明显下降，有利于输出量的增加。运动时骨骼肌血管床扩张，血流灌注增加，肌肉收缩时，静脉受挤压，使血液流向心脏；下次肌肉舒张时，静脉重新充盈，如此循环，防止血液的淤积。运动时的呼吸运动也促使肢体的静脉血流向腔静脉。运动可通过自主神经和血管内皮细胞衍生的舒缓因子的双重调节，使冠状动脉扩张，又由于心脏舒张期的延长使冠状动脉得到更充分的灌注，改善冠状动脉的血液循环。另外，运动能增加纤溶系统的活性，降低血小板的黏滞性，防止凝血块的形成。

4. 对呼吸系统的影响

肺的功能在于进行气体交换、调节血容量和分泌部分激素。运动疗法可增加呼吸容量，改善 O_2 的吸入和 CO_2 的排出。主动运动可改善肺组织的弹性和顺应性。吸气时膈肌的运动对肺容量有较大的影响，正确的膈肌训练有利于肺容量的增加，肺容量增加后，摄氧量也随之增加。在摄氧量能满足需氧量的小或中等强度的运动中，只要运动强度不变，即能量消耗恒定时，摄氧量能保持在一定水平，该水平称为"稳定状态"。但在运动的初始阶段，因呼吸、循环的调节较缓慢，氧在体内的运输滞后，致使摄氧量水平不能立即到位，而是呈指数曲线式逐渐上升，此时称为"进入工作状态"。"稳定状态"是完全的供能过程，而"进入工作状态"的摄氧量与根据稳定状态推算的需氧量相比，其不足部分是无氧供能部分。当运动结束时，摄氧量也并非从高水平立即降至安静时的水平，而是通过快速和慢速两阶段逐渐移行到安静水平。运动时消耗的能量随运动强度加大而增加，以中等强度的负荷运动时，在到达稳定状态后持续运动期间的每分摄氧量，即反应该运动的能量消耗和强度水平。在运动中，一般是随功率的加大每分摄氧量逐渐增加，但当功率加大到一定值时，每分摄氧量达到最大而不再增加，此值称为最大摄氧量（VO_{2max}）。VO_{2max} 的绝对值以每升每分为单位（L/min），相对值以毫升每分千克体重为单位 [ml/(kg·min)]。相对值消除了体重的影响，在进行个体比较时更有实际意义。一般人的 VO_{2max} 在 20 岁左右达到最大值，男性的绝对值为 3~3.5L/min，女性为 2~2.5L/min。

5. 对消化系统的影响

研究表面，低强度的运动对胃酸的分泌或胃排空有轻度影响，随运动强度的加大，胃酸分泌明显减少。但慢性十二指肠球部溃疡患者，按 50% 的最大强度无论在运动中或静止期都出现高酸反应。中等强度的运动可延缓胃的排空。以往认为，运动时由于胃肠道循环血量减少，可降低胃肠道的吸收功能。但在实验中该现象并未被证实，只有胃肠道的血液下降低于 50% 时，吸收功能才有明显下降。运动有利于脂肪代谢及胆汁合成和排出，还可减少胆石症的发生。

6. 对代谢的影响

＊肌肉的收缩运动可产生乳酸，既往认为，只有在无氧代谢的情况下（如剧烈运动）才能产生乳酸，现已证实，在肌肉的各种运动中均有乳酸产生。乳酸的消除率随乳酸浓度的升高而加快，运动可加速乳酸的清除。肌肉在开始运动时，主要依赖无氧代谢，即快速启动运动单位酵解，产生较多的乳酸进入血液。当肌肉持续收缩并进入稳定状态时，无氧代谢明显降低，快速-氧化-酵解和慢速-氧化型运动单位开始工作，后者具有较大的氧化乳酸的能力。肌糖原是运动的主要能源，肌糖原的消耗量与运动强度呈正相关，运动强度越大，肌糖原消耗的越多。长时间的运动可导致肌糖原的耗竭，饮食成分通常影响肌糖原重新补充的时间和程度。若饮食以脂肪和蛋白质为主，4 天后肌糖原的合成还不充分。若运动后采用高糖饮食，在 24h 内，肌糖原可补充到正常水平。上述现象仅见于运动的肌肉中，在非运动肌肉中，肌糖原的变化不大。经常运动的人可产生能量适应性，此时做功的肌肉利用脂肪的能力增加，可相应减少肌糖原的利用。肌肉做功时，脂肪酸是脂质能源，运动可提高脂肪组织中脂蛋白脂酶的活性，加速富含三酰甘油的乳糜和极低密度脂蛋白的分解，因此，运动可降低血脂，而使高密度脂蛋白胆固醇的量增加。

7. 对泌尿系统的影响

运动时，水分因蒸发和水分子跨膜运动的影响而丢失，尤其剧烈运动时水分从血液中外移至活动的肌细胞中，导致肌肉组织的高渗性。当脱水相当于体重的 6% 时，血浆渗透压升高约 20mmol/L。较重的脱水主要是细胞内水分的丢失。运动时，肾血流减少，剧烈运动时，肾血流量可下降至安静时的 50%，所以高强度的运动可使尿量减少。剧烈运动后，尿 Na^+ 排出量减少，血浆中 Na^+ 浓度升高。在低强度运动中，尿中排 K^+ 量稍增加，短暂大强度的运动，尿 K^+ 排出量则减少，马拉松运动后血 K^+ 的浓度升高，甚至有发生高钾血症的危险。血 Ca^{2+} 浓度在运动中几乎无变化。

8. 对神经系统的影响

中枢神经对全身器官的功能起调控作用，同时又需要周围器官不断传入信息，以保持其紧张度和兴奋性。运动是对中枢神经最有效的刺激形式，所以运动都可向中枢神经提供感觉、运动和反射性传入，多次重复训练还是条件反射的综合，随运动复杂性的增加，大脑皮质将建立暂时性的联系和条件反射，神经活动的兴奋性、灵活性和反应性都得以提高。运动可调节人的精神和情绪，锻炼人的意志，增强自信心。

第三节 人体发育学基础

一、小儿神经系统的发育

(一) 神经组织的发育

神经系统是人体发育中发育最早、最迅速的系统。胎儿的中枢神经系统是由胚胎期的神经管发育而成。最初是分节系统发育,然后为前脑泡发育成大脑两半球。在胚胎期第 3～4 个月时大脑出现脑沟,并伴随皮质细胞的分化,末期进入细胞分化最高潮,出生后大约 3 岁分化结束,8 岁时基本与成人相同。婴幼儿脑神经的突触少而短,髓鞘化不完善,但皮质下系统比较成熟,位于延髓的生命中枢(呼吸、循环、吸吮、吞咽等)在出生时基本发育成熟。神经轴突的髓鞘形成时间因中枢神经系统的部位不同而相异,如脊髓神经在胎生期 4 个月时开始,锥体束在胎生期 5 个月开始,其他感觉和运动系统就更迟。新生儿因为缺少髓鞘的隔离作用,兴奋易泛化波及周围的神经,在大脑皮质内就不易形成一个明确的兴奋灶,运动呈总体性反应,缺少分离和精确的动作。直到出生后 1 年髓鞘化才从中脑逐渐发育到大脑皮质,4 岁后基本完成,建立起神经纤维之间的联络。并随着年龄增长,逐渐形成复杂的随意运动。

(二) 神经反射的发育

婴幼儿的运动大部分是反射运动和左右对称的无目的的屈曲运动,随着婴幼儿的成长,维持姿势或保持平衡的反射逐渐形成。小儿由于高位中枢神经系统的发育未完善,低位中枢如脊髓的反射多处于亢进状态,如成人的一些病理反射在婴幼儿期也能出现。在婴幼儿早期出现的原始反射,如觅食反射、抓握反射、紧张性颈反射、踏足反射、对侧伸肌反射等,随着月龄的增加而逐渐消退,但少数成人也有一部分原始反射被遗留下来,可能会影响姿势和运动。

儿童的正常运动发育是以正常的姿势反射为基础的,儿童的姿势反射按时间顺序而表现,其出现、消退或保留时间具有一定的规律;推迟出现或消退,甚至终生保留低水平的神经姿势反射等,多数属于不正常现象。成人脑部病损后,一些儿童期的较原始反射活动也会重新出现。

1. 脊髓水平的反射

出生 2 个月以内反应阳性为正常,如果阳性反应持续存在则为异常表现。①屈肌反射:仰卧位,迅速刺激足底诱发出下肢不协调性屈曲为阳性反应。②伸肌反射:仰卧位,令一侧下肢屈曲,另一侧下肢伸展。刺激屈曲侧的足底部,可出现该侧下肢不协调性伸展为阳性反应。③对侧伸肌反射:仰卧位,令一侧下肢屈曲,另一侧下肢伸展。被动地使伸展侧下肢屈曲,而对侧下肢出现不随意的伸展为阳性反应。④节间反射:指脊髓动物上下肢活动常常表现出一定程度的协调性,称为节间反射或长脊髓通路反射。这种协调性建立在脊髓各节段中间神经元之间的相互联系上。如牵拉近端关节屈肌可引起同侧肢体的反射性屈曲,当快走、跑步时该反射较明显。脑瘫患儿、脑卒中偏瘫患者的特有的联合反应、协同运动也与节间反射、屈肌反射、伸肌反射的异常有关。

联合反应、协同运动均属于脊髓水平的低级反应和运动形式,在小儿或成人中枢神经损伤时可能表现出来。

① 联合反应：指失去随意控制所释放的姿势反应，属于异常的张力性反射。正常肢体或身体其他部分用力活动时，可诱发出瘫痪侧肢体肌张力增高或不自主运动。如健侧上肢屈肘时可引起患侧上肢屈曲反应；健侧下肢屈曲时容易引起患侧下肢的伸展反应。

② 协同运动：指肢体做随意动作时屈肌群或者伸肌群同时收缩，不能做单个关节运动，只能做多个关节运动，可分为屈肌协同运动模式和伸肌协同运动模式。

2. 延髓水平的反射

延髓水平的反射主要包括阳性支持反应和紧张性颈反射等。正常时，阳性支持反应在小儿出生后 3～8 个月内出现，紧张性颈反射在 4～8 个月内出现，并且均在 8 个月后消失。临床上脑性瘫痪小儿的该类反射往往持续较长时间不消失。①阳性支持反应：一只足底及跖趾关节接触地面时，通过刺激本体感受器而立即引起整个下肢呈强直状态，称为阳性支持反应或正支持反应。正常时该反应较弱，除脑后变强。无刺激时，肌肉呈弛缓状态，又称阴性支持反应或负支持反应。正常人出生后 3～8 个月内可有此反应，中枢性神经病损者亦可出现，由于麻痹侧足趾关节最先着地而诱发下肢全部的伸肌紧张性增高，膝关节强直或反张，使体重很难移到该侧下肢上来。小儿脑性瘫痪、脑卒中偏瘫患者常可见到阳性支持反应，表现为下肢伸肌群活跃。②紧张性颈反射：该反射主要是维持各种姿势，而调整四肢、躯干肌张力的变化。这个反射在除去动物迷路或切断听神经后可出现。被动将头部转向一侧，则颜面侧前后肢伸展，后头侧前后肢屈曲，该反射称为非对称性紧张性颈反射。被动后屈头部，则前肢伸展后肢屈曲；被动前屈头部，则前肢屈曲后肢伸展，该反射称为对称性紧张性颈反射。这类反射可在幼儿期有一过性短期出现，成人脑卒中偏瘫时也可发现，如站立位低头或枕高枕可诱发下肢伸肌痉挛；面部转向健侧时，则患侧屈肌紧张亢进。③紧张性迷路反射：由于头部位置及重力方向发生变化时，中耳迷路感受器受到刺激，经延髓前庭核、前庭脊髓束传到脊髓束，产生躯干、四肢肌张力发生变化的反射。该反射中枢主要是前庭核。在去大脑动物实验中可见到，仰卧位时全身伸肌紧张性增高，俯卧位时其紧张性下降，呈屈曲状态。如脑组织病损者，从仰卧位翻身时，头向后伸展可加重全身伸肌的张力，使动作完成变得困难。紧张性迷路反射和紧张性颈反射之间可进行整合或相互抑制，另外均受到大脑的控制，平时这类基本反射被抑制而不易表现出来。脑卒中偏瘫患者可有表现，如取仰卧位时，下肢伸肌群痉挛加重，尤其在颈部过伸展时，反射更加明显。④抓握反射：通过压迫刺激手掌或手指腹侧（本体感受器和触觉感受器），引起手指屈曲内收活动，称为抓握反射。可见于1～4 个月内的初生婴儿，但随意抓握出现后，该反射逐渐消失。小儿脑瘫、脑卒中偏瘫患者可出现该反射。如在患侧手掌放置东西时，可出现腕关节及手指屈曲倾向，有的患者在主动伸展手指时，经常伴发较强的抓握反射，导致手中物体无法松开。另外，在额叶损伤患者手掌中放置物体时，可出现抓握反应，又称本能性抓握反应。

3. 中脑水平的反射

小儿出生后 5～6 月龄后逐渐学习获得翻身、起坐等高层次的平衡活动，在保持空间中头与身体的正常位置关系中，翻正反射或称翻正反应起着重要作用，属于中脑或丘脑水平的反射活动，其组合了低位中枢的姿势反射。翻正反射指正常动物可以保持站立姿势，如将其推倒则可翻正过来的反射称为翻正反射。人的正常站立姿势为头顶朝上，面部与重力方向垂直。翻正反射可分为视觉翻正反射、迷路翻正反射、颈翻正反射和躯体翻正反射四种。①视觉翻正反射：如将动物两侧迷路破坏，通过视觉，头部可保持正常位置的反射，如将双眼遮住就不易保持头的正常位置。实际上视觉翻正反射受到大脑的控制，亦属于大脑水平的反射。②迷路翻正反射：通过迷路接收到空间感觉而诱发的反应，该反射与躯干位置无关，当遮住双眼，切断颈髓后根，只要迷路正常，头就能调整成正常位置。视觉翻正反射与迷路翻正反射可保持终生。③颈翻正反射：头向任何方向转动时，都会刺激颈部本体感受器，由此伴发一连串躯干的反射性运动称为颈翻正反射。如仰卧位时被动地使头向一侧转动且保持该状态，躯干节段也会按着颈部、胸部及腰部顺序随之转动，与头成为相同的方位。一般出生后6个月内存在该反射。④躯体翻正反射：即使头部位置不正常，但躯干亦能力图保持正常位置的反射称为躯体翻正反射。它是通过体表面触觉刺激而诱发的非对称性反射。躯体翻正反射作用于头部起因于皮肤梭内运动反射，其中枢在中脑。当取侧卧位使一侧躯干受压，则引起头从受压的一侧抬起转向直立位。躯体翻正反射作用于躯体时，由于侧卧的一侧身体下方受压，引起皮肤梭内运动反射，导致身体上方肢体屈曲和下方肢体伸展，身体呈向前方倾倒俯卧状态。此刻腹部及下肢皮肤受到刺激，产生了髋及膝的屈曲，随后使骨盆抬高，如果对称性紧张性颈反射被诱发，则肩部被抬高，上肢伸展，成为手膝爬行位。躯体翻正反射在出生后6个月至1年内出现。

康复医疗与康复护理中可借助翻正反射来调整姿势，保持静态平衡，促进翻身、起坐、站立等日常生活动作的改善。

4. 大脑水平的反射

大脑水平的反射指获得立位姿势的人类特有的平衡反应，该类反应适应急速的身体重心变化或四肢相对躯干的位置变化，属于全身性的自动反射，出现后持续终生。其中倾斜反应在出生后第6个月出现，防御反应包括坐位反应、跳跃反应和足背屈反应，前者在出生后10~12个月时出现，后两者在出生后15~18个月时出现。如果上述反应出现延迟，则反映了小儿发育异常，能导致站立及行走等运动障碍。①倾斜反应：让被试者在支持面上取某种姿势，当改变支持面的倾斜角度时而诱发出躯体的姿势反应称为倾斜反应。被试者取仰卧位，左右倾斜木板时，躯干出现侧屈。取手膝爬行位，左右前后倾斜木板时，会出现头及上下肢屈伸动作。如木板前方下降时头及上肢伸展、下肢屈曲。乘船或汽车急转弯时可以诱发该反应。②防御反应：指在水平方向急速运动时产生的平衡反应。如站立时，突然将身体推向后方，则踝关节、足趾背屈，上肢向前上方举起。推力较大时，还可接着产生迈步或跳跃反应。如果将身体推向一侧，则对侧上下肢出现外展。坐位推一侧身体时也可以出现上肢伸展手掌扶地，以防止摔倒的防御反应。

二、小儿运动功能的发育

小儿各阶段的运动功能发育主要观察全身的粗大运动和上肢的精细运动。如小儿在各种体位时的自发运动模式，随月龄推移而变化。作为正常运动基础的正常姿势反射发育延迟或不完善，可使小儿的原始运动模式表现时间延长，使主动运动的产生受到限制，因此运用正常的发育表现模式可以评价不同年龄段的小儿运动功能发育状况。另外，运动发育的顺序也成为某些易化技术的训练原则，不仅适用于小儿脑性瘫痪，也适用于成年人的脑卒中偏瘫治疗等。

（一）全身粗大运动的发育

1. 1周龄期

足月产的新生儿几乎没有自发的全身运动，终日在睡眠状态中度过。哭泣时可出现运动，主要是Moro反应和非对称性紧张性颈反射影响而出现的运动。取俯卧位时，髋和膝关节屈曲，折屈在腹部下方，上肢放在头的侧边，全身呈屈曲模式。头部可略向左右移动，即使仰卧位全身的屈曲优势位仍不发生改变。髋关节略微外展，拇指紧握在手掌内。

2. 2 周至 1 月龄期

可将头瞬间抬起，全身姿势仍是屈曲优势位。

3. 2～4 月龄期

仰卧位时可将上肢缓慢举起来，4 月龄头部和躯干可呈"直线状"。能翻身成俯卧位，俯卧位时，用肘和前臂支撑上半部身体，保持头部垂直，巡视周围。

4. 5～7 月龄期

俯卧位能完全伸展两肘，用手掌支撑床面，使胸部抬起，腹部与下肢仍旧伏在床上。能够熟练地从仰卧位翻身到俯卧位。这个时期可用前臂触着床做腹式爬行或扶着东西坐起。

5. 8～11 月龄期

不需要帮助，自己取坐位。一般在 5 月龄时可用双膝做四肢爬行交替运动。8～10 月龄时基本完成仰卧位→俯卧位→坐位的体位变换，此期用手扶着物体也能够站立。站立位的实现表明了运动模式随着年龄变化而发生根本性变化。此阶段坐位比较稳定，一手扶着物体站立，另一手可轻轻上举。

6. 12 月龄期

进入该阶段小儿大体上完成了从仰卧位转动躯干成为俯卧位，经过四肢爬行位、高爬行位（即用手掌和足底爬行）进入站立的动作。初期需要助力或支持物，到 2 岁时可不需任何支持物（或手扶着），用单膝姿势就可以站起来。此阶段不论仰卧位或俯卧位，只要转动部分躯干，就可以站立起来，5 岁后可直接从仰卧位起来成为站立位，而无须转动躯干。

7. 1 岁后的步行

约 1 岁时能够步行移动，最初用两手扶持着行走，以后用单手支持，随后独自步行，这个过渡期间极短。初期步行模式为左右足间距较大，不安稳，呈双上肢上举维持平衡的姿势。约 15 月龄时，手的位置下降到腰的高度，18 月龄时可与骶骨平齐，随后出现步行中左右上肢交替摆动。在幼儿运动行动上，能够步行是一个划时期的变化，但并无确定的时间，一般成熟较早的小儿，8～10 月龄时便可出现步行，平均出现时间为 12～15 月龄。虽无任何疾病，但发育缓慢的小儿也有在 1～2 岁时仍不会步行，这可能与成长过程中的环境、性格、营养等个体差异因素有关。

约 15 月龄时，一个人独自上下楼梯，也可用四肢爬上很高的楼梯。下楼梯比较困难，4～5 岁后才可以独自一人走下来。初学走路时，身体时有向前方"突进现象"，多为重心前移或平衡破坏，这不是走路的需要，而是为防止跌倒的反应。18 月龄时走路已稳定，不摔跤，甚至开始跑步，但姿势僵硬，跑步多在 2 岁以后形成，而熟练掌握上肢交替摆动的跑步约在 5 岁。平衡能力在 1 岁后提高较快，能够做到扶持物体单足站立，3 岁时可单足站立。跳跃动作一般在 5～6 岁时出现，女孩略早于男孩。约 3 岁时形成向高处蹦或从高处往低处跳的动作。

（二）精细运动的发育

上肢的精细运动主要表现为手指方面的功能发育情况。上肢运动中主要的动作是把手伸向物体、抓住物体和放开物体。小儿出生后 2 个月内双手一直呈握拳状。通常新生儿不能向物体伸手，某些情况下也可表现出"伸手"样动作。如果保持头部稳定，让新生儿背靠坐着，伸手的动作能够缓慢且协调出现。近年研究证明，早期就存在将手伸向目的物的自发运动。到了 3 月龄时出现如用手抱脸等动作，4 月龄时一直握拳的手能松开，伸向身边的物体（如玩具等），并能抓住，不论何物都往嘴里送。6 月龄时能用单手向目的物伸抓，能使物体在两手之间传递，8~9月龄时这种动作更协调熟练，能分别用左右手同时拿着东西，如果再给另外的东西，会放下一个手中的东西，去取新给的东西。

手指的把持动作最初是用全部手指和手掌抓握，而后发展成拇指、示指和中指的对抓动作，最后发展成拇指与示指的抓捏动作，一般在10~12月龄时完成该动作。抓捏动作完成后，如果能够自由就餐，则手指的技能也会提高。但最初都使用饭匙等粗柄用具就餐，这与使用手指尖的精细动作不同，前者的握持动作居优势位，小臂为旋后位。手指的独立使用或分离运动需要到2岁后才能实现，也有个别小儿到5~6岁时才完成上述动作。

抛扔东西的动作约在2岁半时开始出现。最初是从桌子和椅子上往下"拂落"东西，逐渐出现用手向远处抛扔东西的动作，笨拙的手腕也变得灵活起来，对躯干重心的控制能力增强后，投扔物体的动作更灵巧。这个变化在2岁半到3岁之间出现，投扔的距离、力度及准确性均提高。到了成年人则运动变得更加灵活、技巧、协调和快速，形成了完全的随意运动。

三、小儿知觉运动功能的发育

（一）知觉运动功能

知觉运动功能是指小儿对获取的外界信息作出反馈，使知觉与其相应的运动变得协调的过程。对于知觉和运动的协调来说，包括三个内容：①应该了解外界情况；②应该知道自己的躯体及其各部位的状态；③通过运动将上述两类信息有机地联系起来。知觉整合水平可以按一般规律检查评测，也可以通过训练加以提高，在康复医学与康复护理学中对改善动作行为、提高智商等具有重要意义。

出生后小儿对外界和自身状况的感知、运动控制均不健全、不充分，知觉和运动不易配合或不协调。在新生儿早期，让醒目的东西在其眼前晃动，小儿可用眼睛追视；有声响时，眼球会向发声方向转动。这种单纯眼球运动反应主要是视觉系统的作用，最初通过眼球的快速运动在视线中心捕捉对象，以后出现眼与手的配合动作。一般认为在知觉运动功能发育上，对外界的认识比对自身所处状态的认知要早些。

（二）环境对知觉运动功能发育具有重要影响

有实验把新生儿分成两组：一组给予刺激极少的环境；另一组给予刺激丰富的环境（如在小儿身边放吸奶嘴、色彩鲜艳的玩具等）。结果发现手的各种动作，如凝视手或东西、单手上举、双手伸展等动作的出现，后者比前者早数日，提示视觉环境刺激对伸手动作的发育十分重要。

以后的发育过程是通过外界刺激促进知觉形成或者相互作用而进行。应该特别重视各种不同的感觉输入、信息的处理。知觉和运动的整合有两方面作用：一是关系到全身姿势和移动运动；二是利用重力方向和对水平地面的知觉做环境刺激源和相应自己身体的空间定位。

手和眼的协调运动在2月龄后出现。到5月龄时，伸手向物体和抓持物体的动作出现分离，如果没触及物体，握持动作也不发生，呈松开手探寻物体的状态，这种变化被考虑与视觉控制运动作用的提高有关。7月龄后，在明亮条件下其准确率增高。当手和眼的协调运动完成后，知觉运动功能的发育进一步出现视觉和本体感觉的反馈系统的协调运动，发育过程的方式重点转向运动学习方面。

3岁后小儿具有比较物体差别的能力，主要是使用视觉、触觉或两者并用来辨别。6岁后通过学习过程，能够对知觉运动整合能力的发育状况进行推测和评价。

知觉运动功能的发育与身体的成熟密切相关。感觉形式的发育按着视觉、触觉、本体觉、听觉顺序进行。发育成熟的同时，运动时的信息处理速度和利用何种感觉的方式也发生变化。到了成人，人类的认知功能就已经发展到非常复杂的程度。因为当成年人发生上运动神经元损害时，类似婴幼儿的神经活动常常会复现，所以在成人康复训练中，也常常参考应用神经发育学和运动发育学的原理。

（李文忠）

思考题

一、名词解释

1. 轴浆运输
2. 神经的营养性作用
3. 再生性发芽
4. 原动肌
5. 等张收缩
6. 强直收缩
7. 防御反应
8. 紧张性迷路反射
9. 知觉运动功能

二、填空题

1. 完整有效的神经再生过程包括再生轴突的_____、_____、和_____，与靶细胞重建联系实现神经再支配而使功能修复。

2. 神经元的结构可分为_____和_____。

3. 神经纤维传导兴奋的特征，具有_____、_____、_____、_____。

4. 影响骨骼肌收缩的主要因素有_____、_____和_____。

5. 当一个_____物体受到纵向牵拉或挤压时，形变主要发生在沿_____方向的长度改变，即长度形变。

6. 骨骼运动会产生相应的关节运动，骨骼运动有两种基本形式：_____和_____。

7. 紧张性颈反射主要是维持各种_____，而调整四肢、躯干_____的变化。

8. 3岁后小儿具有比较物体差别的能力，主要是使用_____、_____或_____来辨别。

9. 躯体翻正反射是指即使_____位置不正常，但_____亦能力图保持正常位置的反射。

三、简答题

1. 神经胶质细胞的主要功能有哪些？
2. 神经损伤的反应有哪些？
3. 简述运动对骨骼肌的影响。
4. 简述运动对骨关节的影响。
5. 简述小儿1岁后全身粗大运动发育的特点。
6. 简述小儿上肢的精细运动发育的特点。

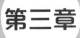

第三章

康复护理评定

○ ○
○ ○
○ ○

【学习目标】

1. 掌握残损、残疾和残障的概念，国际残疾的分类和我国残疾的分类标准；徒手肌力检查法、肌力分级标准及器械肌力检查法；日常生活活动能力的概念、分类、评定方法；言语评定、认知功能评定、心理评定、心肺功能评定等的理论概念及基础知识。

2. 熟悉致残的原因和残疾的三级预防；肌张力评定及关节活动度评定的方法；日常生活活动能力的评定目的；运用国际标准的量表及评定方法对患者进行综合全面的康复评定。

3. 了解平衡与协调能力评定方法及步态分析；日常生活活动能力评定的实施及注意事项；言语评定、认知功能评定、心理评定、心肺功能评定等的具体评定方法及内容以及在康复护理中的应用。

案例导入

患者，男性，46岁，已婚，运输公司工人，周末喜欢和朋友一起打牌，妻子是学校的一名清洁工人，有一个正在上初中的儿子，母亲72岁，家住二楼，平时一家四口住在一起。3个月前因车祸出现脑外伤及右踝关节粉碎性骨折，头颅CT示：右侧颞叶脑出血，颅内血肿约5.3cm×5.2cm，蛛网膜下腔少许积血，入院行开颅血肿清除术，右踝关节骨折内固定术。

思考问题：

1. 患者可能存在的问题是什么？

2. 在患者术后即进行康复治疗的干预，属于三级预防的哪一级？

第一节　残疾评定

一、概述

残疾评定是根据现有科学标准，对病、伤、残者进行全面综合的分析，对存在的功能障碍的性质、范围、类别及严重程度进行判断，为制订和调整全面的康复治疗方案、评价治疗效果、判断预后以及回归社会的计划提供依据。残疾评定是从功能、能力和各种环境因素角度全面考察患者作为一个完整的社会人的生存状况和质量。

（一）定义

残疾是指由于各种躯体、身心、精神疾病或损伤以及先天性异常所致的人体解剖结构和生理功能的异常或丧失，以致不同程度地影响身体活动、日常生活、工作、学习和社会交往活动的一种状态。

残疾包括视力残疾、听力残疾、语言残疾、肢体残疾、智力残疾等。康复治疗的目的是通过对残疾者进行残疾分类和残疾程度的评定，即残疾评定，最大限度地恢复、重建和代偿残疾人丧失和受损的功能。为了使残疾人能得到有针对性的、有成效的康复治疗，必须将残疾的评定贯穿在康复医疗的始终。

（二）致残原因

1. 原发性残疾

原发性残疾是指由于疾病、损伤、先天性异常等导致的功能障碍。

（1）先天性发育缺陷、致残性传染性疾病（脊髓灰质炎、流行性乙型脑炎等）、慢性病和老年病（糖尿病、脑卒中等）。

（2）营养不良或营养失调　某些必需营养成分的缺失，如小儿营养不良导致的身体及智力的发育低下、落后；维生素 D 缺乏性佝偻病导致的骨骼畸形。

（3）意外伤害　车祸、暴力伤害、运动损伤、自然灾害等。

（4）理化因素　烧伤、药物中毒、有害化学物质（铅、汞）伤害等。

（5）其他因素　可导致残疾发生的社会、精神因素，如重大社会性事件。

2. 继发性残疾

继发性残疾是指在原发性残疾的基础上更进一步的功能障碍，通常由于并发症所致，即器官、系统功能的进一步减退、丧失。常见有肢体活动障碍、肌肉萎缩、关节挛缩、心肺功能失用性改变等继发性残疾。如脊髓损伤后并发的压疮、关节功能障碍等问题即为继发性功能障碍。

（三）残疾发生率

1. 全球残疾发生率

WHO 统计结果显示，全球残疾人约占总人口的 10％，在一些发达国家，残疾人的比例高达 19％～20％，随着现代工业化的发展及人口的老龄化，老年病、慢性病及交通意外等原因造成的残疾人数量也在不断增加。

2. 中国残疾发生率

根据第六次全国人口普查，第二次全国残疾人抽样调查的结果显示，2010 年末我国残疾人总数约为 8502 万。其中各类残疾人的人数分别为：视力残疾 1263 万人，听力残疾 2054 万人，言语残疾 130 万人，肢体残疾 2472 万人，智力残疾 568 万人，精神残疾 629 万人，多重残疾 1386 万人；各残疾等级人数分别为：重度残疾 2518 万人，中度和轻度残疾 5984 万人。根据人口学的预测，全国每年新生儿中约有 200 万残疾。由于城镇化、老龄化等原因，未来几年内我国残疾人口依然处于高增长趋势。

二、残疾的分类

（一）国际残损、残疾与残障分类

1980 年世界卫生组织（WHO）推荐的《国际缺陷、弱能、残障分类》已被康复医学界普遍采用。它根据残疾的性质、程度和影响，将残疾分为残损、残疾和残障三个独立类别。

1. 残损（亦称病损）

残损是指疾病或外伤引起的肢体（或器官）的解剖结构、生理功能及心理功能的暂时或永久的丧失或异常，对患者正常的功能活动、生活和工作的速度、效率和质量可能有一定的影响，但实际操作仍可独立完成。属于生物学水平的残疾，如智力残损、听力残损、内脏残损、骨骼残损、肢体畸形等。功能障碍可以是暂时的，也可以是永久的。评估主要采用器官、系统功能的评估，治疗途径主要是通过功能训练而达到改善功能的目的。

2. 残疾（亦称失能）

残疾是指由于残损较严重造成患者不能以正常的方式、动作和范围进行日常独立生活活动及工作的状态，即能力障碍，为个体水平的障碍。如行为残疾、生活自理残疾、运动残疾、环境适应残疾、技能活动残疾等。评估主要采用日常生活活动能力的评估，康复治疗途径除了功能训练外，还需要强调功能代偿、替代训练及辅助器具的应用。

3. 残障

残障是指各种环境不利因素所导致的障碍。由于功能障碍或能力障碍（活动受限或残疾），使患者不能参与学习、工作及社会生活，而且限制或妨碍了其发挥应有的社会作用、享有社会权利。残障是个体的功能障碍或能力障碍在文化、社会、经济和环境方面的反应和后果，因此属于社会水平的障碍。康复途径主要通过环境改造，以提高残疾者社会适应性和独立生活的能力。

（二）国际功能、残疾和健康分类

随着康复医学的发展，为了适应人口老龄化、卫生保健系统服务新的要求，经过多年的修改测试，2001 年 5 月，在第 54 届世界卫生大会上，通过了新的《国际功能、残疾和健康分类》（international classification of functioning，disability and health，ICF）。其中文版与其他 5 种版本同时完成并出版使用。它从身体结构和功能、活动、参与三个层面搜集资料后进行分类。这种分类标准不仅适用于残疾人，而且适用于不同文化的所有人群。ICF 摒弃贬义和负面的词汇，强调以功能为基础，强调外界环境和内在因素的重要性，该分类从三个水平，即器官水平、个体水平和社会水平，获取与残疾有关的资料，在残疾评定时，可以用身体结构和功能异常、活动受限以及参与受限来表示。

1. 身体结构、身体功能与残损

身体结构是指解剖结构，如器官、肢体及其组成；身体功能是指系统的生理或心理功能。身体功能和身体结构二者既有不同又密切相关，如眼结构形成了视觉功能，下肢结构形成了行走的运动功能。残损是指身体解剖结构上的异常，是在身体各系统的功能和结构水平上评价肢体功能障碍的严重程度。残损可以使暂时的或永久的，也可以是进行性发展的。

2. 活动、活动受限

活动是指与日常生活有关的多有个人日常生活活动，是综合应用身体功能的能力。活动受限是指按照正常方式进行的日常生活活动能力的丧失和工作能力的受限，如进食、洗漱、步行、保持身体姿势、购物、交流和环境处理等方面能力受限。活动受限是在残损的基础上发生的，如由于拇指的缺失，使 50％的手功能受到影响。但并非所有的残损都会引起活动受限，如一只小指的缺失，在器官水平上属于残损，但未影响到患者的日常生活活动。

3. 参与、参与受限

参与是与个人生活各方面功能有关的社会状况，包括社会对个人功能水平的反应，这种社会反应即可促进也可以阻碍个体参与各种社会活动，是个人健康、素质与所生存的外在因

素之间复杂关系的体现。参与受限是从社会水平评价功能障碍的严重程度，指由于残损、活动受限或其他原因导致个体参与社会活动受限，影响和限制个体的社会交往，使工作、学习和社会活动不能独立进行。参与和活动的不同在于影响前者的因素是社会水平，影响后者的因素是个体水平。

4. 环境因素

环境因素包括两个层面。①个体环境：个体所处的现实环境，包括家庭、工作场所和学校等，也包括环境的自然和物质特征以及直接接触人群，如家人、熟人、同行和陌生人等。②社会环境：社会结构、服务结构和社区制约均会对个人产生影响，包括与工作环境有关的组织、服务机构、社区活动、政府机构、通讯和交通服务部门，以及法律、正式或非正式的规定、态度和意识形态等。

5. 个人因素

个人因素包括性别、种族、年龄、其他健康状况、生活方式、习惯、教养应对方式、社会背景、教育、职业、过去与现在的经历、总的行为方式和性格类型、个人心理优势和其他特征等。所有这些因素或其中任何因素都可能在任何层面的残疾中发挥作用。

（三）我国残疾分类标准

经国务院批准，1988 年进行了全国残疾人抽样调查。经过此次调查，明确了我国残疾的主要原因和残疾人的状况，在一定程度上帮助政府制定有关残疾人的政策。1994 年联合国发布《残疾人机会均等的标准规则》，规定每年的 12 月 3 日是"国际残疾人日"。但是所列入的残疾只有五类，即视力残疾、听力语言残疾、智力残疾、肢体残疾和精神残疾；1995年将听力语言残疾分为听力残疾和语言残疾，修订为六类残疾，主要是依据残疾部位进行划分，并依据残疾对功能影响的程度进行分级。2011 年 5 月 1 日中国首部《残疾人残疾分类和分级》国家标准正式实施，其具体分类和分级标准如下。

1. 视力残疾

视力残疾是指由于各种原因导致的双眼视力低下并且不能矫正或双眼视野缩小，从而很难从事一般人能做的工作、学习及社会活动。视力残疾包括盲和低视力两类。按视力和视野状态分级，其中盲为视力残疾一级和二级，低视力为视力残疾三级和四级。

2. 听力残疾

听力残疾是指各种原因导致的双耳永久性听力丧失或听觉障碍，而听不清甚至听不到周围环境声或言语声，以致影响其日常生活和社会参与。听力残疾分为聋及重听两类。按平均听力损失，听觉系统的结构、功能、活动和参与，环境和支持因素等分四级。

3. 语言残疾

语言残疾是指各种原因导致不能说话或语言障碍，经治疗 1 年以上不愈或病程超过两年，而不能或难以进行正常的言语交流活动，以致影响其日常生活和社会参与，包括失语、运动性构音障碍、器质性构音障碍、发音障碍、儿童言语发育迟滞、听力障碍所致的言语障碍、口吃等。按各种言语残疾不同类型的口语表现和程度，脑和发音器官的结构、功能、活动和参与，环境和支持等因素分为四级（注：3 岁以下不定残）。

4. 智力残疾

智力残疾是指人的智力明显低于一般人的水平，并显示出适应行为的障碍。包括：在智力发育期间（18 岁之前），由于各种因素导致的精神发育不全或智力迟缓；智力发育成熟以后，有害因素导致的智力损伤或老年期的智力明显减退，按 0～6 岁和 7 岁及以上两个年龄段发育商、智商和适应行为分级，具体分为四级（注：智商是指通过某种智力量表测得的智龄和实际年龄的比，不同的智力测验，有不同的 IQ 值，诊断的主要依据是社会适应行为）。

5. 肢体残疾

肢体残疾是指人的四肢残缺或四肢、躯干麻痹、畸形，导致人体运动系统不同程度的功能丧失以及活动受限或参与的限制。肢体残疾包括：上肢、下肢因外伤、病变而截除或先天性残缺；上肢或下肢因外伤、病变或发育异常所致的畸形或功能障碍；脊髓因外伤、病变或发育异常而致的畸形或功能障碍；周围神经、中枢神经因外伤、病变及发育异常造成躯干或四肢的功能障碍等。肢体残疾的分类从人体运动系统有几处残疾、致残部位高低和功能障碍程度综合考虑，并以功能障碍为主来划分肢体残疾的等级，即分为三个等级。以残疾者在无辅助器具帮助下，对日常生活活动能力进行评价计分。日常生活活动分为八项，即：端坐、站立、行走、穿衣、洗漱、进餐、如厕、写字。能实现一项算一分，实现困难算 0.5 分，不能实现的算 0 分，据此划分三个等级。

6. 精神残疾

精神残疾是指精神病患者病情持续一年以上未痊愈，存在认知、情感和行为障碍，从而影响其社交能力和在家、社会应尽职能。包括：脑器质性、躯体残疾及并发症的精神障碍；中毒性精神障碍，包括药物、酒精依赖；精神分裂症；情感性、偏执型、反应性、分裂情感性、周期性精神病等造成的残疾等。按患者自理能力和需要他人帮助的程度分为四级。应用"精神残疾分级的操作性评估标准"，即五项评分内容：个人生活自理能力、家庭生活职能表现、对家人的关心与责任心、职业劳动能力、社会活动能力。

7. 多重残疾

同时存在视力残疾、听力残疾、语言残疾、智力残疾、肢体残疾、精神残疾中的两种或两种以上的残疾。

三、残疾的三级预防

1976 年世界卫生组织已经指出：利用现有的技术可以使至少 50％的残疾得以控制或延迟其发生。残疾是可以预防的，正如 1981 年世界性残疾预防会议拟定的《里兹堡宣言》所说："大多数的残疾损害是可以预防的"。残疾预防从层面上可以分为一级预防、二级预防和三级预防。

（一）一级预防

一级预防是预防伤病的产生。即预防能导致残疾的各种损伤、疾病、发育缺陷、精神创伤等发生，应避免各种生活、生产、交通事故，传染性疾病，营养不良，防止生育缺陷，注意围生期保健；一级预防可预防 75％的残疾发生。

1. 预防先天性残疾

如婚前医学咨询、优生优育咨询等。

2. 预防各类疾病

儿童出生后的疫苗接种，生命各个时期的健康宣教，健康的生活方式（合理膳食、适当运动、戒烟戒酒等），控制危险因素（控制体重、减少精神压力、调节血脂等），预防心脑血管疾病等，保持心理健康愉快。

3. 预防致残性外伤

避免引发伤害的危险因素，如交通及建筑的安全教育，维护社会安全环境（设置安全设施、消除及减少暴力等），预防意外发生。

（二）二级预防

在已有疾病发生时防止产生永久性的残疾，防止伤病发展为残疾，二级预防是在残损发生后采取的预防，只有 25% 的预防作用。

1. 定期发现疾病

如定期对新生儿进行视力、听觉、儿童精神障碍的筛查；早期普查高血压、糖尿病、心脏病等心血管疾病及代谢疾病。

2. 早期医疗干预

对各种常见疾病做到早发现、早诊断、早治疗。促进病伤残的痊愈，预防各种并发症。

3. 早期康复治疗干预

采取有效的康复功能训练（如物理治疗、作业治疗、言语治疗等），给予及时的心理辅导、促进身心功能的恢复和改善。

（三）三级预防

在轻度残疾或残损发生后，要积极矫治、限制其发展，避免产生永久性的严重残障，即防止残疾成为残障。

1. 康复功能训练

目的在于尽可能地维持或改善功能、减慢功能障碍或退变的速度。

2. 代偿或替代

使用假肢、矫形器预防肢体或躯干的畸形，改善日常功能；使用辅助器具等。

3. 康复咨询

预防功能的进一步恶化，提高自我康复能力及康复知识的普及。

（赵　新）

第二节　运动功能评定

一、肌力、肌张力评定

（一）肌力评定

肌力是指在肌肉骨骼系统负荷的情况下，肌肉为维持姿势，启动或控制运动而产生一定张力的能力。肌力评定是康复评定的重要内容之一，对于神经系统和运动系统疾病，尤其是周围神经疾病患者的功能评定十分重要，主要是用来判断是否存在肌力障碍以及障碍的范围和程度，有助于判断预后，是评定治疗效果的基础，为制订治疗计划提供了可靠的依据。

1. 影响肌力的因素

（1）肌肉的生理横断面　肌肉的生理横断面就是横切肌肉所有肌纤维所得横断面的总和。衡量肌肉发达程度的指标是肌肉的生理横断面。肌肉的生理横断面说明肌肉中肌纤维的数量和肌纤维的粗细，即说明肌肉的发达程度。生理横断面越大，肌肉收缩时产生的力量也就越大。

（2）肌肉的初长度　肌肉收缩前的长度称为肌肉的初长度。在一定的生理范围内，肌肉初长度越长，收缩时发挥的力量越大。当肌肉被牵拉至静息长度的 1.2 倍时肌力最大。

（3）肌肉的募集程度　投入的运动单位数量越大，肌力越大。

（4）中枢神经系统调节功能的协调性　中枢神经系统调节功能的协调性通过三种方式，对肌力产生影响：①使参加工作的运动单位尽可能多地做到同步收缩；②调节更多的原动肌参加工作；③调节拮抗肌适当地放松。

（5）肌纤维类型　肌肉中含有两种肌纤维，即白肌纤维和红肌纤维。白肌纤维是快肌，红肌纤维是慢肌。肌力的大小由肌肉中的白肌纤维决定。

（6）大脑皮质运动中枢兴奋过程的强度　如果运动中枢兴奋过程的强度适当增强，可动员肌肉中较多的运动单位参加工作，加强肌肉的收缩强度。

（7）年龄与性别　约 20 岁时达到峰值，之后衰退，55 岁以后衰退加快。就性别而言，男性肌力强于女性。

2. 肌力检查方法

肌力检查方法可分为徒手肌力检查与器械肌力检查两类，下面分别介绍。

（1）徒手肌力检查

① 徒手肌力检查（manual muscle test，MMT）：是一种不借助器械，仅靠检查者徒手对受试者进行肌力测定的方法。这种方法的优点是简便、易行。这种方法在临床中得到广泛的应用，值得注意的是这种方法只能表明肌力的大小，不能代表肌肉收缩的耐力。

② Lovett 六级分法（表 3-1）：此法于 1916 年由 Lovett 提出，以后有所改进。检查时要求受试者在特定的体位下完成标准的动作。测试者同时通过触摸肌腹，观察肌肉的运动情况及克服阻力的能力来决定肌力的大小。美国医学研究委员会在此分级基础上进一步细分为MRC 肌力分级法。

③ 主要肌肉的肌力检查方法：上肢见表 3-2，下肢见表 3-3，躯干见表 3-4 和表 3-5。

表 3-1　Lovett 肌力分级标准

级别	名称	标准	相当正常肌力的百分比
0	零(Zero,O)	无可测知的肌肉收缩	0
1	微缩(Trace,T)	有轻微收缩,但不能引起关节活动	10%
2	差(Poor,P)	能在减重状态下作关节全范围运动	25%
3	尚可(Fair,F)	能抗重力作关节全范围运动,但不能抗阻力	50%
4	良好(Good,G)	能抗重力、抗一定阻力运动	75%
5	正常(Normal,N)	能抗重力、抗充分阻力运动	100%

注：每一级还可以用"＋"和"－"号进一步细分。

★ **考点提示：Lovett 肌力分级标准**

表 3-2　上肢主要肌肉的手法检查

肌肉名称	1 级	2 级	3、4、5 级
三角肌前部喙肱肌	仰卧,试图屈前臂时可触及三角肌前部收缩	向对侧侧卧,上侧肢体放滑板上,肩可主动屈曲	坐位,肩内旋,肘曲,掌心向下,肩屈曲,阻力加于上臂远端
三角肌后部大圆肌背阔肌[①]	俯卧,试图伸肩时可触及大圆肌、背阔肌收缩	向对侧侧卧,上侧肢体放滑板上,肩可主动伸展	俯卧,肩伸展 30°～40°,阻力加于上臂远端

肌肉名称	1级	2级	3、4、5级
三角肌中部 冈上肌	仰卧,试图肩外展时可触及三角肌收缩	仰卧,上肢放滑板上,肩可主动外展	坐位、肘曲,肩外展至90°,阻力加于上臂远端
冈下肌 小圆肌	俯卧,上肢在床缘外下垂,试图肩外旋时在肩胛骨外缘可触及肌肉收缩	俯卧,上肢在床缘外下垂:肩可主动外旋	俯卧、肩外展、肘曲,前臂在床缘外下垂,肩外旋,阻力加于前臂远端
肩胛下肌 大圆肌 胸大肌① 背阔肌①	俯卧,上肢在床缘外下垂,试图肩内旋时在腋窝前、后壁可触及相应肌肉收缩	俯卧,上肢在床缘外下垂,肩可主动内旋	俯卧、肩外展、肘曲,前臂在床缘外下垂,肩内旋,阻力加于前臂远端
肱二头肌 肱肌 肱桡肌	坐位、肩外展、上肢放滑板上,试图肘屈曲时可触及相应肌肉收缩	坐位、肩外展,上肢放滑板上,肘可主动屈曲	坐位、上肢下垂前臂旋后(测肱二头肌)或旋前(测肱肌)或中立位(测肱桡肌),肘屈曲,阻力加于前臂远端
肱三头肌 肘肌	坐位、肩外展、上肢放滑板上,试图肘伸展时可触及肱三头肌收缩	坐位、肩外展、上肢放滑板上,肘可主动伸展	俯卧、肩外展、肘曲,前臂在床缘外下垂,肘伸展,阻力加于前臂远端
肱二头肌 旋后肌	俯卧、肩外展、前臂在床缘外下垂,试图前臂旋后时可于前臂上端桡侧触及肌肉收缩	俯卧、肩外展、前臂在床缘外下垂,前臂可主动旋后	坐位、肘曲90°,前臂旋前,前臂旋后,握住腕部施加反方向阻力
旋前圆肌 旋前方肌	俯卧、肩外展、前臂在床缘外下垂,试图前臂旋前时可在肘下、腕上触及肌肉收缩	俯卧、肩外展、前臂在床缘外下垂,前臂可主动旋前	坐位、肘屈90°,前臂旋后,前臂旋前,握住腕部施加反方向阻力
尺侧腕屈肌	向同侧侧卧,前臂旋后45°,试图腕掌屈及尺侧偏时可触及其止点活动	向同侧侧卧,前臂旋后45°,前臂旋后45°,可肩大幅度腕掌屈及尺侧偏	向同侧侧卧、前臂旋后45°、肘曲、前臂旋后,腕向掌侧屈并向尺侧偏,阻力加于小鱼际
桡侧腕屈肌	坐位、前臂旋前45°,试图腕背伸及桡侧偏时可触及其止点活动	坐位、前臂旋前45°,可见大幅度腕掌屈及桡侧偏	坐位、前臂旋后45°,腕向掌侧屈并向桡侧偏,阻力加于大鱼际
尺侧腕伸肌	坐位、前臂旋前45°,试图腕背伸及尺侧偏时可触及其止点活动	坐位、前臂旋前45°,可见大幅度腕背伸及尺侧偏	坐位、前臂旋前,腕背伸并向尺侧偏,阻力加于掌背尺侧
桡侧腕长、短伸肌	坐位、前臂旋后45°,试图腕背伸及桡侧偏时可触及其止点活动	坐位、前臂旋后45°,可见大幅度腕背伸及桡侧偏	坐位、前臂旋后45°,腕背伸并向桡侧偏,阻力加于掌背桡侧
指总伸肌	试图伸掌指关节时可触及掌背肌腱活动	前臂中立位,手掌垂直时掌指关节可主动伸展	伸掌指关节并位置指间关节屈曲,阻力加于手指近节背面
指浅屈肌	屈近端指间关节时可在手指近节掌侧触及肌腱活动	有一定的近端指间关节屈曲活动	屈曲近端指间关节,阻力加于手指中节掌侧
指深屈肌	屈远端指间关节时可在手指中节掌侧触及肌腱活动	有一定的远端指间关节屈曲活动	固定近端指间关节,屈远端指间关节,阻力加于手指末节指腹
拇深屈肌	内收拇指时可于1、2掌骨间触及肌肉活动	有一定拇内收动作	拇伸直,从外展位内收,阻力加于拇指尺侧
拇长、短展肌	外展拇指时可于桡骨茎突远端触及肌腱活动	有一定外展动作	拇伸直,从内收位外展,阻力加于第1掌骨桡侧
拇短屈肌	屈拇指时于第1掌骨掌侧触及肌肉活动	有一定的拇屈曲动作	手心向上,拇指掌指关节屈曲,阻力加于拇指近节掌侧
拇短伸肌	伸拇指时于第1掌骨背侧触及肌腱活动	有一定拇伸展动作	手心向下,拇指掌指关节伸展,阻力加于拇指近节背侧

肌肉名称	1级	2级	3、4、5级
拇长屈肌	屈拇时于拇指近节掌侧触及肌腱活动	有一定的拇屈曲动作	手心向上,固定拇指近节,屈指间关节,阻力加于拇指远节指腹
拇长伸肌	伸拇指时于拇指近节背侧触及肌腱活动	有一定的拇指指间关节伸展动作	手心向下,固定拇指近节;伸指间关节,阻力加于拇指远节背侧

① 为躯干肌。

表 3-3　下肢主要肌肉的手法检查

肌肉名称	1级	2级	3、4、5级
髂腰肌	仰卧,试图屈髋时于腹股沟上缘可触及肌活动	向同侧侧卧,托住对侧下肢,可主动屈髋	仰卧,小腿悬于床缘外,屈髋,阻力加于股远端前面
臀大肌 腘绳肌	俯卧,试图伸髋时于臀部及坐骨结节下方可触及肌活动	向同侧侧卧,托住对侧下肢,可主动伸髋	俯卧,屈膝(测臀大肌)或伸膝(测腘绳肌),髋伸 $10°\sim15°$,阻力加于股远端后面
大、长短收肌 股薄肌 耻骨肌	仰卧,分腿 $30°$,试图髋内收时于股内侧部可触及肌活动	仰卧,分腿 $30°$,下肢放滑板上可主动内收髋	向同侧侧卧,两腿伸,托住对侧下肢;髋内收,阻力加于股远端内侧
臀中、小肌 阔筋膜张肌	仰卧,试图髋外展时于大转子上方可触及肌活动	仰卧,下肢放滑板上,可主动外展髋	向对侧侧卧,对侧下肢半屈;髋外展,阻力加于股远端外侧
股方肌 梨状肌 臀大肌 上孖肌、下孖肌 闭孔内、外肌	仰卧,腿伸直,试图髋外旋时于大转子上方可触及肌活动	仰卧,腿伸直,可主动髋外旋	仰卧,小腿在床缘外下垂,髋外旋,阻力加于小腿下端内侧
臀小肌 阔筋膜张肌	仰卧,腿伸直,试图髋内旋时于大转子上方可触及肌活动	仰卧,腿伸直,可主动内旋髋	仰卧,小腿在床缘外下垂,髋内旋,阻力加于小腿下端外侧
腘绳肌	仰卧,试图屈膝时可与腘窝两侧触及肌腱活动	向同侧侧卧,托住对侧下肢,可主动屈膝	俯卧,膝从伸直到屈曲,阻力加于小腿下端后侧
股四头肌	仰卧,试图伸膝时可触及髌韧带活动	向同侧侧卧,托住对侧下肢,可主动伸膝	仰卧,小腿在床缘外下垂,伸膝,阻力加于小腿下端前侧
腓肠肌 比目鱼肌	侧卧,试图踝跖屈时可触及跟腱活动	侧卧,踝可主动跖屈	俯卧,膝伸(测腓肠肌)或膝屈(测比目鱼肌),踝跖屈,阻力加于足跟
胫前肌	仰卧,试图踝背屈,足内翻时可触及肌腱活动	侧卧,可主动踝背屈,足内翻	坐位,小腿下垂,踝背屈并足内翻,阻力加于足背内缘
胫后肌	仰卧,试图足内翻时于内踝后方可触及肌腱活动	仰卧,可主动踝跖屈,足内翻	向同侧侧卧,足在床缘外,足内翻并踝跖屈,阻力加于足内缘
腓骨长、短肌	仰卧,试图足外翻时于外踝后方可触及肌腱活动	仰卧,可主动踝跖屈,足外翻	向对侧侧卧,时跖屈的足外展,阻力加于足外缘
趾长、短屈肌	屈趾时于趾近节跖面可触及肌腱活动	有主动屈趾活动	仰卧,屈趾,阻力加于足趾近节跖面
趾长、短伸肌	仰卧,伸趾时于足背可触及肌活动	仰卧,有主动伸趾活动	仰卧,伸足趾,阻力加于足趾近节跖面
踇长伸肌	坐位,伸踇趾时于踇趾近节背侧可触及肌腱活动	坐位,有主动伸踇活动	坐位,固定踇趾近节,伸踇,阻力加于踇趾近节背侧

表 3-4 躯干主要肌肉的手法检查（一）

肌肉名称	1级	2级	3、4、5级
斜方肌 菱形肌	坐位,臂外展放桌上,试图使肩胛骨内收时可触及肌肉收缩	坐位,臂外展放桌上,使肩胛骨主动内收时可见运动	俯卧,两臂稍抬起,使肩胛骨内收,阻力为将肩胛骨向外推
斜方肌下部	俯卧,一臂前伸,内旋,试图使肩胛骨内收及下移时,可触及斜方肌下部收缩	俯卧,一臂前伸,内旋,可见有肩胛骨内收及下移运动	俯卧,一臂前伸,内旋,肩胛骨内收及下移,阻力为将肩胛骨向上外推
斜方肌上部 肩胛提肌	俯卧,试图耸肩时可触及斜方肌上部收缩	俯卧,能主动耸肩	坐位,两臂垂于体侧;耸肩,向下压的阻力加于肩锁关节上方
前锯肌	坐位,一臂向前放桌上,上臂前伸时在肩胛骨内缘可触及肌肉收缩	坐位,上臂前伸时可见肩胛骨运动	坐位,上臂前平举,屈肘,上臂向前移动,肘不伸,向后推的阻力加于肘部

表 3-5 躯干主要肌肉的手法检查（二）

肌肉名称	1级	2级	3级	4级	5级
斜角肌[①] 颈长肌[①] 头长肌[①] 胸锁乳突肌[①]	仰卧,曲颈时可触及胸锁乳突肌	侧卧,托住头部时可曲颈	仰卧,能抬头不能抗阻	仰卧,能抗中等阻力	仰卧,抬头曲颈,能抗加于额部的较大阻力
斜方肌 颈部骶棘肌	俯卧,抬头时触及斜方肌活动	侧卧,托住头部时可仰头	俯卧,能抬头不能抗阻	俯卧,能抗中等阻力	俯卧,抬头时能抗加于枕部的较大阻力
腹直肌	仰卧,抬头时触及上腹部腹肌紧张	仰卧,能曲颈抬头	仰卧,髋及膝屈,能抬起头与肩胛骨	仰卧,髋及膝屈,双手前平举坐起	仰卧,髋及膝屈,双手抱头后能坐起
骶棘肌	俯卧,抬头时触及收缩	俯卧,能抬头	俯卧,胸以上在床缘外下垂30°,固定下肢,能抬起上身,不能抗阻	俯卧,胸以上在床缘外下垂30°,固定下肢,能抗中等阻力	俯卧,胸以上在床缘外下垂30°,固定下肢,能抗较大阻力
腹内斜肌 腹外斜肌	坐位,试图转体时触及腹外斜肌收缩	坐位,双臂下垂,能大幅度转体	仰卧,能旋转上体至一肩离床	仰卧,屈腿,固定下肢,双手前平举能坐起并转体	仰卧,屈腿,固定下肢,双手抱颈后能坐起同时向一侧转体

① 为颈肌。

（2）器械肌力检查　当患者肌力>3级时,为了进一步作准确的定量评定,可用专门的器械进行评定。常用的器械主要有握力计、捏力计、背拉力计、四肢肌群综合测力器、等速肌力测试仪等。这些客观的度量指标已经被越来越多的医疗单位所使用。

① 握力测试:用握力计测试,用于测量手屈肌等长收缩的肌力。握力指数为评定指标,握力指数=握力（kg）/体重（kg）×100,高于50者为正常。检查时患者站立或坐位,上肢置于体侧,适当屈肘,前臂和腕呈中立位,避免用其他肌肉代偿。测试2～3次,取其最大值。

② 捏力测试:用拇指分别与其他手指的指腹捏捏力计测定捏力,其正常值约为握力的30%,主要反映拇对掌肌和其他四指屈肌的肌力。

③ 背肌力测试:用背拉力计测定,以拉力指数为评定指标。拉力指数=拉力（kg）/体重（kg）×100,正常标准男150～300,女100～150。注意腹部疾病患者易诱发腰痛或使症状加重,故不适用于有腰部病变的患者及老年人。

④ 四肢肌力的测定:借助于牵引绳和滑轮装置,通过与肌力方向相反的重量来评定肌力。如测屈肘肌肌力时,牵引绳固定于腕部,绳的方向与前臂纵轴一致,通过固定的滑轮装

置，于其末端加重量，两者平衡时的最大重量即为屈肘肌的肌力。

⑤ 等速肌力测试：现有 Cybex、Biodex、Kincom 等多种型号可供使用。肌肉在等速运动时以动力性收缩作关节活动度运动，带动仪器的杠杆绕其轴心做旋转运动。旋转的角速度预先设定，不施加速度，运动只能以恒速进行，其优点是可提供最大肌力矩、肌肉爆发力、功率和耐力等方面数据，并可做肌肉神经控制的观察，是目前肌肉功能评定及肌肉力学特性研究的最佳方法。

3. 肌力测定的目的

① 检查肌肉本身的发育情况和营养状况，判断有无肌力低下及其程度和范围。

② 发现导致肌力低下的原因。

③ 为制订康复治疗目标、计划和选择适当的康复护理技术提供依据。

④ 检验康复治疗和护理的效果，并为科学研究提供客观资料。

4. 肌力评定时的注意事项

① 检查者应熟悉肌肉的解剖结构、生理功能及运动方向。

② 与患者积极进行沟通，取得患者的配合，最大化进行规范化操作，必要时要给予示范。

③ 施术者应使患者保持正确的体位，稳固患者的近端关节，防止出现代偿运动。

④ 施术者应选择适宜的测试时间。疲劳时、运动后、饱餐后不宜进行肌力测试。

⑤ 尽可能减少患者体位的变换，以避免不必要的体力消耗。

⑥ 避免引起患者的不良反应，如肌肉长时间的等长收缩会引起患者血压升高，故对心血管疾病的患者慎用。

（二）肌张力评定

肌张力是指肌肉组织在静息状态下的一种不随意的、持续的、微小的收缩。正常肌张力有赖于完整的外周神经系统和中枢神经系统调节机制，以及肌肉本身的特性（如收缩能力、弹性、延展性等）。肌张力评定主要是手法检查，首先观察并触摸受检查肌肉在放松、静止状态下的紧张度，然后通过被动运动来判断。肌张力的临床分级见表 3-6。

表 3-6　肌张力的临床分级

等级	肌张力	标准
0	软瘫	被动活动肢体无任何反应
1	低张力	被动活动肢体反应减退
2	正常	被动活动肢体反应正常
3	轻中度增高	被动活动肢体有阻力反应
4	重度增高	被动活动肢体有持续性阻力反应

1. 正常肌张力

正常肌张力是指将肢体被动地放置于空间某一位置上时，突然松手后，肢体有保持该肢体位置不变的能力。除此之外，正常肌张力还具有维持原动肌和拮抗肌平衡的能力；完全抵抗肢体重力的能力；可以随意使肢体由固定状态到运动状态或由运动状态到固定状态。根据身体所处的不同状态，正常肌张力可分为静止性肌张力、姿势性肌张力、运动性肌张力。

（1）静止性肌张力　肢体静息状态下，通过观察肌肉外观、触摸肌肉的硬度、被动牵伸运动时肢体活动受限的程度及其阻力来判断。如正常情况下的坐、站时能维持正常肌张力的特征。

（2）姿势性肌张力　在患者变换各种姿势的过程中，通过观察肌肉的阻力和肌肉的调整状态来判断。如正常情况下能协调地完成翻身、从坐到站、行走步态等动作。

（3）运动性肌张力　在患者完成某一动作的过程中，通过检查相应关节的被动运动阻力来判断。如做下肢的被动屈曲、伸展运动，正常情况下感觉一定的弹性和轻度的抵抗感。

2. 异常肌张力

（1）肌张力增高　指肌张力高于正常静息水平。肌张力增高的特征如下：①对被动运动产生抵抗，并诱发伸张反射；②原动肌和拮抗肌的肌张力平衡破坏；③关节可动范围减小，患者主动运动减少或消失。

肌张力增高的状态有肌肉痉挛和肌肉强直。①肌肉痉挛：是一种由牵张反射高兴奋性所致的、在牵拉肌肉的速度增加时痉挛的程度也增加的运动障碍，主要表现为巴宾斯基征阳性、折刀样反射阳性等。最主要的原因是运动神经元病变引起脑干和脊髓反射亢进，通常肌肉痉挛分布也有规律。例如，偏瘫患者瘫痪侧肢体上肢的屈肌痉挛，下肢的伸肌痉挛。②肌肉强直：是一种主动肌和拮抗肌一致性增加，无论对关节做哪个方向的被动活动，运动起始时和终末时阻抗感是相同的，从而使得身体相应部位活动不便和固定不动的现象。主要表现为铅管样僵硬和齿轮样僵硬。常由锥体外系的损伤所致。

（2）肌张力降低　指肌张力低于正常静息水平，对关节进行被动运动时感觉阻力消失的状态。此时肌肉弛缓、牵张反射减弱、触诊肌腹柔软，肌肉处于特有的抵抗减弱的状态。肌张力降低时，运动的整体功能受损，常伴有肢体麻痹或瘫痪；深腱反射消失或缺乏；被动关节活动范围扩大。多由于小脑或者锥体束的上运动神经元损伤所致，也可由末梢神经损伤及原发性肌病造成。

（3）肌张力障碍　是一种以肌张力损害、持续的和扭曲的不自主运动为特征的运动功能障碍。表现为肌肉收缩可快或慢，且重复、模式化（扭曲）、无规律地交替出现；张力以不可预料的形式由低到高变动。肌张力障碍性姿态为一持续扭曲畸形，可持续数分钟或更久。可由于中枢神经系统缺陷所致，也可由遗传因素所致，有的也与其他神经系统疾病或代谢性疾病有一定的联系。

3. 影响肌张力的因素

① 在中枢神经系统兴奋时肌张力增高，睡眠状态下肌张力降低。

② 在不合适的姿势和肢体位置下可使肌张力增高。

③ 存在紧张、焦虑等不良心理因素时，可使肌张力增高。

④ 合并有感染、便秘、膀胱充盈、疼痛等问题时，可使肌张力增高。

⑤ 发热、感染、代谢和（或）电解质紊乱时，影响肌张力。

⑥ 不同的药物对肌张力的影响不同，例如应用胆碱类药物可使肌张力增高，应用镇静类药物可使肌张力降低。

4. 常用的评定方法

进行肌张力评定时，除了对被检查者进行详细的体格检查以外，还要结合被检查者当时的状况、临床病史、功能评定等方面来分析，尤其应从功能评定的角度来判断肌张力异常对日常生活活动能力的影响。结合视诊、反射检查、被动运动及主动运动的完成情况来进行分析。常用的评定方法有手法检查、仪器评定法等。

（1）手法检查　是临床上最常用的检查方法，优点是不需要借助任何仪器和设备，操作简单方便。检查时要求受试者尽量放松，由检查者支持和移动体位。

常用的手法检查评估方法为 Ashworth 分级。1987 年，人们将 Ashworth 原始痉挛 5 级分法进行改良，在 1 级和 2 级中添加了一个中等等级，以降低集束效应。改良的 Ashworth 痉挛评价量表（表 3-7）被广泛应用于临床。此外还有按自发性肌痉挛发作频率分级的 Penn 分级法和按踝阵挛持续时间分级的 Clonus 分级法，但不常用。

表 3-7　改良的 Ashworth 痉挛评价量表

分级	标　　　准
0	肌张力不增加，被动活动患侧肢体在整个范围内均无阻力
1	肌张力稍增加，被动活动患侧肢体到终末端时有轻微的阻力
1+	肌张力稍增加，被动活动患侧肢体在前 1/2 关节活动度中有轻微的"卡住"感，后 1/2 关节活动度中有轻微的阻力
2	肌张力轻度增加，被动活动患侧肢体在大部分关节活动度内均有阻力，但仍可以活动
3	肌张力中度增加，被动活动患侧肢体在整个关节活动度内均有阻力，活动比较困难
4	肌张力高度增加，患侧肢体僵硬，阻力很大，被动活动十分困难

（2）仪器评定法　仪器评定法有摆动试验和屈曲维持试验、电生理评定、等速被动测试等方法，可以客观准确地定量评定，现已在临床医疗和运动机构被广泛应用。

5. 肌张力评定注意事项

① 评定前应向患者说明检查的目的、方法、步骤和感受，让患者了解评定的过程，消除紧张。

② 检查评定时，让患者处于舒适体位，一般采用仰卧位，充分暴露检查部位，先检查健侧同名肌，再检查患侧，对双侧进行比较。

③ 避免在运动后、疲劳时、情绪波动时及服用影响肌张力的药物时进行检查。

④ 在记录评定结果时，应注明测试的体位、是否存在影响肌张力的外在因素、是否存在异常反射、痉挛分布的部位、对患者日常生活活动能力的影响等。

⑤ 检查时室温应保持在 22～24℃。

二、关节活动度评定

关节活动度（range of motion，ROM）又称关节活动范围，是指一个关节运动时所转动的角度。关节活动度，分为主动关节活动度和被动关节活动度。在临床中，引起关节活动范异常的原因很多，首先是由关节疾病所致，如关节骨或软骨的损伤、病变、退行性病变、畸形等。其次是关节周围的软组织痉挛、挛缩、瘢痕粘连、软组织的疼痛、肌肉无力瘫痪等。而肌无力或瘫痪时主动关节活动度变小，被动关节活动度正常。ROM 测定是评定关节运动功能状态的最基本的、最重要手段之一；也是确定病因、评估有无关节活动障碍及障碍程度，以及确定治疗目标和评价治疗效果的重要方法。

1. 测量工具

临床中最为常用的是角度尺。角度尺一般由金属或塑料制成，有两臂，其轴心与关节中心一致，固定臂与关节近端的长轴一致，移动臂与关节远端的长轴一致。关节活动时，固定臂不动，活动臂随着关节远端肢体的移动而移动，移动臂移动末端所显示出的弧度，即为该关节的活动范围。除此以外，还有指关节活动范围角度尺、电子角度尺、脊柱活动角度尺等。

2. 测量步骤

① 向患者简单扼要地解释 ROM 测量的目的与方法，消除紧张不安情绪，提高配合度。

② 暴露被检查部位，确定测量体位。

③ 固定构成关节的近端部分，要求被检查者受累关节进行各种主动运动（如屈、伸、内收、外展等）。必要时可由治疗师进行示范。

④ 测量关节主动运动过程中如出现关节活动受限，治疗师继续被动运动该关节。除了观察和测量主动运动范围，还要注意观察运动中是否出现疼痛；疼痛何时发生；疼痛的程度；患者对疼痛的反应等；以及患者的运动模式与运动质量、是否存在其他关节的联合运动或代偿运动。

⑤ 如被动运动不能达到该关节正常运动范围的终点，提示被动关节活动度（PROM）受限。测量 PROM 受限程度并记录。此外，治疗师还需判断 PROM 受限的原因（如疼痛、痉挛、粘连等）、运动质量（如肌张力增高、僵硬等）。

3. 主要关节活动度测量方法

为了保证测量结果的正确性和可比性，检查者除要熟悉各关节的解剖和正常活动范围外，测量时必须分别测量主动和被动两种关节活动度；必须按统一方法、标准进行。同时在评价关节活动度时，应以关节被动活动度为准，记录检查结果应写明关节活动的起、止度数。上肢关节活动度测量方法见表 3-8；下肢关节活动度测量方法见表 3-9。

表 3-8　上肢关节活动度测量方法

部位名	运动方向	正常范围	角度尺的用法		
			固定臂	移动臂	轴心
肩胛带	前屈	0°～20°	通过肩峰前额面投影线	头顶和肩峰的连线	头顶
	后伸	0°～20°			
	上举	0°～20°	两肩峰的连线	肩峰与胸骨上缘连线	胸骨上缘
	下降	0°～10°			
肩关节（包括肩胛骨的活动）	前屈	0°～180°	通过肩峰的垂直线（站立或坐位）	肱骨	肩峰
	后伸	0°～50°			
	外展	0°～180°			
	内收	0°			
	外旋	0°～90°	垂直地面	尺骨	鹰嘴
	内旋	0°～90°			
	水平屈曲	0°～135°	通过肩峰的额面投影线	外展90°后进行水平面移动的肱骨长轴	肩峰
	水平伸展	0°～30°			
肘关节	屈曲	0°～145°	肱骨	桡骨	肘关节
	伸展	0°～5°			
前臂	旋前	0°～90°	与地面垂直	包括伸展拇指的手掌面	中指尖
	旋后	0°～90°			
腕关节	背屈	0°～70°	桡骨	第2掌骨	腕关节
	掌屈	0°～90°			
	桡屈	0°～25°	前臂骨（前臂轴的中心）	第3掌骨	
	尺屈	0°～55°			

表 3-9　下肢关节活动度测量方法

部位名	运动方向	关节活动范围	角度尺的用法		
			固定臂	移动臂	轴心
髋关节	前屈	0°～125°	与躯干平行	股骨	股骨大转子
	反伸	0°～15°			
	外展	0°～45°	髂前上棘连线的垂直线	股骨中心线（髂前上棘至髌骨中心）	髂前上棘
	内收	0°～45°			
	内旋、外旋	0°～45°	膝 90°屈曲位,由髌骨向下的垂直线	小腿长轴	髌骨
膝关节	屈曲	0°～150°	股骨(大转子与股骨外髁中心)	小腿骨(腓骨小头至腓骨外髁)	膝关节
	伸展	0°			
踝关节	背屈	0°～20°	向小腿骨轴的垂直线(足底部)	与第 5 跖骨纵轴平行	腓骨纵轴线与足外缘交叉处
	跖屈	0°～45°			
	外翻	0°～35°		轴心与足跟中点的连线	踝后方,内踝中点
	内翻	0°～25°			

4. 关节活动度测量注意事项

① 为防止出现错误的运动姿势和代偿运动,减少测量结果的误差,测量时被检查者须保持正确体位并给予有效的固定。严格按操作规范进行测试。

② 根据测量部位选择适当的关节角度测量尺。检查者应熟练掌握关节角度尺的操作,关节角度尺的固定臂和移动臂要严格按规定方法使用。测量时角度尺轴心的位置可忽略不计、尺与身体的接触要适度,不得影响关节的运动。原则上角度尺应放在患者被测关节的外侧。

③ 为了提高测量的可靠性,首次和再次测量的时间、地点、测量者以及所用测量工具应保持一致。

④ 被动运动关节时手法要柔和,速度缓慢均匀,尤其对伴有疼痛和痉挛的患者不能做剧烈快速运动。

⑤ 读取角度尺刻度盘上的刻度时,刻度应与视线同高,过高或过低都会影响结果。

⑥ 对活动受限的关节,主动关节活动与被动关节活动均应测量并在记录中注明,以便分析受限的原因。

⑦ 测量的同时注意观察和记录关节是否存在变形、水肿、疼痛、挛缩,是否存在痉挛、肌萎缩、皮肤瘢痕、外伤及测量时患者的反应等。关节疼痛时,要注意疼痛的部位和范围并做记录。

⑧ 肢体 ROM 的检查结果应进行健侧、患侧比较。

⑨ 有下列情况存在时,主动关节活动和被动关节活动测量操作应特别谨慎:关节或关节周围炎症或感染;关节半脱位;骨关节血肿,尤其是肘、髋或膝关节血肿;怀疑存在骨性关节僵硬;软组织损伤（如肌腱、肌肉）或韧带损伤等。

⑩ 注意药物对 ROM 测量结果的影响,患者服用镇痛药时可能会抑制该患者对疼痛的反应。患者服用肌松弛药期间,关节运动度可能过大。

⑪ 当患者有明显的骨质疏松或骨的脆性增加时,应避免被动关节活动测量。

⑫ 对要测试的关节必须充分暴露,女性检查时应准备单人间及更衣室。检查异性时必须有第三者在场。

三、平衡与协调能力评定

（一）平衡评定

平衡（balance）是指身体所处的一种姿势或稳定状态，以及在运动或受到外力作用时，能自动调整并维持姿势的能力。人体在坐、站以及进行日常生活活动和其他运动中，均需要保持良好的姿势控制和稳定性，即一个人的平衡功能正常时就能保持体位；可以在随意运动中调整姿势，并且安全有效地对外来干扰作出反应。当平衡改变时，机体恢复原有平衡或建立新平衡的过程称为平衡反应。平衡功能是指当人体中心垂线偏离稳定的支撑面时，能立即通过主动或反射性的活动使中心垂线返回到稳定的支撑面内的能力。

1. 分类

人体的平衡可分为静态平衡和动态平衡两类。

（1）静态平衡　是指人体或人体的某一部分在无外力作用下处于某种特定的姿势。

（2）动态平衡　①自动态平衡：指的是人体在进行各种自主运动或各种姿势转换的过程中，重新获得平衡状态的能力；②他动态平衡：指的是人体在外力作用下调整姿势的过程。

2. 影响人体平衡的常见因素

主要有三点：重心的高低、支撑面的大小、支撑面的稳定性。一般来说，重心越低、支撑面越大、支撑面越稳定，平衡也就越好，反之亦然。

3. 平衡的维持机制

（1）感觉输入　人体站立时身体所处位置与地球引力及周围环境的关系通过视觉、躯体感觉、前庭觉的传入而被感知。

（2）中枢整合　感觉信息在多级平衡觉神经中枢中进行整合加工，并形成运动的方案。

（3）运动控制　中枢神经系统在对多种感觉信息进行分析整合后下达运动指令，运动系统以不同的协同运动模式控制姿势变化，将身体调整到原来的范围内或重新建立新的平衡。

4. 评定的目的

平衡功能评定是针对平衡功能障碍者进行的检查，主要用来判定受试者是否存在平衡功能障碍，确定其程度及类型，分析引起平衡功能障碍的原因，为制订康复治疗和护理计划提供可靠依据。另外，平衡功能的评定也可预测跌倒的风险，具有极强的临床意义。

5. 常用的平衡功能评定方法

（1）观察法　如三级分法，该法的优点是操作简便，故是临床中应用最广泛的方法之一。三级分法将人体平衡分为坐位平衡和立位平衡两种状态，每一种状态下又都按照相同的标准分为三个级别进行评定。

（2）量表评定法　如 Fugl-Meyer 平衡量表、Berg 平衡量表等。

① Fugl-Meyer 平衡量表（表 3-10）：是 Fugl-Meyer 评定量表的组成部分，主要适用于偏瘫患者的平衡功能评定。此评定法对偏瘫患者进行七个项目的检查，每个检查项目都分为 0～2 分三个级别进行记分，最高分 14 分，最低分 0 分，少于 14 分，说明平衡功能有障碍，评分越低，表示平衡功能障碍越严重。

② Berg 平衡量表（表 3-11）：在临床的平衡功能评定中，Berg 平衡量表被运用得最广泛。评定前需要准备秒表、直尺、高度适中的椅子、台阶或小凳子；评定者对检查项目进行必要的说明、示范，使患者完全意识到完成每项任务时必须保持平衡。它的主要内容一共包括 14 个项目，每个项目最低得分 0 分，最高得分为 4 分，总分 56 分，一般测试需要 20min

左右。得分为 0～20 分、21～40 分、41～56 分，其中代表的平衡能力为坐轮椅、辅助步行及独立行走。当总分低于 40 分时，存在跌倒的风险。

表 3-10　Fugl-Meyer 平衡量表

评定内容	评分标准
Ⅰ 无支撑坐位	0 分：不能保持坐位 1 分：能坐，但少于 5min 2 分：能坚持坐 5min 以上
Ⅱ 健侧展翅反应	0 分：肩部无外展或肘关节无伸展 1 分：反应减弱 2 分：反应正常
Ⅲ 患侧展翅反应	评分同第Ⅱ项
Ⅳ 支撑下站立	0 分：不能站立 1 分：在他人的最大支撑下可站立 2 分：由他人稍给支撑即能站立 1min
Ⅴ 无支撑站立	0 分：不能站立 1 分：不能站立 1min 以上 2 分：能平衡站立 1min 以上
Ⅵ 健侧站立	0 分：不能维持 1～2s 1 分：平衡站稳 4～9s 2 分：平衡站立超过 10s
Ⅶ 患侧站立	评分同第Ⅵ项

表 3-11　Berg 平衡量表

测试	评分标准
1. 从坐到站 指令：请站起来，尝试不用你的手支撑	4. 不需要帮助即可独立稳定地站立 3. 需要手的帮助，独立地由坐到站 2. 需要手的帮助并且需要尝试几次才能站立 1. 需要别人最小的帮助来站或保持稳定 0. 需要中度或最大帮助来站立
2. 无支撑站立 指令：请在无支撑的情况下站好 2min	4. 能安全站立 2min 3. 在监护下站立 2min 2. 无支撑站立 30s 1. 需要尝试几次才能无支撑站立 30s 0. 不能独立站立 30s
3. 无支撑情况下坐位，双脚放在地板或凳子上 指令：请合拢双上肢坐 2min	4. 能安全地坐 2min 3. 无靠背支持能坐 2min，但需要监护 2. 能坐 30s 1. 能坐 10s 0. 无支撑的情况下不能坐 10s
4. 从站到坐 指令：请坐下	4. 轻松用手即可安全地坐下 3. 须用手的帮助来控制下降 2. 需用腿后部靠在椅子上来控制下降 1. 能独立坐下，但不能控制下降速度 0. 需帮助才能坐下
5. 转移 指令：摆好椅子，让受检者转移到有扶手椅子上及无扶手椅子上。可以使用两把椅子（一把有扶手，一把无扶手）或一张床及一把椅子	4. 需用手的少量帮助即可安全转移 3. 需要手的帮助才能安全转移 2. 需要语言提示或监护下才能转移 1. 需一人帮助 0. 需两人帮助或监护才能安全转移

测试	评 分 标 准
6. 闭目站立 指令:请闭上眼睛站立 10s	4. 能安全地站立 10s 3. 在监护情况下站立 10s 2. 能站 3s 1. 站立很稳,但闭目不能超过 3s 0. 需帮助防止跌到
7. 双脚并拢站立 指令:请你在无帮助情况下双脚并拢站立	4. 双脚并拢时能独立安全地站 1min 3. 在监护情况下站 1min 2. 能独立将双脚并拢但不能维持 30s 1. 需帮助两脚才能并拢,但能站立 15s 0. 需帮助两脚才能并拢,不能站立 15s
8. 站立情况下双上肢前伸距离 指令:将上肢抬高 90°,将手指伸直并最大可能前伸	4. 能够前伸超过 25cm 3. 能够安全前伸超过 12cm 2. 能够前伸超过 5cm 1. 在有监护情况下能够前伸 0. 在试图前伸时失去平衡或需要外界帮助
9. 站立位下从地面捡物 指令:请你把双脚前的拖鞋捡起来	4. 能安全容易地捡起拖鞋 3. 在监护下能捡起拖鞋 2. 不能捡起拖鞋但是能达到离鞋 2~5cm 处而可独立保持平衡 1. 不能捡起,而且捡的过程需要监护 0. 不能进行或进行时需要帮助保持平衡预防跌倒
10. 站立位下从左肩及右肩上向后看 指令:从左肩上向后看,再从右肩上向后看（检查者在受检者正后方拿个东西,鼓励患者转身）	4. 可从两边向后看,重心转移好 3. 可从一边看,从另一边看时重心转移少 2. 仅能向侧方转但能保持平衡 1. 转身时需要监护 0. 需要帮助来预防失去平衡或跌倒
11. 原地旋转 360° 指令:旋转完整 1 周,暂停,然后从另一方向旋转完整 1 周	4. 两个方向均可在 4s 内完成 360°旋转 3. 只能在一个方向 4s 内完成旋转 360° 2. 能安全旋转 360°但速度慢 1. 需要严密的监护或语言提示 0. 在旋转时需要帮助
12. 无支撑站立情况下用双脚交替踏台 指令:请交替用脚踏在台阶/踏板上,连续做直到每只脚接触台阶/踏板 4 次	4. 能独立、安全地在 20s 内踏 8 次 3. 能独立、安全踏 8 次,但时间超过 20s 2. 能在监护下完成 4 次,但不需要帮助 1. 在轻微帮助下完成 2 次 0. 需要帮助预防跌倒/不能进行
13. 无支撑情况下两脚前后站立 指令:将一只脚放在另一只脚正前方。如果这样不行的话,可扩大步幅,前脚后跟应在后脚脚趾前面	4. 脚尖对足跟站立没有距离,持续 30s 3. 脚尖对足跟站立有距离,持续 30s 2. 脚向前迈一小步但不在一条直线上,持续 30s 1. 帮助下脚向前迈一步,但可维持 15s 0. 迈步或站立时失去平衡
14. 单脚站立 指令:不需帮助情况下尽最大努力单腿站立	4. 能用单腿站立并能维持 10s 以上 3. 能用单腿站立并能维持 5~10s 2. 能用单腿站立并能站立≥3s 1. 能够抬腿,不能维持 3s,但能独立站立 0. 不能进行或需要帮助预防跌倒

（3）平衡仪测试　分为静态平衡仪测试和动态平衡仪测试。

① 静态平衡仪测试:采用精度高的传感器,利用计算机测量技术,将人体重心的移动距离,沿水平平面内 X、Y 轴移动速度等指标实时地以图形的形式显示,并采用自动优化的计算机方法,评定测试者平衡能力。

② 动态平衡仪测试:动态平衡仪由测试平台、中央处理器、显示器组成。测试平台可以进行向前或向后、向两侧或向中央运动,还可以倾斜,最大倾斜角度为 20°,用来开展各

种测试，评定测试者的动态平衡能力。

（二）协调能力评定

协调（coordination）是指人体产生平滑、准确、有控制的运动的能力。协调与平衡密切相关。在一定程度上协调与平衡相似，但是又不完全相同。

1. 分类

协调运动主要是分为两大类：一种是大肌群参加的身体姿势保持、平衡等粗大运动（爬行、翻身、坐、站立等）；另一种是小肌群的精细活动（手指的灵活性，用手抓握小物品等）。

2. 维持协调的机制

（1）感觉输入　人体站立时身体所处位置与地球引力及周围环境的关系主要通过视觉、本体感觉的传入而被感知，而前庭觉起的作用不大。

（2）中枢整合　主要是依靠大脑反射调节和小脑共济失调，其中小脑起了更为重要的作用。当小脑发生损伤时除了发生平衡功能障碍，还可出现共济失调。

（3）运动控制　主要依靠肌肉及肌群的力量。

3. 协调运动障碍的表现

（1）小脑共济失调　常见表现：①辨距不良；②姿势性震颤；③意向性震颤；④轮替运动障碍；⑤运动分律。

（2）基底节共济失调　常见表现：①震颤；②运动不能；③偏身舞蹈症；④手足徐动症；⑤肌张力障碍。

（3）脊髓后索共济失调　常见表现：①当闭眼或房间太黑时易倾斜、易跌倒；②异常步态；③辨距不良。

4. 评定的目的

① 通过理解肌肉或肌群在维持姿势和各种运动的功能状况，明确协调障碍对日常生活的影响。

② 根据协调功能障碍制订相应的康复计划、目标和训练方案等。

③ 为选择合适的辅助器械提供有效的依据，提高运动的安全性。

④ 判断康复治疗的效果，预测预后。

5. 评定方法

（1）非平衡协调试验（表3-12）　5分为正常；4分为轻度障碍：能完成指定的活动，但速度和熟练程度比正常稍差；3分为中度障碍：能完成指定的活动，但协调缺陷明显，动作慢、笨拙和不稳定；2分为重度障碍：只能发起运动而不能完成；1分为不能活动。

（2）平衡协调测验（表3-13）　这些试验没有明确标准，完不成即存在问题。

表3-12　非平衡协调试验

试验名称	具体方法
指鼻试验	让患者肩外展90°，肘伸直，然后用示指尖指鼻尖
指向他人手指的试验	患者与检查者面面相对，检查者将示指举在患者面前，让患者用他的示指尖触检查者的示指尖，检查者可变换其示指的位置，以评估距离、方向改变时患者上述的能力
指对指试验	让患者双肩外展90°，肘伸直，然后双手向中线靠近，一手手指和另一手示指对接
交替指鼻和指指试验	让患者交替地指鼻尖和示指尖，后者可改变方向和距离

试验名称	具体方法
指对掌试验	让患者的拇指尖依次与其他各指的指尖相接触,速度可逐步增加
抓握试验	交替地握拳和充分伸张各指,速度可逐步增加
旋前、旋后试验	上臂紧靠躯干,屈肘 90°,掌心交替地向上和向下,速度可逐步增加
反跳试验	患者屈肘,检查者被动伸其肘,让患者保持屈肘姿势,检查者突然松手,正常肱三头肌将控制前臂使其不向患者头部冲击,为避免异常时前臂和拳反跳击患者头部,应加以保护
轻叩手试验	屈肘,前臂旋前,在膝上轻叩手
轻叩足试验	患者坐位,足及地,让他用跖球(足趾球)轻叩地板,膝不能抬起,足跟不能离地
指示准确试验	患者与检查者相对而站或坐,检查者屈肩 90°,伸肘伸出示指,患者的示指尖与检查者相触,患者充分屈肩使上肢指向天花板,然后返回原处与检查者示指尖对准,异常时偏低或偏高,两手分别测试
指-趾试验	患者仰卧,一侧让他用趾触检查者的手指,后者可改变方向和距离
跟-膝-胫试验	患者仰卧,一侧让足跟放置另一侧膝关节上,足跟沿着胫骨向踝足方向滑行
画圆试验	患者用上或下肢在空气中绘一圆或横 8 字,下肢进行时可采取仰卧位
固定或位置保持	上肢:患者将手保持在向前伸直水平位;下肢:将膝保持在伸位

表 3-13　平衡协调测验

测试方法	得分
(1)在一个正常、舒适的姿势下站立	
(2)两足并拢站(窄的支撑面)	
(3)一足在另一足前面站立(即一足的踇趾触另一足的足跟)	
(4)单足站立	
(5)上臂的位置在以上各种姿势下变换(如上臂于体侧;举过头;置于腰部等)	
(6)突然地打破平衡(在保护患者的情况下)	
(7)站立位,躯干在前屈和还原到零位之间变换	
(8)站立位,躯干两侧侧屈	
(9)行走,将一侧足跟直接置于对侧足趾前	
(10)沿地板上所画的直线行走或行走时将足置于地板上的标记上	
(11)侧向走和退步走	
(12)原地踏步	
(13)变换步行活动的速度(增加速度将夸大协调缺陷)	
(14)步行时突然停下和突然起步	
(15)沿圆圈和变换方向步行	
(16)用足趾和足跟步行	
(17)闭目难立征(Romberg 征)阳性:正常站立姿势,先观察睁眼下平衡,然后闭眼。闭眼下平衡丧失,表明本体感觉缺乏	

四、步态分析

　　直立行走是人区别于猿的重要标志,也是人类区别于其他动物的关键特征之一。步行是人类生存的基础,人类的社会活动也离不开步行。但是许多因素都会对步行产生影响甚至造成步行障碍,这将给患者的日常生活、学习和工作带来极大的困难。所以, 步行能力的恢复也是残疾者最迫切需要恢复的功能之一。

步行（walking）是指通过双脚的交互移动来安全、有效地转移人体的一种活动，是躯干、骨盆、下肢各关节及肌群的一种规律、协调的周期性运动。步态（gait）是步行的行为特征，是一个人行走时的表现形式，又称行走模式。步态分析是研究步行规律的检查方法，旨在通过生物力学和运动学的手段，揭示步态异常的关键环节和影响因素，从而指导康复评定和治疗，并帮助临床诊断、机制研究和疗效评定等。

正常人的行走模式虽然不同，各有特点，但并不需要特别关注。然而步行的控制却十分复杂，包括中枢命令、身体平衡和协调控制，涉及下肢各关节和肌肉的协同运动，也与上肢和躯干的姿态有关，任何环节的失调都可能影响步态。

（一）步行周期

步行周期（gait cycle）是指完成一个完整步行过程所需要的时间，即指自一侧腿向前迈步该足跟着地时起，至该足跟再次着地时止所用的时间。在每个步行周期中，每一侧下肢都要经历一个与地面由接触到负重，再离地腾空向前挪动的过程。因此，根据下肢在步行时的位置，又可分为支撑相和摆动相。

1. 支撑相

支撑相（stance phase）指下肢接触地面和承受重力的时间，即从足跟着地到足趾离地的过程，占整个步行周期的60%。支撑相大部分时间是单足支撑，小部分时间是双足支撑。双支撑相的时间与步行速度成反比。步行障碍时往往首先表现为双支撑相时间延长，以增加步行的稳定性。

2. 摆动相

摆动相（swing phase）指足趾离开地面腾空向前迈步到该足再次落地之间的时间，占整个步行周期的40%。

正常步行周期中骨盆及下肢各关节运动时的角度变化（表3-14）。

表3-14　正常步行周期中骨盆及下肢各关节运动时的角度变化

步行周期	关节运动角度			
	骨盆	髋关节	膝关节	踝关节
首次着地	5°旋前	30°屈曲	0°	0°
承重反应	5°旋前	30°屈曲	0°～15°屈曲	0°～15°跖屈
支撑相中期	中立位	30°屈曲～0°	15°～5°屈曲	15°跖屈～10°背屈
足跟离地	5°旋后	0°～10°过伸展	5°屈曲	10°背屈～0°
足趾离地	5°旋后	10°过伸展～0°	5°～35°屈曲	0°～20°跖屈
迈步初期	5°旋后	0°～20°屈曲	35°～60°屈曲	20°～10°跖屈
迈步中期	中立位	20°～30°屈曲	60°～30°屈曲	10°跖屈～0°
迈步末期	5°旋前	30°屈曲	30°屈曲～0°	0°

（二）步态分析常用的参数

1. 步长

步长（step length）是指一足着地至对侧足着地的平均距离。正常人为50～80cm。

2. 步长时间

步长时间（step time）为一足着地至对侧足着地的平均时间。

3. 步幅

步幅（stride length）指一足着地至同一足再次着地的距离，也有称为跨步长。

4. 步行周期

步行周期（cycle time）是指平均步幅时间（stride time），相当于支撑相与摆动相之和。

5. 步频

步频（cadence）是指平均步数（步/min），步频＝60（s）/步长平均时间（s）。由于步长时间两足不同，所以一般取其均值。

6. 步速

步速（velocity）是指步行的平均速度（m/s），步速＝步幅/步行周期。

7. 步宽

步宽（walking base）又称支撑基础（supporting base），指两脚跟中心点或重力点之间的水平距离。左右足分别计算。

8. 足偏角

足偏角（toe out angle）是指足中心线与同侧步行直线之间的夹角。左右足分别计算。

(三) 步态分析常用的方法

1. 观察法

观察法为定性分析，一般采用目测的方法获得第一手资料，然后根据经验进行分析。临床步态观察的要点见表3-15。

表 3-15　临床步态观察要点

步态内容	观察要点		
步行周期	时相是否合理	左右是否对称	行进是否稳定和流畅
步行节律	节奏是否匀称	是否合理	时相是否流畅
疼痛	是否干扰步行	部位、性质与程度与步行障碍的关系	发作时间与步行障碍的关系
肩、臂	塌陷或抬高	前后退缩	各关节活动过度或不足
躯干	前屈或侧屈	扭转	摆动过度或不足
骨盆	前、后倾斜	左、右抬高	旋转或扭转
膝关节	摆动相是否可屈曲	支撑相是否可伸直	关节是否稳定
踝关节	摆动相是否可背屈和跖屈	是否足下垂、足内翻、或足外翻	关节是否稳定
足	是否为足跟着地	是否为足趾离地	是否稳定
足接触面	足是否全部着地	两足间距是否合理	是否稳定

2. 测量法

测量法是一种简单定量分析方法，常用足印法测定时间参数、距离参数。

3. 实验室步态分析

三维步态分析是现代实验室所采用的数字化的、高科技的步态分析系统，集运动学分析和动力学分析于一体，是现代步态分析的必备手段。

(四) 常见异常步态及分析

异常步态可以孤立存在，也可以组合存在，构成更加复杂的临床现象。

1. 中枢性损伤或病变

常见的异常步态有足内翻、足外翻等。

（1）足内翻　是最常见的病理步态，多见于上运动神经元病变患者，常合并足下垂和足趾卷屈。步行时足触地部位主要是足前外侧缘，特别是第5趾骨基底部，常有承重部位疼痛，导致踝关节不稳，进而影响全身平衡。

（2）足外翻 骨骼发育尚未成熟的儿童或年轻患者多见（如脑瘫），表现为步行时足向外侧倾斜，可有足趾屈曲畸形。步行时身体重心主要落在踝前内侧。踝背屈往往受限，同样影响胫骨前向移动，增加外翻。严重畸形者可导致两腿长度不等和踝关节不稳。

2. 拮抗肌协调障碍

常见的异常步态有足下垂、剪刀步态等。

（1）足下垂 足下垂指摆动相踝关节背屈不足，常与足内翻或外翻同时存在，可导致廓清障碍。代偿机制包括：摆动相增加同侧屈髋、屈膝，下肢划圈行进，躯干向对侧倾斜。常见病因是胫前肌无活动或活动时相异常。单纯的足下垂主要见于脊髓损伤和外周神经损伤。

（2）剪刀步态 最常见于脑瘫及脑外伤患者。患者在步行的摆动相，由于髋关节内收肌痉挛，双膝内侧常相互摩擦碰撞，足尖着地，呈剪刀步或交叉步。

3. 骨关节病变、发育障碍或畸形

常见的异常步态有短腿步态、减痛步态等。

（1）短腿步态 患肢缩短达 2.5cm 以上者，该侧着地时同侧骨盆下降导致同侧肩倾斜下降，对侧迈步腿髋膝关节过度屈曲、踝关节过度背屈。如果缩短超过 4cm，则缩短侧下肢以足尖着地行走，其步态统称为短腿步态。

（2）减痛步态 一侧下肢出现疼痛时，常呈现出逃避疼痛的减痛步态，其特点为患侧支撑相时间缩短，以尽量减少患肢负重，步幅变短。此外，患者常一手按住疼痛部位，另一上肢伸展。疼痛部位不同，表现可有些差异。

4. 单纯肌无力步态

单纯外周神经损伤可导致特殊的肌无力步态，包括臀大肌步态、臀中肌步态、跨阈步态等。

（1）臀大肌步态 臀大肌是主要的伸髋及脊柱稳定肌，臀大肌无力的步行特征表现为仰胸挺腰凸肚。

（2）臀中肌步态 患者髋关节向患侧凸，患者肩和腰出现代偿性侧弯，以增加骨盆稳定度。患侧下肢相对过长，所以在摆动相膝关节和踝关节屈曲增加，以保证地面廓清。典型的步态特征表现为鸭步。

（3）跨阈步态 足下垂患者为使足尖离地，将患肢抬得很高，犹如跨越旧式门槛的姿势。见于腓总神经麻痹患者。

5. 病变特征性步态

病变特征性步态包括帕金森步态、偏瘫步态、小脑共济失调步态等。

（1）帕金森步态 帕金森步态是一种极为刻板的步态。表现为步行启动困难、行走时双下肢交替迈步动作消失、躯干前倾、髋膝关节轻度屈曲，足擦地而行、步幅缩短（表现为步伐细小）。由于躯干前倾，致使身体重心前移。为了保持平衡，患者以小步幅快速向前行走，不能随意骤停或转向，呈现出前冲或慌张步态。

（2）偏瘫步态 偏瘫步态指一侧肢体正常，而另一侧肢体因各种疾病造成瘫痪所形成的步态。其典型特征为患侧足下垂内翻，为了将瘫痪侧下肢向前迈步，摆动相时患侧肩关节下降、骨盆代偿性抬高、髋关节外展、外旋，使患侧下肢经外侧划一个半圆弧，将患侧下肢向前迈出，故又称为划圈步态。

（3）小脑共济失调步态 小脑共济失调步态为小脑功能障碍所致。患者行走时两上肢外展以保持身体平衡，两足间距过宽，高抬腿，足落地沉重；不能走直线，而呈曲线或呈

"Z"形前进；因重心不易控制，故步行摇晃不稳，状如醉汉，故又称酩酊步态或醉汉步态。

6. 持拐步态

因各种原因导致单侧或双侧下肢于行走过程中不能负重者，需使用拐杖辅助行走，称持拐步态。

（赵　新）

第三节　日常生活活动能力评定

日常生活活动能力（activities of daily living，ADL）反映了人们在家庭、医疗机构内和社区中生活最基本能力，因而是康复医学中最基本和最重要的内容。

ADL是在童年期逐步形成、获得并随着实践而发展，最终趋于完善的。这些活动对健康人来说是简单易行的，而对于病、伤、残者来说，可能变得相当困难和复杂。康复对象若无法完成日常生活活动，就可能导致自尊心和自信心丧失，进而会加重生活活动能力的降低程度乃至丧失。在日常生活活动中受挫，常常影响患者与他人的交往，继而可能影响到整个家庭和社会的和谐。在日常生活活动中，使患者达到最大限度的自理是康复工作的一个重要方面。要改善康复对象的自理能力，就要首先进行ADL的评定，这对康复护理计划的制订和康复训练中指导、督促、安装支具以及康复疗效的评价起着极为重要的作用。

狭义的日常生活活动是指人类为了独立生活每天必须反复进行的最基本的、具有共同性的动作，即进行衣、食、住、行及个人生活等的基本动作和技巧。广义的ADL除了上述以外，还包括与他人的交往，以及在社区内乃至更高层次上的社会活动。评定是通过科学的方法全面而精确地了解患者的日常活动的功能状况，即功能障碍对日常活动的影响，为确定患者能否独立及独立的程度、为制订康复目标和康复治疗计划、评定康复治疗效果提供依据。它是对患者综合活动能力的评定。

一、概述

1. 基本概念

日常生活活动能力是人在独立生活中反复进行的、最必要的基本活动。例如照料自己的衣、食、住、行，保持个人卫生整洁和独立的社区活动等必需的一系列基本活动。

2. 评定内容

日常生活活动包括运动、自理、交流及家务劳动和娱乐活动五个方面。

（1）运动方面　①床上运动：良姿位的摆放，床上的体位转换、移动等；②转移：轮椅上运动和转移、坐站之间的转移；③行走：室内或室外行走，公共或私人交通工具的使用。

（2）自理方面　①更衣：包括穿脱内衣、内裤、开衫、套头衫、鞋袜，穿脱假肢或矫形器，扣纽扣、拉拉链、系鞋带等；②进食：包括使用餐具，如持筷夹取食物，用调羹舀取食物，用刀切开食物，用餐叉取食物，用吸管、杯或碗饮水、喝汤；对碗、碟的握持，如端碗、持盘等；以及咀嚼和吞咽能力等；③如厕：包括使用尿壶、便盆或进入厕所大小便，以及便后会阴的清洁、衣物的整理、排泄物的冲洗等；④洗漱：包括洗手、洗脸、洗头、刷牙、洗澡（淋浴、盆浴、擦浴）；⑤修饰：梳头、刮脸、化妆等。

（3）交流方面　包括打电话、阅读、书写、使用电脑、识别环境标志（如厕所标志、街道指示牌、各种交通标志和安全警示标志等）。

（4）家务劳动方面　包括使用钱币，上街购物，备餐，清洗，晾晒，熨烫和整理衣物，照顾孩子，安全使用家用器具（如厨具、炊具、洗衣机、刀、剪、电冰箱、水瓶），使用扫把、吸尘器等清洁家居，使用环境控制器（电源开关、水龙头、钥匙）等。

（5）娱乐活动方面　打扑克牌、下棋、摄影、旅游、社交活动等。

3. 评定目的

残疾人活动时有不同程度的困难，为了解他们的困难所在及造成的原因，有必要进行ADL 评定。ADL 评定对确定患者的理解能力、制订和修订治疗计划、评定训练效果、安排出院后训练及就业都很重要。

① 明确个体的日常生活活动独立程度，分析其原因。

② 判断个体日常生活活动是否需要帮助，帮助的内容、类型和量，为制订康复护理目标和康复护理方案提供依据。

③ 观察疗效，评价医疗服务质量。

④ 判断功能预后。

⑤ 为制订环境改造方案提供依据。

⑥ 比较不同康复护理方案的优劣，改进护理方案，促进学术交流。

二、日常生活活动能力的分类

1. 基础的或躯体的日常生活活动能力

基础的或躯体的日常生活活动能力（basic or physical ADL，BADL or PADL）是指人们为了基本的生存，生活需要每天必须反复进行的基本活动，包括进食、更衣、个人卫生等自理活动和转移、行走、上下楼梯等活动。反映的是粗大的运动功能，适用于较重的残疾。

2. 工具性日常生活活动能力

工具性日常生活活动能力（instrumental ADL，IADL）也称为复杂性日常生活活动能力，是指人们为了维持独立的社会活动所需要的较高级的活动，完成这些活动需要借助工具进行，包括购物、洗衣、使用交通工具等。它是在基础的日常生活活动能力的基础上发展起来的体现人的社会属性的一系列活动，反映较为精细的功能，适用于较轻的残疾。

3. PADL 和 IADL 的比较

目前 ADL 量表评定较多的是将两者相结合进行评定。在反映运动功能方面，PADL 体现在粗大的运动功能，IADL 体现的是较为精细的运动功能；在评定内容方面，PADL 体现的是躯体功能为主，IADL 体现的是包含躯体功能、言语功能及认知功能等多方面；PADL适用于较为严重的残疾患者，IADL 适用于较轻的残疾患者；PADL 主要运用于医疗机构，IADL 主要运用于社区与老年人；PADL 的敏感性较低，IADL 的敏感性较高。PADL 的恢复以发育顺序而排列，即进食首先恢复，而上厕所则是最后的恢复项目。IADL 在发现残疾方面较 PADL 敏感，故用于调查。

三、评定方法

常用的方法包括提问法、观察法和量表评定法。

（一）提问法

提问法是指通过提问获取资料，了解患者 ADL 状况的方法。常用的有口头提问和问卷提问两种方法。两种方法都不一定需要面对面的接触，答卷可以采用邮寄的方式，谈话则可以在电话中进行。就某一项活动的提问，其提问内容应从宏观到微观。问题尽量由患者本人进行回答。检查者在听取患者的描述时，应注意患者所述是客观存在还是主观意志，回答是否真实、准确。患者因体力过度虚弱、情绪低落或有认知功能障碍而不能回答问题时，由患者家属或陪护回答问题。

由于在较短的时间内就可以比较全面地了解患者的 ADL 完成情况，本法具有节省时间、空间，节约人力、物力的优点，适用于对患者残疾状况的筛查。当评定 ADL 的目的是为了帮助或指导制订治疗计划时，则不宜使用提问法。尽管如此，在评定 ADL 的总体情况时，提问法仍是经常选择的方法。

(二) 观察法

观察法是检查者通过直接观察患者 ADL 实际完成情况而进行的评定。观察的场所可以是实际环境，也可以是实验室。实际环境是指患者在日常生活中进行各种活动的场所，这里所指的环境，不仅包括地点在家里，还包括所使用的物品（如家中的浴盆、肥皂）以及适当的时间等。社区康复常常采用在实际环境中观察 ADL 实施的方法，检查者可在清晨起床后在被检查者家中观察其洗漱的情况。而住院患者因受条件制约，其 ADL 观察一般在模拟家庭或工作环境构造的实验室中进行。需要注意的是，不同的环境会对被检查者 ADL 表现的质量产生很大的影响。实际环境与实验室环境条件下被检查者的 ADL 表现可能有所不同。因此，在评定过程中应注意将环境因素对 ADL 的影响考虑在内，以保证观察结果的真实准确。

观察法能使治疗师直观地观察患者活动的每一个细节，看到患者的实际表现。这一点是无法在提问中获得的，而且观察法能够克服或弥补提问法中存在的主观性强、可能与实际表现不符的缺陷。通过实际观察，检查者还可以从中分析影响该作业活动完成的因素或原因。

(三) 量表评定法

量表评定法是经过标准化设计，具有统一内容、统一评定标准的检查表评定，检查表中对需要检查的 ADL 项目进行分类，并对每一项活动的完成情况进行量化，用相应的分值进行表示。量表经过信度、效度及灵敏度检验，其统一和标准化的检查与评分方法使得评定结果可以在不同患者、不同疗法以及不同的医疗机构之间进行比较。因此，量表检查法是临床及科研中观察治疗前后的康复进展、研究新疗法、判断疗效等常用的手段。

临床常用的 ADL 评定量表有 Barthel 指数评定（表 3-16）、Katz 指数评定、功能独立性评定、修订的 Kenney 自理评定等。

表 3-16　Barthel 指数评定

ADL 项目	自理	稍依赖	较大依赖	完全依赖
进食	10	5	0	0
洗澡	5	0	0	0
修饰	5	0	0	0
穿衣	10	5	0	0
控制大便	10	5	0	0
控制小便	10	5	0	0
上厕所	10	5	0	0
床椅转移	15	10	5	0
行走	15	10	5	0
上下楼梯	10	5	0	0

1. Barthel 指数评定

Barthel 指数评定是 1965 年由 Dorothy Barthel 和 Florence Mahoney 制订的评定方法，为临床应用最广的一种 ADL 评定方法，操作简单，可信度和灵敏度高。不仅可以用来评定患者治疗前后的功能状态，也可以预测治疗效果、住院时间和预后。其内容包括进食、洗澡、修饰、穿衣、控制大便、控制小便、上厕所、床椅转移、行走、上下楼梯 10 项内容。

Barthel 指数评分结果：最高分是 100 分，60 分以上者为良，生活基本自理；40～60 分者为中度残疾，有功能障碍，生活需要帮助；20～40 分者为重度残疾，生活依赖明显；20 分以下者为完全残疾，生活完全依赖。Barthel 指数 40 分以上者康复治疗效益最大。

★ 考点提示：Barthel 指数评定

2. 功能独立性评定

功能独立性评定（functional independence measure，FIM）自 20 世纪 80 年代末在美国开始使用以来，逐渐受到重视和研究，目前已在全世界广泛应用。FIM 是近年来提出的更为全面、客观的 ADL 评定方法，不仅包括躯体功能评定，还包括交流、社会认知功能评定，在反映残疾水平或需要帮助的量的方式上比 Barthel 指数评定更详细、精确、敏感，是分析判断康复疗效的一个有力指标。它不但评价由于运动功能损伤而致的 ADL 能力障碍，而且也评价认知功能障碍对日常生活的影响。它已被作为衡量医院医疗管理水平与医疗质量的一个管理指标。FIM 是医疗康复中唯一建立了康复医学统一数据库系统的测量残疾程度的方法。应用范围广，可用于各种疾病或创伤者的日常生活活动能力的评定。

FIM 包括 6 个方面内容，共 18 项，其中运动型 ADL 13 项，认知型 ADL 5 项。评分采用 7 分制，每项最高 7 分，最低 1 分，总分最高 126 分，最低 18 分，得分多少以患者独立程度、对辅助用具或辅助设备的需求程度以及他人给予帮助的量为根据。

根据评定结果，可以分为以下八个等级：126 分，完全独立；108～125 分，基本独立；90～107 分，极轻度依赖；72～89 分，轻度依赖；54～71 分，中度依赖；36～53 分，重度依赖；19～35 分，极重度依赖；18 分以下，完全依赖。

四、日常生活活动能力评定的实施及注意事项

1. 直接观察

ADL 的评定可让患者在实际生活环境中进行，评定人员观察患者完成实际生活中的动作情况，以评定其能力。也可以在 ADL 专项评定中进行，评定活动地点在 ADL 功能评定训练室，在此环境中指令患者完成动作，较其他环境更易取得准确结果，且评定后也可根据患者的功能障碍在此环境中进行训练。

ADL 评定及训练室的设置，必须尽量接近实际生活环境，有卧室、盥洗室、浴室、厕所、厨房及相应的家具（如床、桌、椅、橱、柜等）、餐饮用具（如杯、碗、筷、刀、盘、碟等）、炊具（炉、锅、瓢、勺等）、家用电器及通讯设备（如电话、电视、冰箱、吸尘器等），并合理布局易于患者操作。

2. 间接评定

有些不便完成或不易完成的动作，可以通过询问患者本人或家属的方式取得结果。如患者的大小便控制、个人卫生管理等。

3. 注意事项

评定前应与患者交谈，让其明确评定目的，以取得患者的理解与合作。评定前还必须对患者的基本情况有所了解，如肌力、关节活动范围、平衡能力等，还应考虑到患者生活的社

会环境、反应性、依赖性等。重复进行评定时应尽量在同一条件或环境下进行。在分析评定结果时应考虑有关的影响因素，如患者的生活习惯、文化素养、职业、社会环境、评定时的心理状态和合作程度等。

（赵　新）

第四节　言语评定

一、概述

（一）基本概念

言语（speech）和语言（language）是两个不同的概念，言语是个体利用语言进行表达或交际的活动过程；语言则是指由词汇和语法构成的符号系统。词汇像是建筑材料，语法像是建筑规则。言语和语言二者有区别，又有密切联系。语言只是客观地存在于言语之中，一切语言要素——语音、词汇、语法只体现在人们的言语活动和言语作品之中。

言语除口语外，还包括书面、手势和表情等表达形式。因此，在临床上所遇到的言语-语言功能障碍是指通过口语或书面语言或手势语进行交流出现的缺陷，包括听、说、读、写等缺陷，均是个体的言语活动过程的障碍，在这个意义上，可将所有的交往障碍统称为言语障碍。言语障碍主要包括失语症、构音障碍、听力障碍所致的言语障碍、言语失用症、失读症、失写症。

（二）言语形成的三个阶段

1. 语言感受阶段

口语和其他声音刺激一样，首先是经过听觉系统传入大脑皮质的听觉中枢颞横回。优势半球颞横回对各种听觉信息进行处理，把语言有关的信息重新组合，输入颞上回后部的感觉性语言中枢。

2. 脑内语言阶段

脑内语言阶段主要将语言进行编排，形成文字符号和概念。

3. 语言表达阶段

该阶段将语言信号转变成口语或书面语的形式表达出来，语言运动信息转变成运动冲动，经锥体束至运动神经核团，支配构音器官，同时锥体外系也有纤维支配这些核团影响控制发音肌肉的肌张力和共济运动，以保证声音的音调和音色。

二、类型

1. 失语症

失语症是指正常的获得语言能力后，因某种原因使得语言区域及其相关区域受到损伤而产生的后天性语言功能障碍。失语症患者在所有语言表达形式上包括说、听、读、写和手势表达的能力都减弱。常见失语症类型有运动性失语、感觉性失语、传导性失语、命名性失语、经皮质运动性失语、经皮质感觉性失语、完全性失语等。

2. 构音障碍

构音是把语言中枢组成的词转变成声音的功能。构音障碍是指由于中枢神经系统损害或周围神经系统损害所引起的言语运动控制的障碍（无力、缓慢或不协调）。患者通常听觉理解正常并能正确选择词汇和按语法排列，然而要精确地控制重音、音量和音调则感到困难，表现为发音不准，吐字不清，语调、速度、节奏等异常，以及鼻音过重等言语听觉特性的改变。

> **知识拓展**
>
> 构音障碍
>
> 　　构音障碍属于言语障碍，常见的病因有脑血管疾病、脑炎、脑外伤、急性感染性多发性神经根炎和舌下神经损伤、多发性硬化、运动神经元病等。根据病因可分为器质性构音障碍、功能性构音障碍和运动性功能障碍。
>
> 　　器质性构音障碍是由于发声器官结构异常所致。功能性构音障碍患者构音器官无形态异常和运动功能异常，找不到构音障碍的病因，听力水平正常，仅表现为固定状态的错误构音。运动性构音障碍是由于发声器官神经肌肉病变造成的言语肌瘫痪、肌张力异常和运动不协调等因素所致的言语障碍，分为迟缓型、痉挛型、共济失调型、运动减少型、运动过多型和混合型六类。

3. 听力障碍所致的言语障碍

语言发育过程中，听觉刺激是必不可少的因素。一般来说，儿童 7 岁左右言语发育完成，这时称为获得言语。获得言语之后发生的听觉障碍只需要听力补偿；而获得言语之前，特别是婴幼儿言语尚未形成，如发生中度以上听力障碍将严重影响言语发展，不经听觉言语的康复治疗，获得言语会很困难。

4. 言语失用症

言语失用症是因为中枢运动神经元损伤导致功能完整的言语肌肉系统不能进行随意的、有目的的活动而产生的，也是一种言语运动性疾病。其语音错误包括语音的省略、替代、遗漏、变音、增加和重复，患者大多能意识到自己的发音错误，似乎总在摸索正确的发音位置及顺序。检查时患者有目的地说话不一定正确，自己无意识地说话反而正确，所以不特意加以检查，言语失用症易被忽略。

5. 失读症

失读症是由于大脑损伤导致对书面语言-文字理解能力丧失或受损，伴或不伴朗读障碍。阅读障碍伴有失写，即失读伴有失写；患者保留有书写的能力，即失读不伴有失写，称为纯失读症。

6. 失写症

口语和文字表达在语言发展水平上是不同的。书写是借助于笔和纸实现的手势过程，因此更复杂，更难掌握。听觉、视觉、运动觉、视觉空间功能和运动功能都参与了书写过程。任何坏节的障碍均可影响书写能力。大多数失写症是由于后天获得性脑损伤所致的书写功能受损或丧失。失写症分类较为复杂，现尚无公认的分类方法。汉语失写症分为失语性失写症和非失语性失写障碍。

三、失语症的评定方法

1. 国外常用的失语症评定方法

目前，国外对成人失语症评定的方法有 10 多种，以波士顿失语诊断测验及西方失语成套测验较为常用。

（1）波士顿失语诊断测验（BDAE） 是目前英语国家较为通用的一种检查方法。它包括5个大项和26个分测验。每个大项针对言语行为的一个主要功能侧面。包括：①会话性交谈和阐述性言语以检查综合性的言语交往能力；②听理解是检查语言的听接收功能；③口语表达是检查口语的表达功能；④阅读理解是检查书面语言的接收功能；⑤书写。测验结果按照所属测验的记分排列在言语特征测验图上，该图对失语症分型特别有用。

（2）西方失语成套测验（WAB） 包括BDAE的大部分项目，在失语症商数上有四个口头语言项目（自发言语、理解、复述和命名）。另外有阅读、书写、运用、绘图、拼积木、计算和部分Raven颜色渐进模型测验产生一个行为商数；失语症商数加上行力商数构成认知功能的皮质商数。

2. 我国常用的失语症评定法

（1）汉语失语症检查法（aphasia a battery of Chinese，ABC） 是北京大学医学部神经心理研究室参考西方失语症成套测试结合我国国情编制而成的，已通过标准化的研究，并在我国10多个省市的有关医院推广应用，客观有效，便于交流。现简单介绍如下，共分五大项：①口语表达，包括谈话、复述和命名；②听理解，包括是与否的判断、听辨认和执行口头指令；③阅读，包括视读、听字辨认、朗读词并配画、朗读指令并执行、选词填空；④书写，包括写姓名及地址、抄写、系列书写、听写、看图描述书写等；⑤其他，神经心理学检查包括意识、视空间功能、运用、计算等。

（2）汉语标准失语症检查 此检查是由中国康复研究中心听力语言科以日本的标准失语症检查为基础，同时借鉴国外有影响的失语症评价量表的优点，按照汉语的语言特点和中国人的文化习惯所编制，亦称为中国康复研究中心失语症检查法（CRRCAE）。通过多次的临床试验和检测，确定本检查方法适用于我国不同地区使用汉语的成人失语症患者。此检测内容包括两部分，第一部分通过患者回答各问题了解其言语的一般情况，第二部分由30个分测验组成，分为9个大项目；包括听理解、复述、说、出声读、阅读理解、抄写、描写、听写和计算。为了不让检测的时间过长，身体部位的辨别，空间结构等的高级皮质功能检查没有包括在内，必要时另外进行。大多数的评分采用的是6等级评分标准，在患者的反应时间和提示方法上都有很严格的要求，除此之外，还设定了终止标准。

3. 失语症严重程度评定

目前多采用波士顿失语诊断测验（BDAE）中的失语症严重程度分级来对失语症进行评定，分级标准如下。

0级：缺乏有意义的言语或听理解能力。

1级：言语交流中有不连续的言语表达，但大部分需要听者去推测、询问和猜测；可交流的信息范围有限，听者在言语交流中感到困难。

2级：在听者的帮助下，可能进行熟悉话题的交流，但对陌生话题常常不能表达出自己的思想，使患者与听者都感到进行言语交流有困难。

3级：在仅需少量帮助下或无帮助下，患者可以讨论几乎所有的日常问题，但由于言语或理解力的减弱，使某些谈话出现困难或不大可能进行。

4级：言语流利，但可观察到有理解障碍，思想和言语表达尚无明显限制。

5级：有极少的可分辨得出的言语障碍，患者主观上可能感到有些困难，但听者不一定能明显察觉到。

4. 失语症评定注意事项

① 应在专门的环境中进行评定。

② 选择患者精神状态较好的时间进行评定。

③ 评定时，根据患者的文化水平，选择适当的评定方法。

④ 评定者要有较好的语言水平，发音应较准确。

（杨　帆）

第五节　认知功能评定

一、概述

1. 认知

认知（cognition）是认识和知晓事物过程的总称，属于大脑皮质的高级功能，包括感觉、知觉、识别、记忆、概念形成、思维、推理和表象过程。认知功能是指大脑皮质对外周感受器所输入信息的认识、分析、综合、逻辑和判断并通过传出系统作出反应的能力。

2. 认知功能障碍

认知功能障碍（cognitive impairment）是指因中枢受损而出现的注意障碍、记忆障碍、知觉障碍、交流障碍、推理/判断问题障碍和执行功能障碍等，同时伴有失语、失用、失认或失行功能等改变的病理过程。

二、评定对象

认知功能障碍评定对象包括注意障碍、记忆障碍、知觉障碍和执行功能障碍。

1. 注意障碍

注意（attention）是心理活动或意识对一定对象的指向与集中，是完成各种作业活动的必要条件。脑损伤后出现的注意障碍（inattention）会导致选择功能和保持功能出现异常，表现为觉醒状态低下、迟钝、注意范围缩小或注意涣散、持久性下降，同时还会影响到患者的时间和地点定向能力。

2. 记忆障碍

记忆（memory）是以往事情的重现，是既往感知过的事情在一定条件下在大脑中的重新反映。按时间长短可分为瞬时记忆、短时记忆和长时记忆。记忆的基本过程包括识记、保持、回忆三个环节。临床上记忆障碍有记忆力减退、遗忘、记忆错误。

3. 知觉障碍

知觉（perception）是人脑对直接作用于感觉器官的客观事物的各个部分和属性的整体的反映，是在感觉的基础上产生的，是对感觉信息的整合和解释。通过感觉，我们只知道事物的各种不同属性，通过知觉，我们才对事物有一个完整的映象，从而知道它的意义，知道它是什么。可以把知觉分成视知觉、听知觉、触知觉、空间知觉、时间知觉和运动知觉等。知觉障碍是指在感觉传导系统完整的情况下，大脑皮质联合区特定区域对感觉刺激的解释和整合障碍。临床上常见的主要有躯体构图障碍、空间关系障碍、失认症及失用症。

4. 执行功能障碍

执行功能（executive function）是人类推理、解决和处理问题的能力。脑损伤或脑功能减退后，会导致执行功能障碍，常表现为解决问题能力下降或丧失。

三、评定方法

1. 格拉斯哥昏迷量表

格拉斯哥昏迷量表（GCS）是反映急性脑损伤严重程度的一个可靠指标（表3-17）。

表3-17　格拉斯哥昏迷量表

项目	患者反应	评分
睁眼反应	自动睁眼	4
	听到言语命令时患者睁眼	3
	疼痛时睁眼	2
	疼痛时不睁眼	1
运动反应	能执行简单口令	6
	刺痛时能指出部位	5
	刺痛时肢体能正常回缩	4
	刺痛时患者身体出现异常屈曲(去皮质强直状态)	3
	(上肢屈曲、内收内旋；下肢伸直,内收内旋,踝屈曲)捏痛时患者身体出现异常伸直(去大脑强直)	2
	(上肢伸直、内收内旋；腕指屈曲；下肢同去皮质强直状态)刺痛时患者毫无反应	1
言语反应	能正确回答问话	5
	言语错乱,定向障碍	4
	说话能被理解,但无意义	3
	发出声音,但不能被理解	2
	不发声	1

注：轻型：GCS 13～15分，意识障碍小于20min；中型：GCS 9～12分，意识障碍20min至6h；重型：GCS 3～8分，昏迷大于6h。

2. Rancho Los Amigos 认知功能评定表

Rancho Los Amigos 认知功能评定表是描述脑损伤恢复中行为变化中常用的量表之一，从无反应到有反应分为6个等级（表3-18）。

表3-18　Rancho Los Amigos 认知功能评定表

Ⅰ级：没有反应	患者处于深睡眠,对任何刺激完全无反应
Ⅱ级：一般反应	患者对无特定方式的刺激呈现不协调和无目的反应,与出现的刺激无关
Ⅲ级：局部反应	患者对无特定方式的刺激呈现不协调和无目的反应,与出现的刺激无关,以不协调延迟方式(如闭着眼睛或握着手)执行简单命令
Ⅳ级：烦躁反应	患者处于躁动状态,行为古怪,毫无目的,不能辨别人与物,不能配合治疗,词语常与环境不相干或不恰当,可出现虚构症,无选择性注意,缺乏短期和长期的回忆

Ⅴ级:错乱反应	患者能对简单命令取得相当一致的反应,但随着命令复杂性增加或缺乏外在结构,反应呈现无目的、随机或零碎的;对环境可表现出总体上的注意,但精力涣散,缺乏特殊注意能力,用词常常不恰当并且是闲谈,记忆严重障碍常显示出使用对象不当,可以完成以前常有结构性的学习任务,如借助帮助可完成自理活动,在监护下可完成进食,但不能学习新信息
Ⅵ级:适当反应	患者表现出与目的有关的行为,但要依赖外界的传入与指导,遵从简单的指令,过去的记忆比现在的记忆更深、更详细

3. 执行功能障碍评定

执行功能障碍评定常用的评定方法包括画钟测验和蒙特利尔认知评估量表（MOCA），MOCA是高效快速筛查老年人轻度认知损害的工具。

四、评定注意事项

① 向患者讲解检查的方法和目的，以便取得合作。

② 检查感觉时要左右、近远端进行对比，检查顺序的原则是从感觉缺失区向正常部位逐步移行检查。被检者应闭目，以避免主观或暗示作用。

③ 检查者需耐心细致，必要时可多次重复检查。

④ 综合分析检查结果，对患者作出全面、准确的评定。

（杨　帆）

第六节　心理评定

一、概述

心理评定（psychological assessment）是指通过使用各种心理学的测量方法，如观察法、访谈法、调查法、心理测验对患者在康复过程及康复后的心理行为进行测评，及时掌握患者的心理状态，为康复治疗提供依据。

二、评定的目的

1. 为康复治疗提供依据

心理评定可以了解病痛对患者生理功能和心理功能的影响，明确患者心理改变的性质、程度，以及心理问题可能对生理功能产生影响的状况，为更好地制订和调整康复计划提供重要依据，便于患者早日康复。

2. 对康复效果进行评价预测

在康复过程中，患者的心理和行为会发生改变，这些改变反过来又会影响康复效果。因此，心理评定的结果既可以了解患者的心理改变和以前康复治疗的效果，也可以为制订下一步治疗方案提供依据。

3. 为回归社会做准备

通过心理评定了解患者的潜在能力，对患者回归社会提供指导依据，帮助患者更好地回归家庭、社会。

三、评定分类及方法

（一）心理评定

心理评定的方法有多种，包括个案史法、观察法、调查法、心理测验法等。一般主张多种方法结合会达到更好的效果。

1. 个案史法

个案史法是通过收集患者的家庭史、疾病史、损伤史、个人史以及现在的心理状态等信息，对患者的心理特征作出系统而全面的判断。个案史法的信息多来源于患者及家属的回忆或由评定者查阅有关记录而获得。

2. 观察法

观察法是指通过对研究对象的科学观察和分析，研究其中的心理行为规律的方法。观察法的内容包括仪表、体型、人际交往风格、言谈举止、注意力和各种情景下的应对行为等。

3. 调查法

调查法是一种通过晤谈、访问、座谈或问卷等方式获得资料，并加以分析研究的方法。该方法能够收集患者的家族史、疾病史、受伤史以及现在的心理状态等，以便于对患者的心理特征作出系统的、全面的判断。

4. 心理测验法

心理测验法是指在标准的环境下，对个人行为样本进行客观分析和描述的一类方法，是心理评定中的主要方法。心理测验法的应用范围很广，种类繁多，医学领域中涉及的心理测验法内容主要包括器质和功能性疾病与心理学有关的各方面问题：如智力、人格、神经心理学测验和情绪测验等。

（二）智力测验

智力也称为智能，是一种潜在的、非单一的能力，是知觉、分析和理解信息的复杂混合体。智力与人的生物学遗传因素有关，在发展过程中可受到后天环境及学习因素的影响，与人的生理状况（如生长、发育、成熟、衰老等）关系密切。智力测验主要应用于儿童智力发育的鉴定以及作为脑器质性损害和退行性病变的参考指标。在康复医学中常用于脑卒中、脑外伤、缺氧性脑损害、脑性瘫痪、老年性脑病等脑部疾病的智力评估。常用的智力测验是韦克斯勒智力量表。韦克斯勒智力量表简称韦氏智力量表，由于量表的分类较细，能够较好地反映一个人的智力全貌和各个侧面，是目前使用最广泛的智力测验量表。临床上常用于鉴别患者的脑器质性障碍或功能性障碍。此外，一些分测验（如数字广度、数字符号、木块图等）的成绩会随着衰老而降低，也可作为脑功能退化的参数。

（三）人格测验

人格是指一个人整个的精神面貌，是具有一定倾向性的、稳定的心理特征的总和；同时，人的许多心理特征不是孤立存在的，而是有心理倾向性，如需要、动机、兴趣、信念和世界观等制约下构成稳定的有机整体，是一个人特有的心理品质。人格测验是对人格特征的描述，是测量个体在一定情境下经常表现出来的典型行为和情感反应。目前采用的人格测验方法有很多种，最常用的为问卷法和投射法。问卷法也称为自陈量表，临床常用的有艾森克人格问卷、明尼苏达多相人格问卷等；常用的投射法测验有罗夏墨迹测验和文字联想测验等。

艾森克人格问卷（Eysenck personality questionnaire，EPQ）是国际公认的、也是临床常用的人格测验工具，分为成人和儿童两个版本，分别对成人（16岁以上）和儿童（7~15岁）的人格特征进行测评。问卷包含三个维度四个分量表，共90多个题目。EPQ的四个分量表分别为：①E量表（extroversion-introversion，内外向量表），主要测量人格的外显或内隐倾向；②N量表（neuroticism，神经质量表），测量情绪的稳定性；③P量表（psychoticism，精神质量表），测量潜在的精神特质；④L量表（lie，掩饰量表），也称"测谎"，为效度量表。测量受试者的掩饰或防御倾向。由于EPQ简便易操作，目前在临床、科研等方面应用较广泛。

知识拓展

投射性试验

投射性测验是以Freud的心理分析人格理论为依据。这种理论认为，个体部分潜意识的内驱力受到压抑，在日常生活中不易觉察，却影响着人们的思维和行为。这种潜意识可以在无规则的表达中表露出来。因此，心理学家可根据测试者表达出来的潜意识进行人格分析。

（四）神经心理学测验

神经心理学测验通常包括个别的能力测验（如Kohs积木图案测验、Seguin形板测验、Benton视觉保持测验等）、记忆测验、思维测验和成套的神经心理学测验等。有时还包括成套智力测验。

（五）情绪测验

情绪是指个体对客观事物是否符合自身需要而产生的态度的体验和伴随的心身反应，是个体对事物的好恶倾向，具有心理反应和生理反应的特征。在康复护理中，经常出现的不良情绪是焦虑和抑郁。焦虑是指个体总是感到惊恐、烦恼和紧张，常常不能说清楚原因，即无名的恐惧。抑郁是指个体对客观事物产生的长时间的、以情绪低落为主要特征的情绪反应。在临床上，焦虑常用汉密尔顿焦虑量表及焦虑自评量表进行评定；抑郁常用汉密尔顿抑郁量表及抑郁自评量表进行评定。

1. 汉密尔顿焦虑量表

汉密尔顿焦虑量表（Hamilton anxiety scale，HAMA）是一种医师用焦虑量表。本量表的评定方法简单易行，是最经典的焦虑量表，能够很好地评定治疗效果和比较治疗前后的病情变化。HAMA包括14个项目，即焦虑心境、紧张、害怕、失眠、认知功能、抑郁心境、躯体性焦虑、感觉系统症状、心血管系统症状、呼吸系统症状、胃肠道症状、生殖泌尿系统症状、自主神经系统症状、会谈时行为表现。

2. 焦虑自评量表

焦虑自评量表（self-rating anxiety scale，SAS）由Zung于1971年编制，用于反映个体有无焦虑症状及其严重程度。SAS由20个与焦虑症状有关的条目组成，每个条目有1~4级的评分选择。项目5、9、13、17、19为反向题。适用于有焦虑症状的成人，也可用于流行病学调查。

3. 汉密尔顿抑郁量表

汉密尔顿抑郁量表（Hamilton depression scale，HAMD）是临床上评定抑郁状态时使用最普遍的量表。由于方法简单，标准明确，便于掌握，成为最经典的抑郁评定量表，可用于抑郁症、躁郁症、焦虑症等多种疾病的抑郁症状的评定，尤其适用于抑郁症。HAMD 包括 24 个项目，即抑郁情绪、有罪感、自杀、入睡困难、睡眠不深、早醒、工作和兴趣、迟缓、激越、精神性焦虑、躯体性焦虑、胃肠道症状、全身症状、性症状、疑病、体重减轻、自知力、日夜变化、人格解体或现实解体、偏执症状、强迫症状、能力减退感、绝望感和自卑感。

4. 抑郁自评量表

抑郁自评量表（self-rating depression scale，SDS）由 Zung 于 1965 年编制，包括 20 个条目，每个条目有 1~4 级的评分选择，其中条目 2、5、6、11、12、14、16、17、18、20 为反向题。量表操作方便，容易掌握，能有效地反映抑郁状态的有关症状、变化和严重程度。另外，SDS 的评分不受年龄、性别、经济状况等因素影响，特别适用于综合医院抑郁症患者的筛查、患者情绪状态的评定。

（杨　帆）

第七节　心肺功能评定

心肺功能是人体新陈代谢和运动耐力的基础，泛指由氧运输系统通过肺呼吸和心脏活动推动血液循环向机体输送氧气和营养物质，从而满足各种人体生命活动物质与能量代谢需要的生理学过程，与人的体质健康和竞技运动能力有着极为密切的关系。进行心肺功能评定可以了解患者的心肺功能状况，是制订康复方案、评价康复效果、判定预后的重要指标。

一、心功能评定

常用的心功能评定方法包括对体力活动的主观感觉分级（如心功能分级、自觉用力程度分级）、心脏负荷试验（如心电运动试验、超声心动运动试验、6min 步行试验）、心脏超声等。在进行评定时应注意结合患者相关病史、症状、体征以及辅助检查。在此，仅就康复医学常用的评定项目进行简要介绍。

1. 心功能分级

据美国医学会《永久病损评定指南》1990 年修订三版的资料，心功能分四级，见表 3-19。虽然该方法主要根据患者自身症状来分级，易受主观因素影响，导致结果存在一定偏差，但由于该分级方法简便易行，安全有效，被广泛应用。

表 3-19　心功能分级

级别	特　点
Ⅰ	患者有心脏病，但体力活动不受限，一般体力活动并不引起疲劳、心悸、呼吸困难和心绞痛等症状
Ⅱ	患者有心脏病，但体力活动轻度受限。患者休息时或进行轻体力活动时舒适，但在进行超过一般的体力活动时，出现疲劳、心悸、呼吸困难和心绞痛
Ⅲ	患者有心脏病，且体力活动明显受限。患者休息时舒适，但一般的体力活动即导致疲劳、心悸、呼吸困难和心绞痛

级别	特　点
Ⅳ	患者有心脏病,不能舒适地进行任何体力活动甚至休息时也有心排血量不足、肺充血、全身淤血或心绞痛症状,若采取任何体力活动,则不适加剧

2. 心电运动试验

（1）定义　心电运动试验是让受试者在心电监护下进行负荷递增的运动，直至达到预定的运动终点或出现停止试验的指征，并根据受试者出现的异常反应（心电图、呼吸、血压、心率、气体代谢、临床症状与体征等），来判断心、肺、骨骼肌等的储备功能和机体对运动的实际耐受能力。

（2）分类　按运动量或终止试验的标准可分为极量运动试验、次极量运动试验、症状限制运动试验和低水平运动试验。按试验的目的分诊断性运动试验和治疗性运动试验。按所用设备分为活动平板试验、踏车试验和台阶试验。

（3）适应证与禁忌证　①适应证：患者病情稳定，神志清楚，无肢体运动功能障碍，无精神障碍及智能障碍，能够主动配合该项试验；②禁忌证：未控制的心力衰竭、严重的左心功能障碍、严重的心律失常、不稳定型心绞痛、急性心包炎、心肌炎、心内膜炎、严重而未控制的高血压［高于 210/110mmHg（28/14.7kPa）］、急性肺动脉栓塞、急性全身性感染等。

（4）运动试验方案　根据受试者的个体情况及试验目的的不同，选择不同的方案。运动试验的起始负荷应低于受试者的最大承受能力，方案难易适度，每级运动负荷一般持续 2～3min，试验总时间在 8～12min 为宜。根据运动负荷量的递增方式（变速变斜率、恒速变斜率、恒斜率变速等）不同设计了不同的试验方案，如 Bruce 方案、Naughton 方案、Balke 方案等。临床广泛应用活动平板改良 Bruce 方案，见表 3-20。

表 3-20　活动平板改良 Bruce 方案

分级	坡度/%	速度/（km/h）	时间/min	心功能容量/MET
0	0	2.7	3	2.0
1/2	5	2.7	3	3.5
1	10	2.7	3	5.0
2	12	4.0	3	7
3	14	5.5	3	10
4	16	6.6	3	13
5	18	8.0	3	16
6	20	8.9	3	19
7	22	9.7	3	22

（5）试验方法　①试验开始前：测基础心率和血压，并检查 12 导联心电图和 3 通道监测导联心电图。②试验过程中：在试验中应密切观察和详细记录心率、血压、心电图及受试者的各种症状和体征。每级运动结束前 30s 测量并记录血压，试验过程中除用心电示波器连续监测心电图变化外，每级运动结束前 15s 记录心电图。如受试者状态良好，未出现终止试验指征，在被试者同意继续增加运动强度的前提下，将负荷加大至下一级，直至到达运动终点。③试验终止后：达到预定的运动终点或出现停止试验的指征时，应逐渐降低运动平板的速度，被试者继续行走。异常情况常常会发生在运动终止后的恢复过程中。因此，终止运动后，要于坐位或卧位描记即刻（30s 以内）、2min、4min、6min 的心电图并同时测量血压。以后每 5min 测定一次，直至各项指标接近试验前的水平或患者的症状或其他严重异常表现消失为止。

（6）运动试验的终点 极量运动试验的终点为达到生理极限或预计最大心率；亚极量运动试验的终点为达到亚极量心率；症状限制运动试验的终点为出现停止试验的指征；低水平运动试验的终点为达到特定的靶心率、血压和运动强度。

（7）停止试验的指征 ①疼痛、头痛、眩晕、晕厥、呼吸困难、乏力等；②血压明显异常；③出现心律失常，如室性期前收缩的频率增加及室上性心动过速；④心律传导阻滞；⑤心电监护显示异常。

知识拓展

在生理情况下，由于运动时肌肉组织的需氧量增加，为满足这部分增加的需求，心率相应加快，心排血量增高，冠状动脉血流量增加，而心脏做功增加必然伴有心肌耗氧量的增加。当冠状动脉存在一定程度的狭窄（非重度狭窄）时，患者在静息状态下可以不发生心肌缺血，但当运动负荷增加伴随心肌耗氧量增加时，冠状动脉血流量不能满足相应需求，因而引起心肌缺氧、缺血，心电监护上可出现异常改变。

（8）注意事项 ①受试者试验前应禁食 3h，12h 内需避免剧烈体力活动等；试验前最好停用可能影响试验结果的药物，但应注意 β 受体阻滞药骤停后的反弹现象；②12 导联心电图的肢体导联均移至胸部，并避开肌肉和关节活动部位，以减少运动时的干扰、避免伪差；③放置电极前，应用乙醇擦拭局部皮肤以减少皮肤和电极界面之间的电阻，改善信噪比；④试验室应配备除颤器和必要的抢救药品，以便出现严重问题时能给予及时的处理。

二、呼吸功能评定

呼吸的生理功能是进行气体交换，从外环境中摄取氧，并排出二氧化碳。肺循环和肺泡之间的气体交换称为外呼吸，其包括肺与外环境之间进行气体交换的通气功能和肺泡内的气体与肺毛细血管之间进行气体交换的换气功能。体循环和组织细胞之间的气体交换称为内呼吸。细胞代谢所需的氧和所产生的二氧化碳靠心脏的驱动、经血管由血液携带在体循环毛细血管和肺循环毛细血管之间运输。呼吸功能检查对临床康复具有重要的价值。评定方法如下。

（一）呼吸功能的主观症状评定

在对患者进行肺功能评定之前，先根据患者出现气短的程度对呼吸功能作出初步评定。

0 级：日常生活活动能力和正常人一样。

1 级：一般劳动较正常人容易出现气短。

2 级：登楼、上坡时出现气短。

3 级：慢走 100m 以内即感气短。

4 级：讲话、穿衣等轻微动作便感到气短。

5 级：安静时就有气短，不能平卧。

（二）肺功能测定

1. 肺容积的测定

肺容积是指安静状态下，测定一次呼吸所出现的容积变化，其组成包括八项，其中潮气量、补吸气量、补呼气量和残气量称为基本肺容积；深吸气量、功能残气量、肺活量和肺总量称为基础肺活量。除残气量和肺总量需先测定功能残气量后求得外，其余指标可用肺量计直接测定。

（1）基本肺容积　潮气量、补吸气量、补呼气量和残气量是肺的 4 种基本容积，它们互不重叠，全部相加等于肺的最大容量。如图 3-1 所示。①潮气量（TV）：是指平静呼吸时每次吸入或呼出的气体量，正常成年人为 400～500ml。②补吸气量（IRV）：是指平静吸气末再尽力吸气所能吸入的气体量，正常成年人为 1500～2000ml。③补呼气量（ERV）：是指平静呼气末再尽力呼气所能呼出的气体量，正常成年人为 900～1200ml。④残气量（RV）：是指最大呼气末尚存留于肺中而不能呼出的气体量，只能用间接方法测定，正常成年人为 1000～1500ml。支气管哮喘和肺气肿患者残气量增加。

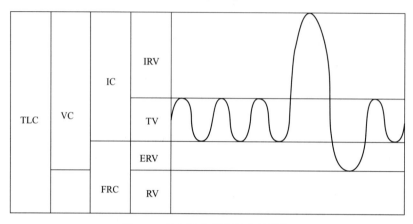

图 3-1　基本肺容积和肺容量图解

TLC—肺总量；VC—肺活量；IC—深吸气量；FRC—功能残气量；IRV—补吸气量；

TV—潮气量；ERV—补呼气量；RV—残气量

（2）基础肺活量　①深吸气量（IC）是指从平静呼气末最大吸气时所能吸入的气体量，正常成年人男性为 2600ml，女性为 1900ml，是潮气量和补吸气量之和，占肺活量的 75%。是衡量最大通气潜力的重要指标。②功能残气量（FRC）：是指平静呼气末尚存留于肺内的气体量，是残气量和补呼气量之和，正常成年人约为 2500ml。临床中检测方法是让患者在 5000ml 纯氧中呼吸 7min，根据氧吸收情况计算而得。③肺活量（VC）：是指最大吸气后从肺内所能呼出的最大气体量，是潮气量、补吸气量和补呼气量之和，正常成年男性约为 3500ml，女性为 2500ml。肺活量是反映通气功能的基本指标。肺活量占预计值百分比＞80% 者为正常，60%～79% 为轻度降低，40%～59% 为中度降低，＜40% 为重度降低。④肺总量（TLC）：是指肺所能容纳的最大容量，是肺活量和残气量之和，正常成年男性约为 5000ml，女性约为 3500ml。

2. 通气功能的测定

通气功能是指在单位时间内随呼吸运动进出肺的气体量和流速，又称动态肺容积。凡能影响呼吸频率和呼吸幅度的生理、病理因素，均可影响通气量。常用检测指标有每分通气量、最大通气量、肺泡通气量及用力肺活量。

三、有氧运动能力测定

气体代谢是生命活动的基础，集中反映循环、呼吸、运动、内分泌等多系统功能状态。气体代谢测定是通过呼吸气分析，推算体内气体代谢情况的一种检测方法，是评价机体肺换气功能的重要手段，因为无创、可反复、动态观察，在康复医学功能评定中应用价值较大。具体评定方法如下。

（一）常用检测指标

1. 摄氧量

摄氧量（oxygen uptake，VO_2）又称耗氧量，是指单位时间内机体所摄取并消耗的氧量，是反映机体能量消耗和运动强度的指标，也可以反映机体摄取、利用氧的能力，安静状态下为 200～300ml/min。

2. 最大摄氧量

最大摄氧量（maximal oxygen uptake，VO_{2max}）又称最大耗氧量，是指运动强度达到极限时机体所摄取并消耗的最大氧量，是反映心肺功能状况的较好生理指标。正常人最大摄氧量取决于心输出量和动静脉氧分压差，即 VO_{2max} = 心输出量×（动脉氧分压－静脉氧分压）。正常成年男子为 3.0～3.5L/min 或 50～55ml/(kg·min)，女子较男子略低，为 2.0～2.5L/min 或 40～45ml/(kg·min)。

3. 代谢当量

代谢当量（metabolic equivalent，MET）是指机体运动时代谢率相对安静时代谢率的倍数，即指单位时间内单位体重的耗氧量。健康成年人安静状态下耗氧量为 3.5ml/(kg·min)，将此定为 1MET，根据活动时的耗氧量/(kg·min) 可推算出其相应的 MET 值。尽管不同个体在从事相同的活动时其实际的耗氧量可能不同，但不同的人在从事相同的活动时其 MET 值基本相等，故 MET 值可用于表示运动强度，是康复医学中重要的评定指标，有着广泛的临床意义。

（二）MET 值的临床应用与意义

1. 判断心功能及相应的活动水平

在有氧运动范围内，机体所能完成的最大运动时的 MET 值称心功能容量（functional capacity，FC），所以心功能容量的单位常以 MET 值来表示。代谢当量是量化心力衰竭患者的心功能分级标准，见表 3-21。

表 3-21　代谢当量量化心力衰竭患者的心功能分级标准

心功能分级	代谢当量/MET
I	≥7
II	5～7
III	2～5
IV	<2

2. 判断体力活动能力和预后

代谢当量判断体力活动能力和预后见表 3-22。

表 3-22　代谢当量判断体力活动能力和预后

最高代谢当量/MET	体力活动能力和预后
<5	65 岁以下的人预后不良
5	日常生活受限，相当于急性心肌梗死恢复期
10	正常健康水平
13	即使运动试验异常，预后仍然良好
18	有氧运动员水平
22	高水平运动员

3. 制订运动处方

首先确定每周的能耗总量及运动训练次数或天数，将每周总量分解为每天总量，再确定运动强度，查表选择适当的活动方式，并将全天总的代谢当量分解到各项活动中去，组成运动处方。

4. 指导日常生活活动与职业活动

日常生活活动与职业活动的 MET（美国的标准）见表 3-23。

表 3-23　日常生活活动与职业活动的 MET（美国的标准）

最高代谢当量/MET	日常生活活动与职业活动
≥7	可参加重体力劳动
≥5	可参加中体力劳动
3～4	可参加轻体力劳动
2～3	可参加坐位工作,不能跑、跪、爬,站立或行走时间不能超过工作时间的 10%

（杨　帆）

第八节　神经电生理检查

神经电生理检查是康复医学中一项客观的评定方法，临床上多用于神经肌肉疾病功能障碍的评定，主要包括肌电图、神经传导速度和诱发电位，属于记录式电诊断。特别是在定性、定位、定量方面的分析，也为患者的预后提供了依据。

一、肌电图

肌电图（electromyography，EMG）是指将针电极插入肌肉后，观察其电位变化的电生理检查。主要检查的是下运动单位的电生理状态。由于这是一项有创检查，应做好检查前的沟通和交流，消除患者的恐惧心理，并告知其注意事项，如检查前避免空腹，检查后当日不做物理治疗等。

（一）检查方法

1. 肌电图的基本参数

（1）时限　是从电位偏离基线起到恢复至基线的整个时间，一般为几毫秒至数十毫秒。是最有诊断价值的指标。不同年龄、不同肌肉的时限数值差异较大。

（2）波幅　是亚运动单位肌纤维兴奋时动作电位幅度的总和，通常测定其峰-峰值，单位为 mV 或 μV。波幅的大小受电极的类型、电极位置等因素影响，与年龄有密切关系。肌肉平均波幅的大小对诊断有一定参考价值。

（3）波形与相数　位相测定是以电位从离开基线再回到基线的次数来计算的，峰指每次电位转向幅度超过 20μV 为一峰，不论其是否过零线。正常运动单位电位通常为单相、双相、三相波，共占 80% 左右，五相以上称为多相电位，正常肌肉多相电位多在 5%～10%。多相电位与多峰电位意义相同，均表示运动单位的时间分散。

2. 肌电图检查的方法

要根据患者肌肉受累的情况有选择地进行检查，检查可分为以下三个步骤。

（1）肌肉静息状态时检查　令患者放松，此时应无电位产生，显示器上为一直线，插入针电极后可观察。

① 插入电位（插入针电极时引起的电位变化）：观察其振幅、时限，有无继发性影响（如纤颤电位、正相电位等）。

② 静息电位：观察肌肉在不收缩时是否有异常自发电活动，电极要插入肌肉的不同方向，每个方向可分三种不同深度进针，以更详细地观察受检肌肉的全貌。

（2）轻收缩状态时检查　令患者轻微收缩所要检查的肌肉，此时主要测定运动单位电位的时限、波幅、波形，通常每块肌肉测定 20 个电位，这就要求经常变换电极的位置。

（3）大力收缩状态时检查　令患者大力收缩所要检查的肌肉，以观察运动单位电位的数量、波幅及持续放电能力。

（二）临床意义

1. 诊断鉴别神经肌肉系统疾病

肌电图可以判定神经系统是否损伤，神经肌肉接头有无病变，区分肌肉无力是来源于神经源性异常还是肌源性异常。

2. 作为临床康复评定的指标

出现纤颤电位，提示神经早期的损害；神经损伤后，运动单位电位的恢复早于临床恢复 3～6 个月，提示治疗有效。

3. 多导记录的表面肌电图在康复医学中的作用

能够了解步行训练中各个肌肉的启动和持续时间是否正常；各肌肉的运动是否协调；肌肉的兴奋程度是否足够；治疗的肌肉是否有进步等。

> **知识拓展**
>
> 有出血倾向及易反复感染者不宜做肌电图检查。肌电图检测后 6h，有可能导致血清磷酸肌酸激酶增高，48h 恢复正常，故血清激酶检测最好在肌电图检查之前进行。肌电图仪应放于空气干燥、温度适宜（15～25℃）、无干扰的房间，以达到最佳检查效果。

二、神经传导速度

神经传导速度（nerve conduction velocity，NCV）测定用于评定周围神经的传导功能，可分为感觉神经传导速度测定和运动神经功能传导速度测定。电极有针电极和表面电极两种，针电极有创但定位准确，表面电极使用方便、无痛、患者易于接受。

（一）测定方法

1. 感觉神经传导速度测定

感觉神经传导速度（sensory nerve conduction velocity，SNCV）测定不涉及神经肌肉接头和肌肉，只需在神经的某一点给予刺激，而在另一点进行记录即可。由于神经在受刺激后兴奋可同时向两端传播，因此可做顺向测定也可做逆向测定。

（1）电极放置　顺向测定时将刺激电极置于感觉神经的远端，记录电极置于神经干的近端。逆向测定时将刺激电极置于手指或脚趾的末端，记录电极置于神经干的远端。参考电极置于神经干的近端，地线固定于刺激电极和记录电极之间。

（2）测定方法　目前多采用顺向法，患者取舒适、放松体位，坐位或卧位均可，暴露受检部位，将环形电极套在手指或脚趾末端，阴极应放在阳极的近体侧，两环间距 20mm，用超强刺激在神经干记录波形，测定潜伏期和动作电位，刺激电极与记录电极之间的距离除以潜伏期即为受检神经的传导速度。

感觉神经传导速度（m/s）＝刺激与记录点间的距离（mm）/诱发电位的潜伏时间（ms）

2. 运动神经传导速度测定

运动神经传导速度（motor nerve conduction velocity，MNCV）测定是通过在运动神经干给予刺激，在其支配的相应肌肉上记录而进行的。在运动神经，冲动的传导需经过神经肌肉接头和肌纤维才能到达记录电极，所以需要在神经干的两个点进行刺激，获得两个潜伏期。

（1）电极放置　①记录电极：包括一个主电极和一个参考电极，采用肌腹-肌腱法，即主电极置于受检肌肉的肌腹上，参考电极置于该肌肉远端的肌腱上。一般使用表面电极。②刺激电极：置于支配受检肌肉的神经干体表，分为正负两极，两者相隔2～3cm，正极置于神经近端远离记录电极，负极置于神经远端靠近记录电极。一般使用表面电极，检查深部神经时也可使用针电极。③接地电极：置于记录电极与刺激电极之间，一般使用表面电极，也可用金属片代替。

（2）测定方法　患者取舒适、放松体位，坐位或卧位均可，暴露受检部位，安置地线，记录电极放在所测定神经支配的肌肉上，准确选择刺激电极的位置，然后给予超强电刺激，可得到正负两相的肌肉动作电位和两个潜伏期，测量刺激电极距离并除以两个潜伏期的差值，即可得出两个刺激点间的这一段运动神经的传导速度。

运动神经传导速度（m/s）＝两刺激点间距离（mm）/该段神经传导时间（ms）

（二）临床意义

1. 诊断鉴别某些神经病变

可推测病变是由脱髓鞘所致还是轴索变性所致，脱髓鞘时神经传导速度明显减慢。

2. 定位神经嵌压伤部位

这类损伤多以局部髓鞘病变为主，近端传导可完全正常，而远端常存在传导异常。

3. 确定神经损伤的程度、指导治疗和判断预后

当神经传导检查提示神经损伤为完全性时，则需考虑手术探查和修复，且提示预后较差。

三、诱发电位

诱发电位（evoke potential，EP）指中枢神经系统在感受内在或外部刺激过程中产生的生物电活动。诱发电位分为外源性的与感觉或运动功能有关的刺激相关诱发电位和内源性的与认知功能有关的事件相关电位。外源性刺激相关诱发电位包括体感诱发电位、听觉诱发电位、视觉诱发电位、嗅觉诱发电位、味觉诱发电位和运动诱发电位。内源性事件相关电位包括N1、N2、P3（P300）、P4。一般认为内源性事件相关电位与注意、识别、期待、比较、判断、记忆和决断等较高级认知功能有关。临床中以体感诱发电位、脑干听觉诱发电位和视觉诱发电位较为常用。

（一）测定方法

体感诱发电位（somatosensory evoke potential，SEP）指给予皮肤或末梢神经以刺激，神经冲动沿传入神经传至脊髓感觉通路、丘脑至大脑皮质区，在刺激的对侧头皮上记录到的大脑皮质电位活动。上肢主要以刺激正中神经为标准，下肢以刺激胫神经为标准。刺激正中神经时电极置于腕部，刺激胫神经时电极置于内踝后2～3cm。刺激采用脉冲电流或电压刺激，刺激强度以拇指或小指肌收缩为宜。体感诱发电位在一定程度上反映了特异性躯体感觉传入通路、脑干网状结构及大脑皮质的机能状态。

脑干听觉诱发电位（brain stem auditory evoke potential，BAEP）指给声刺激后从颅顶头皮记录的电位，多采用短声刺激，强度75～85dB，或声阀加60dB，对耳白噪声掩蔽，刺激频率10～15Hz，参考电极为耳坠，地线接肢体。主要依据波形、波幅波绝对潜伏期、峰间潜伏期为检测指标。

视觉诱发电位（visual evoked potential，VEP）指视网膜给予视觉刺激时在大脑各区主要是枕叶和颞叶后部记录到的由视觉通路传导并产生的诱发电位。记录电极置于双枕O1、O2位置，采用单眼全视野或半视野刺激。通过特定的棋盘翻转模式分别刺激左右眼在视觉皮层记录诱发电位P100。依据潜伏期和波幅分析通路损害水平，对损害程度、治疗效果及预后做出客观评估。视觉诱发电位是一种检测视神经亚临床损害的敏感手段，在神经科和眼科临床部分疾病的诊断及鉴别中具有得天独厚的优势。

（二）临床意义

1. 作为诊断手段

可以诊断相应神经通路及其中枢部位的功能是否正常，确定病变部位。也可大致分辨出是以髓鞘病变为主还是以轴索病变为主的神经功能障碍，前者主要表现为传导时间延长，而后者主要表现为振幅下降。

2. 作为判断预后的依据

昏迷而有脑干听觉诱发电位消失者表示脑干损害，预后不良。

3. 作为疗效评定的手段

诱发电位的指标是定量的，且相对比较恒定，尤其是潜伏期它与病理和临床的轻重程度相平行，因此可以作为临床用药、康复治疗效果评定的比较可靠的定量指标。

4. 作为监测的手段

在手术治疗和临床用药中经常测定相应的诱发电位。诱发电位有轻度改变时立即停止或改变手术和药物治疗，以免造成不可逆的损害。

（杨　帆）

思考题

一、名词解释

1. 残损
2. 残疾
3. 残障
4. 日常生活活动能力

二、简答题

1. 《国际功能、残疾和健康分类》（ICF）的特点是什么？
2. 残疾预防的内容是什么？目前提倡的早期康复属于残疾预防中的哪级预防？
3. 简述Lovett肌力分级标准。
4. 简述肌张力的临床分级。
5. 简述日常生活活动能力的评定方法。
6. 简述日常生活活动能力的分类。

三、病例分析

患者，男，70岁，高血压及糖尿病病史数十年，常年吃药治疗。从3年前开始间断出现左侧肢体麻木，偶有双眼黑矇现象，说话费力，头晕，发作次数也随之增加。医生诊断为腔隙性脑梗死。两年前，患者左侧肢体不能活动，头晕，眼花，意识不清。造影显示双侧颈动脉狭窄右侧90%，左侧70%，左侧斑块明显存在溃疡灶，医生诊断为脑梗死。患者左侧肢体轻度偏瘫，生活质量明显下降，需要长期照顾。

请问：

（1）目前患者可能存在哪些运动功能障碍？

（2）针对患者的情况如何进行平衡与协调能力的评定？

第四章

康复护理技术

○○○
○○○
○○○

【学习目标】

1. 掌握康复护理专业技术的常用方法；运动疗法的概念及包括的技术种类；物理因子疗法的护理要点；作业治疗的概念；言语障碍的康复护理措施；心理治疗的方法；康复工程的定义；中医康复治疗与护理的临床应用。

2. 熟悉康复护理专业技术的相关定义、适应证、禁忌证、目的及注意事项，各种技术的护理要点；物理因子疗法的适应证和禁忌证；作业治疗的分类及作用；言语治疗的康复护理目标与原则；心理护理的方法；假肢及矫形器在康复护理中的应用；中医康复护理在生活起居、饮食、情志等方面的护理原则。

3. 了解物理因子疗法的作用原理；作业治疗的训练内容及注意事项；心理护理的原则；轮椅、助行器的选择；中医康复护理的基本特点及原则。

案例导入

患者，男性，急性脑梗死后，左侧肢体偏瘫 10 余天。左侧肢体肌力 0 级，右上肢肌力 3 级，右侧下肢肌力 2 级，不能进行自主翻身和体位移动。

思考问题：

作为一名护士，应如何对该患者实施良肢位的摆放？

第一节　康复护理专业技术

康复护理专业技术是指专门应用于患者的康复护理中的操作技术，包括体位的摆放、体位排痰训练技术、心理护理技术、吞咽训练技术、皮肤护理技术、肠道护理技术、膀胱护理技术、放松训练技术等。随着康复护理学的发展，康复护理技术的内涵也在不断地发展和扩大。本节将对临床上较为常用的康复护理专科技术进行介绍。

一、体位的摆放

（一）概述

1. 定义

体位（body position）是指人体所处的某种姿势或某种位置。在临床上，为了预防或减轻痉挛和畸形的出现，根据患者疾病的特点设计一种为满足护理、治疗或者康复需要的治疗性姿势或身体所摆放的位置。

（1）良肢位　指躯体、四肢的良好体位，可预防和减轻痉挛姿势的出现、保护肩关节、早期诱发分离运动，具有防畸形、减轻症状、使躯干和肢体保持在功能状态的作用。

（2）功能位　指当肌肉、关节功能尚未恢复时，必须使肢体处于发挥最佳功能活动的体位。

（3）烧伤患者的抗挛缩体位　指烧伤患者应该保持的与烧伤部位软组织收缩方向相反的体位，这种体位有助于预防挛缩。

2. 目的

正确的体位摆放可以使躯干和肢体保持在功能状态位置，从而预防畸形或减轻畸形、促进身体功能的恢复，减少身体损伤，预防肢体挛缩，预防并发症的发生。

（二）常用体位摆放方法

1. 脑损伤偏瘫患者抗痉挛体位摆放

（1）仰卧位　头部垫软枕，患侧肩胛和上肢下垫一长枕，上臂旋后，肘与腕均伸直，掌心向上，手指伸展位，整个上肢平放于枕上；患侧髋下、臀部、大腿外侧放软枕，防止下肢外展、外旋，膝下稍微垫起，保持伸展微屈。此体位尽量避免，一方面容易引起压疮；另一方面容易受紧张性颈反射的影响，激发异常反射活动，强化患者上肢的屈曲痉挛和下肢的伸肌痉挛。

（2）健侧卧位　健侧在下，患侧在上，头部垫软枕，患侧上肢伸展位，使患者肩胛骨向前向外伸，前臂旋前，手指伸展，掌心向下；患侧下肢取轻度屈曲位，放于长枕上，患侧踝关节不能内翻悬在枕头边缘，防止足内翻下垂。

（3）患侧卧位　患侧在下，健侧在上，头部垫枕，患臂外展前伸旋后，患肩向前拉出，以避免受压和后缩，肘伸展，掌心向上；患侧下肢轻度屈曲位放在床上，健腿屈髋屈膝向前放于长枕上，健侧上肢放松，放在胸前的枕上或躯干上。患侧卧位是最重要的体位，是偏瘫患者的首选体位，可有效控制患侧肢体的痉挛。

> **知识拓展**
>
> **原始反射对体位的影响**
>
> 脑损伤患者患侧卧位和健侧卧位为常采用的体位，仰卧位为过度体位。由于脑损伤患者高位中枢的抑制作用减弱，脊髓和中脑水平的原始反射过度释放，常出现紧张性颈反射和紧张性迷路反射。紧张性颈反射：颈前屈时，上肢屈肌和下肢伸肌占优势；颈后伸时上肢伸肌和下肢屈肌占优势，故脑损伤患者应采取颈后伸位，不宜发生颈屈位。紧张性迷路反射：仰卧位时上下肢伸肌占优势，俯卧位时上下肢屈肌占优势。

2. 脊髓损伤患者抗痉挛体位摆放

（1）仰卧位　头部垫软枕，将头两侧固定，肩胛下垫软枕，使肩上抬前挺，肘关节伸直，前臂旋后，腕背伸，手指微曲，髋、膝、踝下垫软枕，足部中立位。

（2）侧卧位　头部垫软枕，上侧的上肢保持伸展位，下肢屈曲位，将下侧的肩关节拉出，以避免受压和后缩，臂前伸，前臂旋后，肢体下均垫长枕，背后用长枕靠住，以保持侧卧位。

3. 烧伤患者的抗挛缩体位摆放

在烧伤急性期，正确的体位摆放可减轻水肿，维持关节活动度，防止挛缩和畸形，使受损伤的功能获得代偿。烧伤患者常常感觉不适，多采取长期屈曲和内收的舒适体位，很容易导致肢体挛缩畸形。抗挛缩体位原则上取伸展和外展位，但烧伤部位不同，体位摆放也有所差异，也可使用矫形器协助。烧伤患者身体各部位抗挛缩体位见表4-1。

表 4-1　烧伤患者的抗挛缩体位

烧伤部位	可能出现的畸形	抗挛缩体位
头面部	眼睑外翻，小口畸形	戴面具，使用开口器
颈前部	屈曲挛缩	去枕，颈部轻度外展
肩	上提、后撤、内收、内旋	肩关节外展 90°～100°并外旋
肘	屈曲并前臂旋前	肘关节处于伸展位
手背部	MP 过伸，PIP 和 DIP 屈曲，拇指 IP 屈曲并内收，掌弓扁平（鹰爪）	腕关节背伸 20°～30°，MP90°，PIP 和 DIP 均为 0°，拇指外展及对展位
手掌部	PIP 和 DIP 屈曲，拇指 IP 屈曲并内收	MP、PIP 和 DIP 均为 0°，拇指外展，腕背伸 20°～30°
脊柱	脊柱侧凸，脊柱后凸	脊柱伸展位
髋	屈曲，内收	髋关节中立伸展位；如大腿内侧烧伤，则髋外展 15°～30°
膝	屈曲	膝关节伸直位
踝	足趾屈并内翻	踝关节背屈 90°，防止跟腱挛缩

注：MP—掌指关节；PIP—近端指间关节；DIP—远端指间关节；IP—指间关节。

★ 考点提示：常用的体位摆放方法

二、体位排痰训练技术

（一）概述

1. 定义

排痰技术又称为气道分泌物去除技术（secretion removal techniques），具有促进呼吸道分泌物排出，保持呼吸道通畅，改善患者的通气功能，增加肺活量，防止或减轻肺部感染，改善患者肺功能的作用。

体位排痰训练是指对分泌物的重力引流。将患者的身体置于不同的位置，利用重力的作用使肺内分泌物引流至大气管，再配合正确的呼吸和咳嗽，将痰液排出。

2. 目的

保持呼吸道通畅，促进排痰，预防感染；改善患者的通气功能，提高通气/血流比值，使患者的肺功能得到改善。

3. 适应证

①慢性气道阻塞、发生急性呼吸道感染及急性肺脓肿而痰量多且黏稠并位于气管末端者；②身体虚弱（尤其老年患者）、高度疲乏、麻痹或术后不能咳出肺内分泌物者；③长期不能清除肺内分泌物，如支气管扩张症、囊性纤维化等。

4. 禁忌证

①疼痛明显、认知障碍或不合作者；②内外科急、重症患者，如心肌梗死、心功能不全、肺水肿、肺栓塞、急性胸部外伤、出血性疾病等。

（二）具体操作方法

（1）心理护理 操作开始前，首先向患者解释此方法的目的和意义，缓解患者的情绪，取得其配合，令患者全身放松，自然呼吸。

（2）准备用物 准备枕头、毛巾和听诊器等用物。

（3）确定痰液潴留的部位 采用触诊、叩诊、听诊器听诊等方法判断患者肺部痰液的位置。

（4）选择体位排痰时间 引流时间应安排在早晨清醒后进行，因为夜间支气管纤毛运动减弱，气道分泌物易于在睡眠时潴留。

（5）确定引流体位 根据所判断痰液潴留的部位将患者置于正确的引流姿势，并尽可能让患者舒适放松，随时观察患者面色及表情。使病变部位位于高处，以利于痰液从高处向低处引流。

（6）若患者可以忍受，维持引流体位30min左右，不要超过45min，避免患者疲劳。

（7）体位排痰期间应配合饮温水、雾化吸入等，使痰液稀释，利于排出。

（8）体位排痰过程中，有效咳嗽及局部的叩击可以增加疗效。

（9）即使引流时没有咳出分泌物，训练一段时间后可能会咳出一些分泌物。

（10）评估与记录 评估在引流过的肺叶（段）上听诊呼吸音的改变；痰液潴留的部位，痰液排出的颜色、性质、数量和气味，患者对引流的忍受程度，血压、心率情况，呼吸模式，胸壁扩张的对称性等。

（11）注意事项 体位排痰期间应配合饮水、支气管湿化、化痰、雾化吸入、胸部的扩张练习、呼吸控制等措施增加疗效；体位排痰应安排在早晨清醒后，不允许在饭后立即进行，应在饭后1～2h或饭前1h进行头低位引流，防止食管反流、恶心和呕吐。引流过程中需注意生命体征的变化。

★ 考点提示：体位引流的方法

（三）辅助排痰技术

1. 叩击排痰法

叩击排痰法是通过叩击背部，促进附着在气管、支气管、肺内的分泌物松动，以利于痰液的排出。康复护士双手五指并拢，掌心空虚，呈杯状，以腕关节的力量，于患者呼气时在肺段相应的特定胸壁部位进行有节律的快速叩击，频率100～120次/分，每次10～15min，叩击时指导患者深吸气，然后用力咳嗽；咳嗽时嘱患者身体略向前倾，腹肌用力收缩，在深吸气后屏气3～5s再咳嗽，重复数次。

叩击不应引起患者的疼痛或不适，叩击力量适中，对敏感皮肤应防止直接刺激，避开患者的乳房、心脏、骨突出部位（如脊柱、肩胛骨、胸骨）及衣服拉链等。

2. 振动排痰法

操作者两只手重叠放于患者胸廓并与皮肤直接接触压紧，在患者呼气时施以快速、细微的颤性振动，每次30～60s，每个部位振动5～7次。目前临床可使用振动排痰仪，帮助患者进行振动排痰。

3. 气雾剂吸入方法

适用于分泌物浓稠者。可用超声雾化器产生的微粒，大的沉着于喉及上呼吸道，小的沉着于远端呼吸性支气管肺泡。气雾剂有黏液溶解剂、支气管扩张剂，也可用抗生素类，使水分充分到达气道并减少痰的黏滞性，使痰易于咳出。进行雾化吸入后，鼓励患者咳嗽，并立即进行体位排痰训练，排痰效果更好。

三、心理护理技术

（一）概述

1. 定义

心理护理是指在康复护理过程中，护士运用心理学的理论和技术，以良好的人际关系为基础，通过各种方式或途径，积极地影响和改变患者的不良心理状态和行为，以解决患者的心理健康问题，促进患者的康复。

2. 心理护理的原则

（1）首先营造良好的沟通环境　融洽和谐的沟通环境是进行心理护理的基础。

（2）身心治疗相结合　在康复护理中，各种疾病的心理因素和躯干因素可以互为因果和互相影响，因此在心理护理的同时应综合药物、运动等其他治疗方法，积极处理和改善躯体症状；同时充分发挥心理护理的积极作用，增强治疗的效果。

（3）自主性原则　使患者认识到自我护理是一种为了自己的生存、健康所进行的活动，是一种心理健康的表现，应自觉地在医护人员的指导下参与自身的康复护理过程。

（二）护理方法

1. 环境要求

在病房和床位选择上，针对患者的不同疾病特点、性格特点和心理特点进行安排。将积极、开朗、乐观的患者与消极、抑郁、悲观的患者安排在同一病房，使他们互相感染，用一方积极的情绪去感染和改变另一方，从而激发患者的积极心理状态。

2. 心理护理

实施心理护理技术时，护士要热情对待患者，对患者的痛苦和悲伤给予高度同情，给予他们关心和尊重。治疗过程主要包括倾听、解释、指导和支持等。

（1）倾听　护士要善于倾听患者的诉说。一方面可了解患者的痛苦和症结所在；另一方面，在倾听过程中，使患者体会到护士在严肃认真地关心他们的病情，有助于患者建立战胜疾病的勇气和信心，也使护士和患者之间建立充分信任的关系。

（2）解释　护士在了解患者心理问题的原因后，应对问题作出透彻的分析，并向患者作出适当解释，提出解决问题的办法和给予真诚的劝告，以便于患者清楚领悟。

（3）指导　调动患者自身内在的积极性，共同对存在的问题进行分析，让患者认清楚问题的实质，逐渐领悟出解决问题的有效方法，并树立解决问题的信心。

（4）支持　大多数患者的恢复是一个漫长的过程，护士应有耐心，多关心患者及其家属，和他们一起制订康复护理计划，让其积极参与进来，进而让患者感受到医护人员的支持和鼓励，促使积极投入到康复治疗和护理中。

四、吞咽训练技术

（一）概述

1. 定义

吞咽障碍是指由于下颌、双唇、舌、软腭、咽喉、食管括约肌或食管的结构和（或）功能受损，不能安全有效地把食物正常送到胃内的过程。吞咽训练是针对有吞咽障碍的患者，在吞咽功能评价的基础上，根据患者的个性特征，制订科学、合理、连续的训练计划，最终达到安全、充分、独立摄取足够的水分及营养的目的。

2. 目的

吞咽训练的主要目的是改善摄食和吞咽的功能；降低患者营养不良的概率，有利于其他功能障碍和机体的恢复；促进患者早日拔除鼻饲管、食管造瘘、胃或空肠造瘘等；增加用口进食的能力和安全性，预防因误吸导致的肺部感染。

3. 吞咽训练的原则

（1）综合评估　根据患者的具体情况，确定其吞咽障碍程度和类型。

（2）个体化　针对不同患者，制订不同的吞咽训练的方法。

（3）循序渐进　根据患者功能障碍的情况进行治疗和训练，并逐步增加进食量。

（4）治疗和训练相结合　在训练的基础上，通过合理的刺激，促进吞咽障碍的功能恢复。

知识拓展

吞咽运动的生理过程及分期

吞咽是指口、咽部参与咀嚼、吞咽的肌肉，在神经支配下协调完成的生理过程，同时也是安全的消化活动。正常的吞咽过程是将食物从口腔经咽、食管以快速、协调的模式传送至胃。吞咽过程分为 4 期：口腔预备期、口腔推动期、咽期、食管期。各期相互联系共同组成了一个完整动作。

（二）训练方法

在康复护理的过程中，吞咽训练方法主要应用于脑卒中、颅脑外伤、帕金森病等神经系统疾病导致的神经源性吞咽障碍患者。吞咽训练包括基础训练（间接训练）和摄食训练（直接训练）。

1. 基础训练

（1）口腔器官运动功能训练　口腔器官功能运动训练是加强唇、下颌、舌运动及声带闭合运动控制，强化肌群的协调及力量训练，提高吞咽的生理功能。

① 口腔周围肌肉运动功能控制训练：该训练主要包括面部、下颌、腮部及唇部的肌肉运动训练。指导患者进行鼓腮、闭口、张口、微笑等表情及动作的训练，改善面颊部肌肉的紧张性，通过患者的主动训练促进其收缩功能的恢复，尤其要注意咀嚼肌的肌力、肌张力以及下颌的功能训练。

② 舌训练：舌训练是基础训练中重要的组成部分，对吞咽功能的恢复起到至关重要的作用，包括三个内容。a. 舌部主动运动训练：让患者进行舌前伸、后缩、唇齿间卷动转圈、侧伸、弹舌等主动运动，通过以上训练提高舌运动的灵活性；b. 舌部被动运动训练：操作者用纱布包住患者的舌尖，用手牵拉舌头向各方向运动，有助于增强舌的肌力，降低舌部肌张力；c. 舌部抗阻力训练：指导患者将舌抵住颊后部，操作者用手指指向某部位，嘱患者用舌顶推，以帮助患者增强舌肌的力量。

（2）冷刺激　当患者吞咽反射减弱或消失时，可用冰冻的棉签轻轻置于患者口内的软腭、腭弓、舌根、咽喉壁，摩擦 4～5 次，可提高软腭和咽喉壁的敏感度，诱发和强化吞咽反射。

（3）呼吸训练和有效咳嗽训练　患者早期进行呼吸训练和有效咳嗽训练是功能恢复的重要环节。指导患者采用腹式呼吸、缩唇呼吸训练，同时做屏气发声训练。患者坐在椅子上，双手支撑椅面做推压运动，屏气后突然松手，声门大开，呼气发声。以上训练可强化软腭肌力，有助于去除咽部的残留食物。训练患者进行有效咳嗽，通过强化有效咳嗽训练，促进喉部闭锁的效果，提高呼吸系统的反应性，达到排出分泌物、预防误吸的目的。

2. 摄食训练

在基础训练后，逐渐进入摄食训练。

（1）训练前心理准备　做好患者及家属的心理护理，是训练成功的基本保障。训练前，与患者及家属进行充分沟通，取得其配合，并向其解释训练的具体过程、方法和注意事项，消除患者紧张情绪，增强他们康复的信心，帮助患者积极主动地配合训练。

（2）进食体位　根据患者的具体情况，选择安全、合适的进食体位，以免发生误吸等危险。① 半坐卧位：在患者不能坐起，病情允许的情况下，可取仰卧位，将床头摇起，使患者躯干与床面处于 30°～60°半坐卧位，头部前屈，用枕头垫起偏瘫侧头肩部，喂食者位于患者的健侧。此体位食物不易从口中漏出，并利于将食物运送到咽部，减少了误吸及食物反流的危险。当确定食物安全吞咽后，可逐步提高角度。② 坐位：若病情允许，可采取坐位进食。进食时，让患者全身放松，躯干应前倾约 20°，头部略向前倾，使舌骨肌张力增高，喉上抬，食物可顺利进入食管，不仅可以防止误吸，同时更易诱发吞咽反射。

（3）食物选择　根据患者饮食特点及吞咽障碍程度，选择患者喜爱的营养丰富且易消化的食物。易于吞咽食物的特征包括：①密度均匀；②适当黏性而不易松散；③易变形，以利于通过口腔和咽部；④不易在黏膜上残留；⑤以偏凉食物为宜，因为冷刺激能有效强化吞咽反射。在进食时，可将食物调成糊状，使食物易于形成食团，利于吞咽。

（4）喂食方法　掌握一口量，即每次最适于吞咽的入口量。正常成人约 20ml，对患者先以 3～4ml 开始，以后酌情增加至 1 汤勺为宜。护士用小而薄的勺子从患者的健侧喂食，尽量把食物放在舌根部。成人每次进食量不宜超过 300ml。进食后 30min 内不宜进行翻身、叩背、吸痰等操作（抢救等特殊情况下除外），并采取半坐卧位或坐位，尽量减少刺激，以防反流、误吸的发生。

（5）进食速度　指导患者及家属掌握合适的速度进食、咀嚼和吞咽，不仅能保证有效地进食，还可避免误吸等并发症。当患者出现吞咽疲劳时，应及时停止进食，适当休息，防止过度疲劳而导致误吸概率的增加。

（6）改变吞咽姿势　①空吞咽与吞咽食物交替进行：在一次吞咽食团后，再做几次空吞咽，使口腔中无残留食物后再进食。也可在摄食吞咽后再给患者饮少量水（1～2ml），诱发吞咽反射，去除食物残留，防止误吸的发生。②侧方吞咽：咽部两侧的梨状隐窝是最容易残留食物的地方，当头部向健侧倾斜时，使食团因重力作用移向健侧，患者头部向患侧倾斜时，使患侧梨状隐窝变浅，挤出残留食物。适用于一侧舌肌及吞咽麻痹的患者。③点头样吞咽：会厌处是另一个容易残留食物的部位，当颈部后屈时，会厌谷变窄小，残留食物可被挤出，颈部尽量前屈，形似点头，同时做空吞咽动作，这样既可以保护气道，又减少了食物残留。适用于舌根部后推运动不足，会厌谷残留食物的患者。

（7）注意事项　①创造一个良好的进食环境，减少各种外部因素的干扰；②开始训练时时间不宜过长，防止患者急躁和疲劳，以后视情况逐渐延长时间；③指导家属掌握吞咽训练的方法、喂食的方法、食物的选择以及并发症的监测等；④不宜进行吞咽训练的疾病包括运动神经元性疾病、中度及重度痴呆症、严重智力障碍、脑外伤后有严重行为异常者；⑤除积极地治疗原发疾病外，还应提倡综合训练，包括指导排痰，上肢进食功能训练，食物、餐具的选择，口腔卫生的保持等。

★ 考点提示：吞咽训练方法

五、皮肤护理技术

（一）概述

皮肤是身体最大的器官，是机体重要的防御屏障，具有感觉、调节温度、触觉、合成维生素 D 等功能。皮肤损害将直接影响到疾病康复的过程，并引起复杂的愈合反应。该部分将详细介绍压疮的有关知识及护理技术。

1. 定义

压疮是指局部皮肤长时间受压或受摩擦力与剪切力作用后，受力部位出现血液循环障碍而引起局部皮肤和皮下组织缺血、坏死。多见于脊髓损伤、颅脑损伤、年老体弱等长期卧床者，好发部位有骶尾部、足跟、股骨大转子、后枕部、坐骨结节等骨性隆起表面的皮肤；也可发生于身体软组织受压的任何部位，包括来自夹板、矫形器的压迫等。若长期不愈合可引起局部脓肿、脓毒血症、骨髓炎等，严重影响患者受损功能的改善，甚至危及生命。

2. 压疮的影响因素

（1）垂直压力　作用于皮肤是导致压疮发生的重要因素。如果 9.3kPa 的压力持续 2h 就可能引起不可逆的细胞变化。

（2）内在因素　营养不良、运动障碍、感觉障碍、年龄、体重、体温、血管病变、脱水等。

（3）外在因素　压力、剪切力和摩擦力、潮湿等。

（4）诱发因素　坐、卧的姿势，移动患者的技术，大小便失禁等。

3. 压疮的分期（根据最新标准分期）

Ⅰ期——淤血红润期：有不消退红斑出现，但皮肤完整。

Ⅱ期——炎性浸润期：部分皮肤破损，累及表皮或真皮层，局部可见水疱、浅的凹陷或擦伤。

Ⅲ期——浅表溃疡期：皮肤受损达到筋膜层，并有皮下组织坏死，但骨头、肌腱、肌肉看不见腐肉。

Ⅳ期——坏死溃疡期：全层肌肉受损深达肌层、骨骼，并有大量受累组织坏死。

Ⅴ期——难以分期：指全层伤口，失去全层皮肤组织，溃疡的底部黑痂或痂皮覆盖无法确定其深度，只有黑痂或痂皮充分去除，暴露出创面底部，才能确定真正的深度和分期。

Ⅵ期——可疑深部组织损伤：组织损伤可疑深度指皮下软组织受到压力和剪切力的损害，局部皮肤完整，但可出现颜色改变，如紫色或褐色或导致充血性与周围组织比较，这些受损的软组织可能有疼痛、硬块、腐烂松软、较冷、较热，受损部位需要清创后才能准确分期。

（二）压疮的预防

压疮的预防包括环境和设施的管理、预防措施及健康教育等。

1. 环境和设施的管理

①保持环境安静、清洁、通风；②床单应保持整洁，当床单沾湿，便应该马上更换，床单要扯平，避免起皱；③可使用辅助器具减轻皮肤的压力，如轮椅坐垫、减压床垫等。

2. 预防措施

①认真了解容易导致压疮发生的潜在危险因素，如患者的精神状态，大小便控制能力、营养状况以及皮肤的情况等；②对压疮高危患者制订康复护理计划，如使用啫喱垫、波浪床等防压疮装置，每2h内翻身、检查皮肤1次；③失禁患者要局部使用预防性的药膏保护皮肤，如氧化锌等；④协助患者进行体位转移时，避免拖拉患者而产生摩擦；⑤改善患者的营养状况，给予患者高蛋白、高碳水化合物及富含微量元素、维生素的食物，超重者要制订减肥计划。

3. 健康教育

①对患者及家属做好健康教育，让他们认识到压疮的危害及预防压疮的重要性；②指导患者定时检查自身的皮肤情况，例如每日睡前或晨起时全面检查皮肤，如发现皮肤压红或破损应立即处理；③睡前及使用轮椅前，检查床单、椅面有无异物，及时将异物清扫干净；④患者处于坐位时，髋关节、膝关节及脚跟应保持直角，使体重平均分布到两边臀部，截瘫患者坐轮椅时，应每隔30min抬起臀部减压；⑤患者的贴身衣物应质地柔软合体，无褶皱；⑥保持皮肤的卫生，定时洗澡，使用温和的沐浴用品，但要避免过度搓洗皮肤；⑦鼓励患者尽量增加活动，以促进血液循环，减少血管栓塞的机会。

（三）压疮的康复护理

压疮发生后，应积极地治疗原发疾病，加强营养，加强局部的治疗和护理。

1. 全身治疗

（1）加强营养　患者营养缺乏不利于压疮的愈合。在组织水平上，持续压力是导致皮肤破损重要的局部因素；而在细胞水平上，由于营养物质的运输和废物的排泄障碍而不能维持代谢，导致细胞分解；同时含有蛋白质、维生素和矿物质的液体通过压疮创面持续丢失。因此，对压疮的患者，除了保证基本营养需要外，还要额外补充蛋白质、维生素和矿物质。

（2）贫血的治疗　压疮患者食欲差，从压疮处丢失血清和电解质、感染以及虚弱等因素，使患者容易贫血。血红蛋白低可引起低氧血症，导致组织内氧含量下降。

（3）抗生素治疗　如出现全身感染情况，或压疮局部有蜂窝织炎才给予抗生素治疗。

2. 局部治疗

（1）创面换药　换药或更换敷料是治疗压疮最基本的措施。创面的愈合要求适当的温度、湿度、氧分压及pH等。局部不用或少用外用药，重要的是保持创面清洁。可用生理盐水在一定压力下冲洗以清洁创面，促进健康组织生长且不会引起创面损害。每次清洗创面时要更换敷料，并清除掉创口表面物质（如异物、局部残留的药物、残留的敷料、创面渗出物和代谢物）。如有坏死组织，则易发生感染且阻碍创面愈合，可用剪除、化学腐蚀或纤溶酶溶解等方法来清除坏死组织，但应避免损伤正常肉芽组织影响上皮组织生长或引起感染扩散。换药次数可根据创面渗出物的多少改变，保持创面清洁。较理想的敷料应能保护创面与机体相适应，并能提供理想的水合作用，尽管在潮湿环境中创口愈合更快，但过多渗出物能浸泡周围组织，因而应该从创面上吸收渗出物。

（2）控制感染　引起感染的细菌种类较多，其中铜绿假单胞菌常见且难控制，多数细菌对常用抗生素耐药。控制感染的主要方法就是加强局部换药，创口引流好；可用带抗感染性质的敷料加强换药。同时，根据全身症状和细菌培养结果考虑使用敏感抗生素控制感染。

3. 创口的物理治疗

紫外线可有效地杀灭细菌及促进上皮再生，促进压疮创口愈合，但紫外线不应用于极易受损的皮肤或创口周围组织严重水肿的患者。治疗性超声波可通过增强炎性反应期，从而更早进行增生期来加速创口的愈合。3MHz超声波用于治疗表浅创口，1MHz用于组织修复的电刺激通过刺激内源性生物电系统，促进电活动，改善经皮氧分压，增加钙吸收和腺苷三磷酸、蛋白质合成及其杀菌作用，刺激慢性创伤愈合。可应用低强度直流电、高压脉冲直流和单相脉冲电流进行电刺激。电刺激可用于常规治疗无效的Ⅲ期和Ⅳ期压疮以及难治性压疮。需要注意的是，使用物理治疗时慎用外用药，以免与药物发生化学反应损害正常组织。

4. 手术治疗

Ⅲ期以上压疮通过非手术治疗虽能治愈，但耗时较长。所以对长期非手术治疗不愈合、创面肉芽老化、边缘有瘢痕组织形成、合并有骨关节感染或深部窦道形成者，应采取手术治疗。创口的早期闭合可减少液体和营养物质的流失，改善患者的全身健康状况，并使其早日活动及重返社会。

5. 心理康复护理

压疮发生后对患者带来不必要的痛苦，长时间的压疮治疗也会浪费许多医疗资源，因此，应给患者一定的心理安慰和鼓励，让他们能有效地参与或独立地采取预防压疮的措施，避免压疮发生。

六、肠道护理技术

（一）概述

1. 定义

神经源性直肠是支配肠道的神经组织失支配或由神经因子诱发的或神经调控障碍导致的功能障碍。主要表现为便秘、大便失禁或大便排空困难。

2. 肠道解剖和生理

（1）神经支配　支配胃肠道的神经有内源性和外源性两大系统。①内源性神经系统：即肠源神经系统，感受胃肠道内化学、机械和温度等刺激；运动神经元支配胃肠道平滑肌、腺体和血管，还有大量的中间神经元相互联系。②外源性神经系统：包括交感神经和副交感神经。交感神经兴奋后引起胃肠道运动减弱；副交感神经来自迷走神经和盆神经，其兴奋后常引起胃肠道运动增强。脊髓损伤后，升结肠受累最常见，升结肠的运动减弱使得卧位时升结肠和横结肠的粪便更难以克服重力向降结肠推进。骶部副交感神经损伤可引起排便障碍。

（2）与排便有关的正常生理活动　当肠道的蠕动将粪便推入直肠时，刺激直肠壁内的感受器，上传至大脑皮质，引起便意和排便反射。这时，通过盆神经的传出冲动，使降结肠、乙状结肠和直肠的平滑肌收缩，肛门内括约肌舒张，粪便排至肛管。与此同时，阴部神经的冲动减少，肛门外括约肌也舒张，使粪便排出体外。此外，腹肌和膈肌也发生收缩，腹内压增加，促进粪便的排出。

（3）胃肠道功能的调控　胃肠道的调节系统是激素、神经和肠腔影响相结合的复杂、协调的系统，可控制分泌、吸收和运动的大部分功能。

3. 神经源性直肠的病因及发病机制

（1）上运动神经元病变导致的肠道功能障碍（upper motor neurogenic bowel，UMNB）

任何圆锥以上的中枢神经都可能引起上运动神经元病变导致的肠道功能障碍。皮质和下丘脑病变通畅影响皮质和脑桥排便中枢的相互联系，产生无抑制型排便。

（2）下运动神经元病变导致的肠道功能障碍（lower motor neurogenic bowel，LMNB）多发性神经病、圆锥或马尾病变、盆腔手术、阴道分娩等均可能损伤支配肛门括约肌的躯体神经，也可影响交感神经和副交感神经。圆锥或马尾病变时排便反射弧被破坏，排便反射消失，出现排便困难，导致大便失禁、便秘和排空困难混合交替出现。

4. 目的

肠道功能训练的主要目的是使多数患者能利用重力和自然排便的机制独立完成排便，减少或消除因排便失禁给患者身心带来的痛苦，帮助患者建立排便规律，预防因便秘、腹泻、排便失禁导致的并发症，提高患者的生活质量。

（二）常用方法

肠道功能训练的常用方法是在充分、全面评估患者的基础上，根据患者的具体病情、年龄、身体状况、功能障碍程度来制订个体化的肠道功能训练计划。

1. 排便失禁的训练

排便失禁是指患者的排便中枢被破坏，导致患者无法依靠正常的肠蠕动实现主动排便。康复训练的目标是减少排便失禁的次数，保持成形粪便，培养患者养成规律排便的习惯。

（1）饮食调理　应避免粗糙食物的摄入，减少调味品的使用，可选择清淡食物，注意规律饮食，禁烟、忌酒等。

（2）帮助患者建立排便反射　观察患者排便前的反应，每2～3h给患者使用一次便器，以帮助建立排便反射。

（3）盆底肌收缩训练　指导患者取站、坐或卧位，试做排便动作，先慢慢收缩盆底肌肉，再缓缓地放松，每次10s，连续10次，每次训练时间在20～30min，每天5～10次。应根据患者的具体情况安排训练次数与时间，以患者不觉疲劳为宜。

（4）刺激肛门收缩　可采取物理治疗对肛门括约肌进行低频电刺激，来提高肛门括约肌的功能；还可采用手指按压弹拨刺激法，提高肛门括约肌功能，通过有意识地缩肛、提肛及抬臀等训练肛门括约肌功能，必要时可通过干净棉条堵塞肛门后，再定时取出来促进排便功能的恢复。

2. 便秘的训练

便秘是指粪便在肠腔内停留时间长，导致粪便干燥坚硬，排便规律消失，频率减少。便秘是反射性直肠患者的主要表现，其训练的目标是养成规律的排便习惯，减少由于便秘导致的并发症，如肛裂、痔等。

（1）饮食调整　充分介绍饮食的种类、数量与排便的关系，指导患者多食水果、蔬菜、粗粮等高膳食纤维的食物，养成饮水习惯，每天饮水量在2000ml左右。

（2）手法按摩腹部　可进行腹部顺时针按摩。指导患者屈膝，放松腹部，护士或照顾者用手掌自右向左沿患者的腹部（升结肠、横结肠、降结肠、乙状结肠），即自右下腹、右上腹、左上腹、左下腹做顺时针环状按摩，每天2～3次，每次10min左右，促进肠道蠕动，从而加速粪便的排出。

（3）手指刺激　肛门括约肌痉挛者可做手指刺激。患者取左侧卧位，操作者的示指和中指戴手套，涂润滑油，缓缓插入肛门，用指腹沿直肠壁顺时针转动360°，每次手指刺激可持续15～20s，直到肠壁放松、排气、有粪便排出。如发现患者肛门处有粪块阻塞，可先用手指挖便法将直肠的粪块挖清，再进行手指刺激。手指刺激可诱发肠道反射，促进粪团的排出。

（4）肠道功能训练　包括盆底肌训练、腹肌训练、模拟排便训练等。

① 盆底肌训练：患者取仰卧位或坐位，双膝屈曲稍分开，轻抬臀部，缩肛提肛，维持10s，连续10次，每天练习3次，促进盆底肌功能恢复。

② 腹肌训练：腹肌训练的常用方法有仰卧直腿抬高训练、仰卧起坐等。通过腹肌的训练，提高排便时的腹压，增强腹肌收缩能力，有助于粪便排出。

③ 模拟排便训练：选择适宜的排便环境，根据患者以往的排便习惯安排排便时间，并指导患者选取适宜的排便姿势，最好采取蹲位或坐位，嘱患者深吸气，往下腹用力，模拟排便。每天定时进行模拟排便训练，有助于养成定时排便的好习惯。

（5）药物治疗

① 膨化剂：欧车前。

② 大便软化剂：多库酯钠，软化大便，可洗涤肠道的大便。

③ 高渗性泻药：磷酸盐、番泻叶，有片剂、栓剂，可刺激肠道蠕动。

④ 结肠兴奋剂：比沙可啶可刺激感觉神经末梢产生副交感反射，增加结肠的蠕动。甘油栓剂一定程度上可激发患者胃肠道残余的感觉，塞入直肠，达直肠壁，15～60min后起作用。

七、膀胱护理技术

（一）概述

1. 定义

神经源性膀胱是指由神经系统损伤或疾病导致神经功能异常后，引起膀胱储存和排空尿液的功能障碍。膀胱和尿道括约肌主要有两个功能：①储存尿液；②有规律地排出尿液。储尿和排尿活动在中枢神经和周围神经的控制下由膀胱逼尿肌和周围神经功能异常时，使膀胱不能随意储存和排泄尿液，从而发生尿潴留、尿失禁，并可引起泌尿系统感染、肾功能不全和其他全身并发症。

2. 神经源性膀胱的病因

正常的尿液排泄本质上是一种脊髓反射，受中枢神经系统包括大脑皮质、脑桥和脊髓的调控，协调膀胱和尿道的功能。膀胱和尿道由3组周围神经支配，分别来自自主神经系统和躯干神经系统。当相关神经受损后，机体就会出现储尿、排尿的异常。

（1）中枢神经疾病　脑血管疾病、脑肿瘤、脑外伤等。

（2）脊髓损伤　外伤、脊髓肿瘤、多发性硬化、腰椎板切除术等。

（3）骶髓损伤　骶髓肿瘤、椎间盘突出、骨盆挤压伤等。

（4）周围神经病变　糖尿病、艾滋病、带状疱疹、马尾神经损伤、自主神经病变、盆腔广泛性手术后、吉兰-巴雷综合征、生殖肛门区的严重疱疹、恶性贫血和神经梅毒等。

（5）盆腔手术　直肠癌、子宫癌根治术，盆腔淋巴结清除等。

3. 目的

膀胱训练的目的是预防泌尿系统并发症的发生；改善和恢复患者的膀胱功能；降低膀胱内压力，减少残余尿量；提高患者的生活质量；促进患者回归家庭与社会。

（二）常用方法

根据神经源性膀胱的类型制订适合患者的个体化膀胱功能训练计划。尿潴留患者应尽早实施间歇性导尿，减少膀胱内残余尿量，促进膀胱功能的恢复和预防并发症的出现；尿失禁患者应尽量减少逼尿肌的不自主收缩，减小膀胱内压力，预防对上尿路的损伤。

1. 留置导尿

当患者的膀胱逼尿肌无收缩能力，导致排尿功能丧失时，表现为尿潴留。为防止膀胱过度膨胀，可暂时留置尿管，以保护膀胱功能。但留置尿管如超过 7 天，则泌尿系统感染等并发症迅速增加，应尽早拔出尿管间歇性导尿来训练膀胱的功能。留置尿管适用于顽固性尿失禁患者、处于脊髓休克期的脊髓损伤者、继发于尿失禁的漏尿所导致的会阴部皮肤损伤患者。

2. 间歇性导尿

间歇性导尿指不将导尿管留置在膀胱内，仅在需要时插入膀胱，排空后即拔除的技术。该技术可使膀胱间歇性收缩与扩张，保持膀胱容量和收缩功能，促进膀胱功能恢复，形成排尿反射，被国际尿控协会推荐为治疗神经源性膀胱功能障碍的首选方法。间歇性导尿分为间歇性无菌导尿和间歇性清洁导尿。

（1）间歇性导尿时机和频率 间歇性导尿在患者病情基本稳定、无须大量输液、饮水规律、无尿路感染及压疮等并发症的情况下开始。脊髓损伤患者在过度脊髓休克期即可实施。间歇性导尿间隔时间取决于残余尿量：当残余尿量超过 200ml，每天间歇性导尿 4 次；超过 150ml，每天 3 次；超过 100ml，每天 2 次；100ml 以下时，每天 1 次；80ml 以下可停止间歇性导尿。

★ 考点提示：间歇性导尿的时机和频率

（2）饮水计划 由于患者的饮水量或进食量会直接影响其排尿的次数及容量，甚至影响膀胱和肾功能等，所以正确的饮水计划至关重要。

① 膀胱训练期间饮水量应控制在 1500～2000ml，于 6：00～20：00 平均分配饮水量，每次不超过 400ml，入睡前 3h 尽量避免饮水。饮水计划见表 4-2。

表 4-2　饮水计划

时间	饮水量/ml	每隔 4～6h 放尿
6：00 整		放尿
早餐	400	
10：00 整	200	
午餐前		放尿
午餐	400	
15：00 整	200	
晚餐前		放尿
晚餐	400	
晚餐后	100	
睡前		放尿

② 在限水的同时应特别注意患者有无脱水或意识不清等情况，脱水会使尿液浓缩，加重对膀胱黏膜的刺激，导致尿频或尿急等症状。

③ 交代患者尽量避免饮用茶、咖啡等利尿性饮料，尽量避免摄入酸辣等刺激性食物等。

④ 患者口服抑制膀胱痉挛的药物时会有口干的不良反应，交代患者不要因此而大量饮水，只需间断少量饮水，湿润口腔即可。

⑤ 进食或饮水后，及时准确地记录水分量，每天的进出量须保持平衡，如未能达到目标，需根据情况做出适当的调整。

（3）注意事项

① 间歇性导尿期间应指导患者严格遵守饮水计划。

② 指导患者如遇到下列情况应及时报告医护人员：发热，小便有血、混浊、有异味，下腹或背部疼痛，尿管插入时感到异常疼痛或遇到阻力难以插入等。

③ 指导患者学会记录、观察自排尿液和导出尿液的性状。

④ 当插入尿管有困难或遇到阻力，应稍候约 5min，让膀胱括约肌松弛，然后再尝试，若情况没有改善，应前往医院就诊。

⑤ 理想情况下，导尿的尿量应控制在 400ml 以下。

知识拓展

留置导尿与间歇性清洁导尿

长期留置导尿管逆行感染的发生率高，导管置入时间越长，感染的发生率越高，留置导管超过 1 周，泌尿系感染率可高达 90%，且反复感染，而与置入的次数无关。导管置入尿道时间长，细菌在稳定的环境中繁殖造成膀胱壁慢性炎症，结节小梁形成，造成更多的沉积物和结石。

间歇性清洁导尿膀胱定时膨胀、排空，缓解膀胱过度充盈和降低膀胱内压力，膀胱壁的血运得到恢复，抗感染能力明显提高。间歇性清洁导尿残余尿量少，膀胱逼尿肌、内外括约肌协调。另外，间歇性清洁导尿患者可在家庭自行完成，可增强患者的自尊，降低医疗费用，提高生活质量。

---

3. 膀胱功能训练

膀胱功能训练包括盆底肌训练、尿意习惯训练、代偿性排尿训练、反射性排尿训练等。

（1）盆底肌训练　嘱患者在不收缩下肢、腹部及臀部肌肉的情况下自主收缩提高肛门，维持 10s，连续 10 次，每天 3 次。这种训练方法可以减少漏尿的发生。

（2）尿意习惯训练　训练在特定时间内进行，如晨起、睡前或餐前 30min，鼓励患者如厕排尿。白天每 3h 排尿 1 次，夜间排尿 2 次，可结合患者具体情况进行调整。这种训练同样可以减少尿失禁的发生，并能逐渐帮助患者建立良好的排尿习惯。

（3）代偿性排尿训练　①Crede 按压法：用拳头放置于患者脐下 3cm 处深按压，并向耻骨方向滚动，动作缓慢柔和，同时嘱患者增加腹压帮助排尿；②Valsalva 屏气法：患者取坐位，身体前倾，屏气呼吸，增加腹压，向下用力做排便动作帮助排出尿液。

代偿性排尿训练会增加膀胱内压，不适合用于膀胱逼尿肌反射亢进、逼尿肌括约肌失协调、膀胱出口梗阻、膀胱-输尿管反流、尿道异常患者；患有颅内压高、心律失常或心功能不全等患者也不适合进行代偿性排尿训练。

（4）反射性排尿训练　在导尿前半小时，通过寻找刺激点，如轻轻叩击耻骨上区或大腿上 1/3 内侧，牵拉阴毛、挤压阴蒂（茎）或用手刺激肛门诱发膀胱反射性收缩，产生排尿。反射性排尿应用范围有限，仅适用于一些特殊病例。

4. 电刺激

电刺激已经是膀胱功能训练技术中的重要手段。护士可在治疗师协助下为患者进行电刺激。目前常用的电刺激有盆底肌电刺激、骶神经电刺激等。

八、放松训练技术

（一）概述

1. 定义

放松训练是指身体和精神由紧张状态转向松弛状态的过程，是一种通过各种固定的训练程序，使患者学会生理上和躯体上放松的一组行为治疗方法。放松训练使患者处于放松、休息的状态。放松训练可以在任何体位上进行。

放松训练的基本种类包括呼吸放松训练法、肌肉放松训练法、想象放松训练法三种。而具体放松训练的形式多种多样，有渐进性放松训练、印度的瑜伽术、日本的禅宗以及中国的气功等。一般认为，不论何种放松训练技术，只要产生松弛反应，都必须包含四种成分：安静的环境；被动、舒适的姿势；心情平静，肌肉放松；精神内守（一般通过重复默念一种声音、用一个词或一个短句来实现）。

2. 目的

放松训练的目的是使肌肉放松，整个机体活动水平降低，达到心理上的松弛，从而使机体保持内环境的平衡和稳定。

（二）常用方法

1. 腹式呼吸放松训练法

腹式呼吸放松训练法是把注意力集中在腹部，并用腹部呼吸，使胸腔和肺部充入更多的氧气，利用肺的容量，获得比正常浅呼吸多 7 倍的氧气量，从而使个体保持心情平静，达到缓解紧张、恐惧、焦虑等负性情绪的目的。

① 取坐姿、站姿或卧姿，尽量选择让自己感到舒适的体位。

② 将注意力集中于腹部，把一只手置于腹部上方，缓慢地通过鼻腔深吸一口气，吸气过程尽量持续 5s。

③ 深吸气过程中，尽量扩充腹部，感受腹部的扩张。

④ 屏住呼吸，停留 5s。

⑤ 缓慢地通过鼻腔呼气，呼气过程尽量持续 5s，并感觉呼气时腹部慢慢收缩。

⑥ 重复以上过程 7 次。

2. 渐进性肌肉放松训练法

渐进性肌肉放松训练法是训练个体能随意放松全身肌肉，以达到随意控制全身肌肉的紧张程度，保持心情平静，缓解紧张、恐惧、焦虑等负性情绪的目的。

训练步骤：集中注意力—肌肉紧张—保持紧张—解除紧张—肌肉松弛。

训练顺序：手臂部—上肢—头颈部—躯干—下肢—足部。

训练方法：

（1）手和前臂

① 伸出前臂，用力握紧双拳，保持 10s，体验手臂紧张的感觉。

② 尽量放松双手，保持 5s，体验放松后的感觉（沉重、轻松、温暖）。

③ 重复以上动作。

（2）上肢

① 屈曲双臂，用力使双臂肌肉收缩，保持 10s，体验双臂肌肉紧张的感觉。

② 尽量放松双上肢，保持5s，体验放松后的感觉。

③ 重复以上动作。

（3）头颈部

① 用力皱紧额部的肌肉，保持10s；然后彻底放松额部肌肉，保持5s。分别体验放松前后的感觉。

② 用力紧闭双目，保持10s；然后彻底放松，保持5s。分别体验放松前后的感觉。

③ 由逆时针方向转动眼球，逐步加快速度；再顺时针方向转动眼球，加快速度；彻底放松。分别体验放松前后的感觉。

④ 用力咬紧牙齿，保持10s；然后彻底放松，保持5s。分别体验放松前后的感觉。

⑤ 用舌抵住上腭，保持10s；然后彻底放松，保持5s。分别体验放松前后的感觉。

⑥ 尽量将舌后伸，保持10s；然后彻底放松，保持5s。分别体验放松前后的感觉。

⑦ 用力向内收紧下颌，保持10s；然后彻底放松，保持5s。分别体验放松前后的感觉。

⑧ 重复以上动作。

（4）躯干

① 双肩向后用力扩展，保持10s；然后彻底放松，保持5s。分别体验放松前后的感觉。

② 用力上提双肩，尽量使双肩接近耳垂，保持10s；然后彻底放松，保持5s。分别体验放松前后的感觉。

③ 双肩用力向前收紧，保持10s；然后彻底放松，保持5s。分别体验放松前后的感觉。

④ 向上举起双上肢，同时用力使腰椎前屈，保持10s；然后彻底放松，保持5s。分别体验放松前后的感觉。

⑤ 紧张臀部的肌肉，使会阴部用力上提，保持10s；然后彻底放松，保持5s。分别体验放松前后的感觉。

⑥ 重复以上动作。

（5）下肢

① 使足跟用力向前向下紧压，紧张大腿部肌肉，保持10s；然后彻底放松，保持5s。分别体验放松前后的感觉。

② 足尖用力向上翘，足跟向下向后紧压，紧张小腿部肌肉，保持10s；然后彻底放松，保持5s。分别体验放松前后的感觉。

③ 重复以上动作。

（6）足部

① 脚趾用力绷紧，紧张足部肌肉，保持10s，体验足部肌肉紧张的感觉。

② 彻底放松，保持5s，体验放松后的感觉。

③ 重复以上动作。

3. 想象放松训练法

想象放松训练法主要通过唤起宁静、轻松、舒适情境的想象和体验，来减少紧张、焦虑，控制唤醒水平，引发注意力集中的状态，增强内心的愉悦感和自信心。如想象自己躺在温暖阳光照射下的沙滩，迎面吹来阵阵微风，海浪有节奏地拍打着岸边；或者想象自己正在树林里散步，小溪流水，鸟语花香，空气清新。训练方法如下。

（1）取舒适体位　如仰卧位，双手平放在身体的两侧，两脚分开，轻轻闭目，尽可能地放松身体。慢而深地进行呼吸。

（2）想象一种能够改变心理状态的情境（或者由治疗师给予指导语）　尽可能有身临其境之感，好像真的听到了那儿的声音，闻到了那儿的空气，感受到了那儿的沙滩和海水。训练者身临其境的感受越深，其放松效果越好。

4. 钟摆样摆动法

将上肢或下肢置于下垂位，前后放松摆动，直到肢端出现明显的麻木感为止，也可以加0.4～1.0kg重量的物体于肢端，然后再做摆动，已达到肌肉放松的程度。也可用此方法来训练肩、髋、膝关节的活动。

（田　彦）

第二节　康复护理方法

一、运动疗法

（一）概述

运动疗法（kinesitherapy）是通过对个体功能情况和疾病特点进行评估，由操作者（治疗师/护士）徒手或借助器械以及患者自身力量，通过主动和（或）被动活动以减轻或改善个体的运动功能障碍，或保持无症状和正常的运动功能。治疗作用为改善运动组织（肌肉、骨骼、关节、韧带等）的血液循环和代谢能力；改善关节活动范围，放松肌肉，纠正躯体畸形、镇痛；提高肌肉耐力，心肺功能和平衡协调能力；提高神经肌肉运动控制能力等。分别介绍如下。

（二）关节活动度练习

1. 关节活动度

关节活动度（range of motion，ROM）即关节所能达到的活动范围，有主动和被动之分。关节活动度练习是利用各种方法维持和恢复因组织粘连或肌痉挛等多种因素引起的各种关节功能障碍的治疗方法。

（1）被动 ROM（passive range of motion，PROM）　通过外力使身体某一部分在未受限制范围内移动，肌肉无主动收缩。外力来源可以是重力、器械、他人协助或个体本身其他部位提供协助。

（2）主动 ROM（active range of motion，AROM）　指被检者做肌肉随意收缩时带动相应关节的活动范围。正常情况下，主动 ROM 略小于被动 ROM。

（3）主动-辅助 ROM（active-assistive range of motion，AAROM）　由于主动肌肌力不足需要协助完成动作，辅以徒手或机械装置外力的方式来完成主动活动度的练习。

2. 应用及作用

（1）被动 ROM 练习　①患者无法主动运动（肌力3级以下）或不能移动身体某一或某些部分，以被动运动减少因长期固定不动而导致的并发症。其作用主要是维持关节及软组织完整，防止肌肉挛缩，维持弹性，改善血液循环及血管张力，加强关节滑液流动以营养软骨并排出废物，减轻疼痛，加速伤口愈合，同时帮助患者维持对运动动作的自觉意识。②进行被动 ROM 评估，了解关节受限范围、关节稳定性及肌肉与软组织弹性。③指导患者进行主动活动前，以被动 ROM 的方式进行示范。④牵伸运动前的准备运动。

（2）主动或主动-辅助 ROM 练习　①患者可主动收缩肌肉并在有或无帮助下移动身体某一部分而无禁忌证。除可被动活动关节外，还可维持肌肉弹性和力量，提供感觉反馈和关节及周围组织完整性的刺激，加强血液循环以防止血栓发生，为功能性活动动作的协调做准备。②患者肌力 2 级及以下时，以主动-辅助形式进行 ROM 运动，以发挥肌肉最大收缩的作用并增加肌力。③监测状态下重复主动或主动-辅助 ROM 练习，可以改善心肺耐力。

3. ROM 练习的程序

①评估患者的功能情况，选择适宜的 ROM 练习方式；②患者处于舒适体位，确定运动顺序；③在无痛范围内活动肢体，动作流畅且有节奏，每个方向 5～10 次，重复次数取决于治疗目标、患者情况和对治疗的反应；④观察及记录治疗前后变化，调整治疗方案。

4. 护理要点及注意事项

（1）活动前后观察患者的一般情况，如生命体征，活动部位的皮温、颜色和有无疼痛，关节稳定性等，了解有无活动禁忌证。活动中注意观察患者反应，在无痛范围内或可忍受程度下，注意控制动作幅度和速度。

（2）疾病急性期要向患者进行宣教，说明活动的重要性等。要尽早在不加重病情的情况下进行关节被动活动，且活动范围尽可能接近正常最大限度。

（3）心血管疾病如心肌梗死、冠状动脉分流手术或成形术后，如进行早期上肢主动活动或床边走动，需进行生命体征监测。若病情严重，可针对主要关节进行被动活动并保持下肢及小腿关节主动活动。

（4）关节活动范围的维持训练应包括身体各个关节，且每个关节应进行全方位范围的活动。对于活动受限的关节或长期处于屈曲位、内收位的关节，应多做被动牵拉运动，如屈曲的肘关节多做伸展活动等。关节被动活动前应耐心向患者解释，得到患者的合作。

（5）必须熟练掌握关节解剖学结构、关节运动方向、运动平面及各个关节活动范围的正常值。

5. 禁忌证

各种原因所致的关节不稳、骨折未愈合又未做内固定、骨关节肿瘤、全身状况极差、病情不稳定等为禁忌证。若运动破坏愈合过程、造成该部位新的损伤、导致疼痛、炎症等症状加重时，训练也应禁忌。

（三）肌力增强练习

肌力是指肌肉收缩时能产生的最大力量，与肌肉收缩时的张力有关。肌肉组织收缩因肌纤维的肥大以及参与收缩的运动单元增加而使其肌力增加；肌力增加的同时，肌肉的血管反应也相应改善，使肌耐力和肌肉爆发力随之增加。

引起肌力下降的因素很多，如疾病、失用或制动等均可导致肌力减弱。根据徒手肌力评定（MMT）结果，当肌力 3 级或以下时，可采用肌肉电刺激、主动-辅助运动、免负荷运动和主动运动以维持肌力和改善血液循环；当肌力 3 级或以上可采用抗阻运动增强肌力。在肌肉收缩时给予阻力负荷以提高该肌肉的肌张力，是增强肌力的基本训练方法，即抗阻练习法。

1. 肌力训练基本原则

（1）抗阻训练原则　训练中施加阻力是增强肌力的重要因素。当肌力在 3 级以上时，应考虑采用负重或抗阻训练，使收缩肌肉的张力水平增加，这样才能达到增强肌力的目的。

（2）渐进抗阻训练原则　肌肉收缩时抗阻有利于增加肌力。阻力的大小应根据患者现有状态、疼痛程度、体力水平而定。一般渐进抗阻训练原则主要应用于等张性训练。训练前先测某一肌群对抗最大阻力完成 10 次动作的重量（只能完成 10 次，无力完成第 11 次），这个量称为 10RM（repeated maximum），以该极限量为基准，分成 3 组进行训练，分别为

10RM 的 1/2 量、3/4 量、全量，每组重复训练 10 次，各组之间少许休息，每天进行 1 次或每周训练结束时，重新测定 1 次 10RM 量，进行调整，至少坚持 6 周。

（3）超负荷原则　根据训练肌肉的现有肌力水平，所给的负荷阻力应略高于现有的能力，但是应避免出现过度疲劳。过度疲劳的表现为：运动速度减慢、运动幅度下降、肢体出现明显的不协调动作、肌力反而下降或主诉疲乏劳累，一旦出现上述症状，应立即停止训练，及时调整训练方案。

知识拓展

肌力训练的循序渐进

肌力从 0 级到 2 级（MMT 分级）的过程是量的积累，并不具备实在的价值。肌力从 2 级到 3 级是质的飞跃，意味着患者可以独立使用该肌肉进行功能动作，这就是量变到质变的过程。肌力 0～1 级时主要矛盾是肌纤维收缩不能引起关节活动，此时功能性电刺激是训练肌力的主要手段；当肌力恢复到 2 级时，主要矛盾是肌力不足以对抗地心吸引力，此时助力运动就成为训练的主要手段，功能性电刺激则变为辅助手段；而肌力达到 3 级之后，主要矛盾变为不能对抗附加的阻力，此时抗阻训练成为主要手段，功能性电刺激不再需要。

（4）超量恢复原则　是指肌肉或肌群经过适当的训练后，会产生适度的疲劳。肌肉和肌群先经过疲劳恢复阶段，然后达到超量恢复阶段。在疲劳恢复阶段，训练过程中消耗的能源物质、收缩蛋白、酶蛋白恢复到运动前水平；在超量恢复阶段，这些物质继续上升并超过运动前水平，然后又逐渐降到运动前水平。因此，肌力增强训练应在前一次超量恢复阶段进行，以前一次超量恢复阶段的生理生化水平为起点，起到巩固和叠加超量恢复的作用，逐步实现肌肉形态的发展及功能的增强。

2. 肌力训练方法根据是否施加阻力分类

非抗阻力训练包括主动运动和主动-助力运动；抗阻力训练包括等张性、等长性、等速性抗阻运动。根据肌肉收缩方式可分为等张收缩训练、等长收缩训练和等速训练。

（1）等张收缩训练　肌肉收缩时，肌肉长度有变化而肌张力不变，产生关节运动。分为向心性收缩和离心性收缩。根据患者的肌力和功能的需要，可将阻力施加在肌肉拉长或缩短时。

（2）等长收缩训练　肌肉收缩时，肌张力增加而肌肉长度不变，不发生关节运动，但肌张力明显增高，在运动中，等长收缩是增强肌力的有效方法，特别适用于关节疼痛和关节不允许活动情况下进行肌力增强训练，以延缓和减轻肌肉失用性萎缩。

（3）等速训练　又称等动训练，该训练需要在专门的等速训练仪上进行。肌肉收缩时肢体的运动速度由仪器限定，外加阻力根据运动过程中肌力大小变化来调节。主要特点是受训练肢体在运动全过程中始终保持相等的角速度（单位时间移动的角度度数），而阻力是变化的，在整个运动过程中只有肌肉张力和力矩输出增加。

3. 康复护理要点

（1）肌力训练应从助力活动、主动活动、抗阻活动逐步进行；当肌力在 2 级以下时，一般选择助力性活动；当肌力达到 3 级时，让患肢独立完成全范围关节活动；肌力达到 4 级时，按渐进抗阻原则进行肌力训练。

（2）有高血压、冠心病或其他心血管疾病的患者，在进行等长抗阻训练，尤其是抗较大阻力时，医护人员应时刻提醒患者保持顺畅呼吸，避免屏气，引起 Valsalva 效应，增加心血管负担。

（3）阻力通常加在需要增强肌力的肌肉远端附着部位，但在肌力较弱时，也可靠近肌肉附着的近端，以减少阻力。阻力的方向与肌肉收缩时关节发生运动的方向相反。

（4）肌力训练后应观察患者全身心血管反应以及局部有否不适，如有酸痛情况时，可给予热敷或按摩等，以助消除训练后的局部疲劳。如疼痛显著，应及时联系治疗师，调整次日训练量。

（四）牵伸技术

牵伸（stretching）泛指用来拉长挛缩或缩短的软组织的治疗方法。

1. 目标和适应证

（1）目标　牵伸的整体目标是获得或建立正常的 ROM 和关节周围软组织的柔软性。特定目标是避免不可逆的挛缩，改善局部的柔软性并增加肌力运动相结合，避免或减少因特定的运动造成肌肉肌腱的拉伤。

（2）适应证　因挛缩、粘连和瘢痕组织形成，使肌肉、结缔组织和皮肤缩短而造成活动度受限；可预防活动受限引起的骨形态改变；挛缩引起的日常活动受限或影响日常护理；有效训练无力肌群前，对拮抗肌的牵伸。

2. 分类

①被动牵伸（passive stretching）：患者放松时，施以徒手或机械性外力来延长缩短的组织。②主动抑制（active inhibition）：让患者主动参与牵伸的操作，以抑制挛缩组织张力。③柔软性运动（flexibility exercise）：是指运动时单个关节或多个关节的活动无受限或疼痛，分动态柔软度和被动柔软度，常与牵伸运动交替使用。

3. 康复护理要点及注意事项

（1）牵伸前将患者处于舒适体位，告知患者放松。必要时给予局部热敷后再牵伸，以增加牵伸效果。

（2）被动施力不能超过正常关节活动范围。

（3）骨折刚愈合时，在骨折处与产生动作的关节间应给予保护。

（4）长时间制动后，局部避免剧烈牵伸。

（5）牵伸后疼痛超过 24h 表示牵伸力太大，视情况第 2 天应停止牵伸或减少牵伸力度。

（6）必要时患者需脱去妨碍治疗的衣物。

4. 禁忌证

①新近骨折或骨头卡压限制活动的部位；②急性炎症期或有感染症状者，血肿或牵引部位组织损伤者；③活动关节或牵伸时有剧烈疼痛者；④挛缩或缩短的软组织是为了增加关节稳定性或增强其功能时；⑤严重骨质疏松患者；⑥神经损伤或神经吻合术后一个月内；⑦避免对水肿组织，特别是四肢瘫或肌肉严重无力的肌群牵伸。

（五）关节松动术

关节松动术是指治疗者在关节活动允许范围内完成的一种针对性很强的手法操作技术。其操作技术主要有生理运动和附属运动。①生理运动（physiologic movement）：通过他人或外力进行被动关节活动，也可以通过自身主动活动完成。②附属运动（accessory movement）：只能通过被动活动来完成的关节运动，自己不能主动完成，但这种关节运动是存在的。

1. 适应证和原理

（1）关节疼痛、反射性肌肉收缩或痉挛　治疗原理分以下两类。①神经生理效应：小幅度关节震动及牵伸动作可以刺激机械感受器以抑制脊髓或脑干传来的伤害性刺激。②机械性效应：小幅度的关节牵伸或滑动可以促进关节液的流动，将营养带入无血液供应的关节软骨，同时将代谢废物带走。

（2）可逆性关节活动度减少　通过渐进性关节内活动（持续性或振动性）技术来改善关节囊或关节韧带结缔组织的柔软性。

（3）渐进性活动受限　因疾病造成关节活动逐渐受限可通过关节内活动技术来维持可用的动作或减缓活动受限进展，但牵伸力或滑动幅度大小需要通过患者对治疗反应和疾病状况而定。

（4）功能性制动　关节松动术无法改变疾病本身的进展，如类风湿关节炎或损伤后的炎症过程。治疗目的主要是减轻疼痛，维持可用的关节内活动并减少因机械性限制而引起的一些后遗症。

2. 康复护理要点

实施前向患者进行宣教，使患者在技术实施过程中不要有抵抗力。操作中注意观察患者的反应，特别是面部表情。

（1）注意事项　使用关节松动术比利用骨骼作为力臂进行被动牵伸要安全。但出现以下情况时仍需慎重：①恶性疾病，过度疼痛；②X线平片可见的骨骼疾病，未愈合的骨折，全关节置换术；③邻近关节活动度过大；④损伤、手术或失用后新生或结构弱的结缔组织、服用药物后、老年人、结缔组织病等，所施力度和速度不能过大。

（2）禁忌证　①ROM过大：关节囊或关节韧带有坏死的可能，则不能牵伸；②外伤或疾病引起的关节肿胀；③关节急性炎症；④严重骨质疏松；⑤关节不稳；⑥骨折未愈合。

3. 手法分级

先评估患者动作受限的原因，之后了解其应激程度，然后决定治疗是先减轻疼痛还是先解决软组织粘连。根据施力和活动度大小将关节松动手术分为4级。

1级手法（grade Ⅰ）：在ROM起始段进行小幅度的节律性振动，主要用于缓解疼痛或降低痉挛。

2级手法（grade Ⅱ）：在ROM内进行大幅度的节律性振动，但活动终点未触及ROM末端。可分Ⅱ⁻、Ⅱ和Ⅱ⁺，可用于维持关节内活动。

3级手法（grade Ⅲ）：在ROM末端进行大幅度的节律性振动，用于减轻挛缩。

4级手法（gradeⅣ）：在ROM终末端进行小幅度的节律振动，可松解粘连的组织。

（六）呼吸练习

胸肺康复可用于各专科疾病的急性和慢性肺部疾病的治疗和预防，应用范围广泛，运动疗法是胸肺物理治疗的重要内容。

1. 适应证

①急性或慢性肺部疾病，如慢性阻塞性肺气肿、肺炎、肺扩张不全、肺栓塞、急性呼吸窘迫综合征；②手术或外伤引起的胸腹部疼痛；③支气管痉挛或分泌物滞留引起的继发性气道阻塞；④中枢神经系统疾病造成的肌肉无力，如急性、慢性或进行性肌肉病变或神经病变；⑤严重的骨骼异常，如脊柱侧弯或后凸；⑥脊髓损伤（T以上损伤者）；⑦体弱患者早

期康复时练习等。

2. 作用和目的

①改善呼吸肌力量及协调性，增加有效咳嗽的频率；②保持胸腔活动度，改善换气；③矫正无效或异常呼吸模式；④促进放松，预防肺的损伤；⑤指导患者自我应对呼吸急促，改善患者整体肺功能。

3. 康复护理要点

①不可在饭后或空腹时训练；②环境安静，采用放松、舒适的体位（卧位、半卧位、前倾依靠坐位等），如起始时患者可采用仰卧屈膝姿势躺在床上，头及躯干抬高45°并给予较好的支撑，髋膝关节用枕头支撑，腹肌放松；③评估患者在安静和活动时的呼吸模式，选择呼吸运动，指导式呼气或吸气；④胸式呼吸和胸式分节呼吸训练适用于胸腹部手术的术前和术后，有助于胸肌肌力的恢复和残存肺的强化；⑤心肺手术者应于术前1周开始预备训练；⑥操作者进行示范；⑦注意不要让患者用力吸气或者过度延长呼气，刚开始练习吸气时不能够用辅助呼吸肌或上胸腔，每次练习的次数以3～4次为宜。

4. 禁忌证

①临床病情不稳定、感染未控制；②呼吸衰竭患者；③训练时可导致其病情恶化的其他临床情况。

5. 康复护理方法

①横膈呼吸；②呼吸肌训练；③局部呼吸练习；④舌咽呼吸；⑤缩唇呼吸；⑥胸廓松动练习；⑦咳嗽练习；⑧体位引流。

（七）平衡和协调性训练

1. 平衡训练

平衡训练是指改善人体平衡的训练。

（1）目标和适应证

① 目标：增强肌力，降低肌张力以及增强本体感觉刺激，以重建平衡功能。

② 适应证：各种原因引起的神经系统疾病或损伤等所致的平衡障碍；骨骼肌肉疾病所引起的肌力下降和关节活动受限；视觉障碍和听觉障碍等。

（2）康复护理要点　①先从静态平衡开始练习，逐渐过渡到自动态平衡，再过渡到他动态平衡，之后动静态平衡训练交叉进行。②先易后难，先低后高。先从简单、容易、支撑面大、重心低位置开始，再逐步缩小人体支撑面积，提高身体重心，增加干扰，改变视觉、本体感觉、前庭觉、触觉传入的方式，增加训练难度，如从睁眼训练过渡到闭眼训练。③结合ADL进行平衡训练。训练中注意防护，避免失衡摔伤。对严重平衡障碍者，需使用辅助用具，如手杖、助行器、坐位支架等。④训练时要求患者放松、消除紧张及恐惧心理。医护人员要时刻注意患者的安全，预防跌倒，避免造成患者再次损伤和增加心理负担。

（3）康复护理内容　主要包括静态平衡（即在安静坐位或立位状态下能以单侧及双侧负重而保持平衡）训练及动态平衡（包括自动动态平衡、他动动态平衡以及动作中平衡）训练。

① 静态平衡训练：达到静态平衡可以通过自我调整或由他人协助摆放于平衡的位置。大致顺序为前臂支撑俯卧位、前臂支撑俯卧跪位、前倾跪位，跪坐位、半跪位、坐位、站立位（扶平行杠站立、独自站立、单腿站立）。

② 动态平衡训练：操作者施外力于患者，诱发其平衡反应。训练时在支撑面由大到小、

重心由低到高的各种体位下，逐步施加外力完成。自动动态平衡指患者自己取坐位或立位时，自己改变重心的平衡功能；他动动态平衡指患者在外力破坏其平衡的作用下，仍能恢复平衡。具体可通过摇晃平衡板训练、大球或滚筒上训练以及通过平衡仪进行训练；在软地面行走、步行、打太极拳等，步行可进行前行后退、左右侧移、转角或交叉等不同方向行走，也可在 ADL 中练习。

2. 协调性训练

协调性训练是以发展肌肉协调能力为目的的训练。

（1）目的和适应证

① 目标：通过肢体、躯干、手、足等协调性的活动训练及视听配合、反复进行强化，以获得动作准确性、反应速度可调性和动作节律的进步来达到局部和整体、自身与外部环境协调。

②适应证：各种原因所致深部感觉障碍；中枢神经系统损伤后的运动及协调障碍；帕金森病等所致的协调运动障碍。

（2）训练顺序　①先易后难，先卧位、再在坐位、立位、步行中进行训练；②先单个肢体、一侧肢体（多先做健侧或残疾较轻的一侧），再双侧肢体同时运动；③先做双侧对称性运动，再做不对称性运动；④先缓慢，后快速；⑤先睁眼做，再闭眼做。

（3）康复护理要点　①可指导患者利用一些生活动作来辅助强化协调动作，例如可采用作业治疗、竞赛等趣味性方法进行训练；②操练时切忌过分用力，以避免兴奋扩散，过度兴奋扩散往往会加重不协调；③所有训练要在可动范围内进行，医护人员要时刻注意保护患者、避免再次受伤和增加心理负担；④训练中注意保护患者，对肌张力高者进行练习前行放松训练，训练中注意观察患者的紧张度，不可诱发肌张力的进一步增高。

（4）康复护理种类和方法　①肢体交替活动练习：右臂、左臂交替上举、左臂前屈交替进行，上肢、下肢交替运动等；②肢体、躯干协调练习：躯干前倾，上肢前伸，躯干旋转与四肢配合等；③手、足协调性活动练习：双手交替拍打双腿，对指练习，双脚交替拍打地面等；④全身协调性练习：功率自行车练习、障碍步行、打太极拳活动，都可训练患者运动的协调性；⑤水中运动：通过水的浮力使身体重量减轻，便于完成如肢体练习、平衡练习和步态练习等各种活动；⑥本体感觉促进技术。

（八）步行训练

步行训练是针对患者疾病特点，利用各种康复手段，最大限度地帮助患者提高步行能力，矫治异常步态，促使患者独立转移，提高生活质量，早日回归家庭和社会的训练方法。

1. 适应证

①神经系统疾病：如偏瘫、脑瘫、截瘫、脊髓灰质炎后遗症和周围神经损伤等；②肌肉骨关节系统疾病：如下肢骨折或脱位进行固定或愈合后，截肢、关节置换术后。

2. 步行训练前必需的训练和准备

①关节活动度训练；②健侧及上肢肌力的维持和增强；③耐力训练；④平衡及协调训练；⑤下肢承重练习；⑥合理选择用辅助用具：包括矫形器、助行器、拐杖、手杖和轮椅等。

3. 步行基本动作训练

步行的基本动作训练通常利用平行杠、拐杖、手杖在训练室中进行。其顺序为：平行杠内步行—平行杠内持杖步行—平行杠外持杖步行—弃杖步行—应用性步行（复杂步行训练）。

4. 步行训练护理要点

（1）确保患者在安全环境中进行，同时做好患者的心理康复，增强患者的主动性。

（2）掌握训练时机，不可急于求成。如偏瘫患者在平衡、负重、下肢分离动作训练未完成时不可过早进入步行训练，以免造成误用综合征。

（3）循序渐进 刚开始训练时需要操作者帮助，或使用双杠、拐杖、助行器等。部分下肢支撑能力不足或活动控制能力不足的患者，需要配戴矫形器或辅助步行器具。不可片面强调独立步行。

（4）控制运动量 每次训练后以稍感疲劳为度，注意心血管反应。步行速度训练仅适用于康复后期阶段使用。

（5）训练过程中应避免出现过渡耗能和疼痛。

5. 康复护理方法

在进行步行训练之前先进行平衡训练，包括坐位平衡、站位平衡、静态平衡、动态平衡训练等。分析患者目前步行功能和影响步行的因素，如疼痛、肌无力、关节活动受限、肌痉挛等，并进行相应的处理。

（1）基础训练 双腿前后分开站立时对下述各因素进行训练，如躯干旋转，肩胛带活动，骨盆带活动，手臂摆动，髋关节屈伸，膝关节屈伸，距小腿关节旋转、屈伸，足跟趾转移，双腿负重练习，重心侧移、前移等。

（2）复合动作和实际步行训练 掌握基础动作之后，进一步做单腿动作、下肢摆动练习、行走练习。根据步行中的具体问题，可有针对性地选择向前走、向后走、侧方行走或跨步过障碍物的步行。逐步增加训练难度，如不平坦的地面或上下斜坡等。开始行走时可给予徒手帮助，或使用平衡杠、拐杖、助行器等，功能进步后再逐渐撤去。

（3）注意事项 ①根据需要选择适当的行走辅助器和行走步态。训练开始时，以稳定性为重点，之后重点训练耐久性和步行速度。②使用手杖行走时，眼睛注视前方而不要看地面，避免跌倒；使用腋杖时，应以上肢的臂力与腋窝同时支撑身体，注意负重会对臂丛神经的损伤；使用带轮式助行架行走时，要有康复护理人员在其旁边看护，以免发生危险。③鼓励患者尽可能独立完成动作，不可过分依赖他人。

（九）神经发育疗法

神经发育疗法（neurodevelopmental therapy，DNT）又称为易化技术或促进技术，DNT 是 20 世纪 40 年代开始出现的治疗脑损伤后肢体运动控制障碍的治疗技术。目前常用的治疗方法有 Bobath 技术、Brunnstrom 技术、Kabat-Knott-Voss 技术［又称神经肌肉本体感觉促进法（proprioceptive neuromuscular facilitation，PNF）］、Rood 技术法等。

1. DNT 共同特点

（1）治疗原则 以神经系统作为重点治疗对象，将神经发育学、神经生理学的基本压力和法则用到脑损伤后运动障碍的康复治疗中。

（2）治疗目的 把治疗与功能活动特别是 ADL 结合起来，在治疗环境中学习动作，在实际环境中使用已经掌握的动作并进一步发展技巧性动作。

（3）治疗顺序 按照头—尾、近端—远端的顺序治疗，将治疗变成学习和控制动作的过程。在治疗中强调先做等长练习（如保持静态姿势）、后做等张练习（如某一姿势上做运动）；先练习离心性控制（如离开姿势的运动），后练习向心性控制（如向着姿势的运动）；先掌握对称性的运动模式，后掌握不对称的运动模式。

（4）治疗方法 应用多种感觉刺激，包括躯体、语言、视觉等，并人为重复强化训练对动作的掌握、运动控制及协调具有十分重要的模式。

（5）治疗方式　强调早期治疗、综合治疗以及各相关专业的全力配合，如物理治疗、作业治疗、言语治疗、心理治疗以及社会工作者等的积极配合；重视患者及其家属的主动参与，这是治疗成功与否的关键因素。

2. 应用神经发育疗法的原则

①基本动作的练习应按照运动发育的顺序进行，强调运用人类正常运动模式反复训练患者；②由躯体近端向远端训练，多种感觉刺激（躯体的、语言的、听觉及视觉的）并用；③以日常生活的功能性动作为主进行训练。

3. 护理要点

①在日常护理中尽量采用正确体位和方法摆放患者和转移患者；②将技术结合在日常生活护理中并注意应用的技巧，病房布置利于患者功能恢复；③强调患者主动积极参与，训练过程中使患者集中注意力去体验运动感觉和刺激，在动作实施过程中给予鼓励；④强调重复学习的重要性、要求患者尽可能在日常活动中反复练习；⑤有顺序地组合其他方法等。

（十）运动再学习技术

运动再学习技术（motor relearning program，MRP）主要以生物力学、运动科学、神经科学、行为科学等为理论基础，以作业或功能动作为导向，在强调患者主观参与和认知重要性的前提下，对患者进行再教育、再训练，让患者尽早恢复运动功能。该技术的基本原则是以脑损伤后的可塑性和功能重组为理论依据，限制不必要的肌肉运动，强调反馈对运动控制的重要性，调整重心和环境控制，对患者进行再训练，以恢复其运动功能。

1. 训练方法

运动再学习方法由 7 部分组成，涵盖了日常生活的基本运动功能，即上肢功能、口面部功能、从仰卧到床边坐起、坐位平衡、站起与坐下、站立平衡、步行。康复护理人员可根据情况选择最适合患者的任何一部分开始训练。

2. 注意事项

（1）强调重复学习的重要性，要求患者尽可能在日常生活中反复练习。

（2）充分利用反馈、视、听和言语反馈是非常重要的，训练要循序渐进，制订的目标要符合患者的现状，训练过程应多鼓励患者，不要使患者丧失信心。

（十一）强制性使用运动疗法

强制性使用运动疗法（constraint-induced movement therapy，CIMT）是指在生活环境中限制脑损伤患者使用健侧上肢，强制性反复使用患侧上肢。CIMT 介入的基本标准是：慢性脑卒中患者（发病 6 个月至 1 年后）的上肢治疗。至少要具备伸腕 10°，拇指掌侧或桡侧外展 10°，其余四指中任意两指的掌指和指间关节可以伸 10°；没有明显的平衡障碍，能自己穿戴吊带，能安全地戴着吊带走动；无严重的认知功能障碍和严重的失语症。同时，还要排除严重的心肺和其他脏器疾病。

1. 训练方法

（1）限制技术　健侧手或健侧上肢配戴特制手套或夹板，以限制健侧肢体活动。CIMT要求在整个治疗的 90% 时间内限制健侧肢体活动，睡眠时可以摘下手套。

（2）重塑技术　使患者在集中反复的训练过程中克服"习得性失用"习惯，诱导大脑使用-依赖性皮质功能重组，从而提高患侧肢体的运动功能和日常生活活动能力，核心目的是功能重组。

（3）行为技术　是督促和提醒患者在日常生活环境中反复使用患侧上肢和手，是一种提高患者对 CIMT 治疗方案的依从性的技术。这些行为技术包括日常活动日志、家庭日记、作业练习等。

2. 注意事项

（1）要严格掌握适应证和禁忌证，CIMT 有别于其他治疗技术，它具有严格的入选标准，目前尚未有统一的规定。

（2）CIMT 重视提高患者的运动功能，包括完成运动的能力和质量，尤其是生活环境中患者使用患侧上肢完成日常生活活动的能力，这亦是 CIMT 的主要目的。

（十二）运动处方

运动处方是指用处方的形式规定运动种类、运动强度、运动时间及运动频率，提出运动中的注意事项。运动处方指导人们有目的、有计划、科学地进行锻炼。

1. 治疗项目

（1）力量性运动治疗项目　主要以发展肌力和消除局部脂肪为目的的运动类型，如主动运动、抗阻运动等，可徒手进行，也可借助器械进行。适用于骨骼肌和外周神经损伤引起的肌肉力量减弱。应该注意的是，如果合并高血压、冠心病或其他心肺疾病者，不应选择等长收缩的运动类型。

（2）耐力性运动治疗项目　是中等强度较长时间的有氧代谢性运动，以改善心脏和代谢功能，防治冠心病、糖尿病、肥胖等为目的，如步行、慢跑、走跑交替、游泳、骑自行车、上下楼梯、划船、跳绳等。

2. 制订运动处方的原则

①个体化：考虑性别、年龄、体能、疾病性质以及程度的差异；②渐进性：在实施运动处方时，内容应该由少到多，程度由易到难，运动量由小到大，使患者逐渐适应；③持续性：运动训练产生的有益效应不是永久的，停止运动 2 周后，原有的效应便开始逐渐减退，故康复运动训练的目的是使患者长期坚持运动；④可变性：运动处方实施过程中应根据健康状况定期进行调整。

3. 运动处方的内容

运动处方的内容包括运动方式、运动强度、运动时间、运动频度等项目。

（1）运动方式　有氧运动常分为两类。①运动强度和心率变化不大的运动，如步行、慢跑、游泳、自行车等；②运动强度和心率变化大，而不易维持的运动，如舞蹈和游戏等。

（2）运动强度　因心率和运动强度之间呈线性关系，故运动强度常以心率来表示。为获得运动效果，选择安全、适宜的运动心率称为目标心率或靶心率，靶心率的计算方法有卡翁南公式：靶心率=（最大心率-安静心率）（0.6~0.8）+安静心率（或采用简易公式，靶心率=170-年龄）。此外，还可采用代谢当量（MET）来表示运动强度，以 MET 值表示运动强度的范围为 3~20MET。一般认为 60%~70%最大功能（最大 MET）是适量的运动强度。运动开始时规定的运动强度，应比靶心率时的 MET 值低 1MET，直到适应运动为止。

（3）运动时间　有持续运动和间歇运动之分，持续运动除准备活动和整理活动外，时间为 15~60min，一般为 20~30min。持续运动训练的优点是能较快改善心血管功能，时间长短与运动强度成反比。在运动的第 1 周应进行中等强度运动 20~30min，第 2 周后产生正常运动反应，运动时间逐渐延长到 45min。间歇运动为运动和休息交替进行，但其合起来的运动时间至少不应低于规定的运动持续时间，运动与休息的时间比例为 1:1。

（4）运动频度　取决于运动强度和每次运动持续的时间。根据需要和功能状态，每周 3～7 次。功能状况 1～3MET，每次运动 5min，每天运动 2～3 次；功能在 3～5MET 时，每天运动 1～2 次；功能在 5～8MET 时，每周至少运动 3 次，每天运动可产生较好的训练效应。

（5）运动进展速度

① 开始阶段：应包括伸展体操和低强度的有氧运动，这些活动不易引起损伤和肌肉酸痛。开始阶段的运动持续时间至少 10～15min，然后逐渐增加，此阶段持续 4～6 周。

② 改善阶段：与开始阶段不同，参加者可较快的进展。运动强度在 2～3 周内逐渐增加到 60%～80% 的最大功能水平。

③ 维持阶段：常在运动训练 8 个月后开始，在此阶段参加者的心肺功能达到满意水平，对继续增加运动负荷不感兴趣，要求运动负荷保持不变和维持健康状态。运动方式除步行、慢跑外，应增加有兴趣的不同种类的活动，可以避免因重复活动乏味而中断运动。

4. 注意事项

（1）掌握好适应证　对不同的疾病应选择不同的运动治疗方法：心脏病和高血压患者应以主动运动为主，如有氧训练、医疗体操；肺部疾病患者应以呼吸体操为主；慢性颈肩腰腿疼的患者在手法治疗后，常常需要参与医疗体操，以巩固疗效，预防复发；肢体瘫痪性疾病除了主动运动之外，大多需要给予"一对一"的治疗，如神经发育疗法、运动再学习技术等。

（2）循序渐进　运动疗法的目的是要改善患者的躯体功能，提高适应能力。因此，在实施运动处方时，内容应该由少到多，程度由易到难，运动量由小到大，使患者逐渐适应。

（3）持之以恒　大部分的运动疗法项目需要经过一定的时间后才能显现疗效，尤其是对年老体弱患者或神经系统损伤患者。因此，在确定运动治疗方案后，要坚持训练才能积累治疗效果，切忌操之过急或中途停止。

（4）个别对待　虽然运动治疗的适应范围很广，但在其具体应用时仍需要根据不同的病种、不同的对象制订具体的治疗方案，才能取得理想的治疗效果。

（5）及时调整　运动处方实施后，首先根据患者的实施情况定时评估，了解运动处方是否合适，及时调整治疗方案（如内容、持续时间、难易程度等）；然后再次评估、调整，如此循环，直到治疗结束。一个良好的治疗方案应将评估贯穿于治疗之中，既以评估开始，又以评估结束。

（李红玲）

二、物理因子疗法

物理因子疗法是应用电、光、声、磁、热、冷、力（机械）等人工物理因子治疗疾病的功能恢复的方法，也称"理疗"，包括电疗法、光疗法、超声波疗法、传导热疗法、磁疗法、冷冻疗法、水疗法等。

（一）电疗法

电疗法（electrotherapy）是应用电治疗疾病的方法。电疗法具有消肿、消炎、镇痛、脱敏、缓解肌肉痉挛、增强组织张力、促进恢复正常的神经传导和调节功能等治疗作用。常用的种类有直流电疗法、低频电疗法、中频电疗法、高频电疗法等。

1. 直流电疗法与直流电离子导入法

（1）概述

① 直流电疗法：在导体中，电荷流动方向不随时间而改变的电流叫直流电，用此种电

流作用于人体来治疗疾病的方法叫直流电疗法。它是应用低电压（30～80V）、小强度（小于50mA）的平稳直流电作用于人体，是应用最早的电疗之一。它是直流电离子导入法和低频电疗法的基础。

主要治疗作用：消炎、消肿、镇痛、镇静、促进局部血液循环、促进骨和组织再生、促进静脉血栓溶解、抗癌等。

临床应用：a. 适应证：自主神经功能紊乱、末梢神经炎、胃炎、关节炎、淋巴结炎、乳腺炎、闭经、慢性附件炎、角膜炎、扁桃体炎、硬皮病、皮肤瘢痕等。b. 禁忌证：高热、急性湿疹、恶性肿瘤、恶性血液系统疾病、心力衰竭、出血倾向、直流电过敏等。对皮肤感觉障碍的患者，治疗时要慎重，避免灼伤。

② 直流电离子导入法：直流电离子导入法就是使用直流电将药物离子通过皮肤、黏膜或伤口导入体内进行治疗的方法。直流电药物离子导入除药物作用外，同时有直流电的作用，两者互相加强，其疗效比单纯的药物或直流电的疗效好。通常，阳离子从阳极导入，阴离子从阴极导入。金属、生物碱带正电荷从阳极导入，非金属、酸根带负电荷从阴极导入。常用的直流电离子导入法有：衬垫法、电水浴法、体腔法、创面离子导入法等。配制导入药液的溶剂一般多采用蒸馏水、无离子水、乙醇、葡萄糖等。

知识拓展

离子导入药物

极性药物的名称、主要作用及主要适应证见表4-3。

表4-3　极性药物的名称、主要作用及主要适应证

极性药物名称	剂量	主要作用	主要适应证
促皮质素+水溶性促皮质素	10～15U/次	刺激肾上腺素皮制造及释放皮质激素	类风湿关节炎、超敏反应性疾病
小檗碱+硫酸小檗碱	0.5～1g	对革兰阳性菌及某些阴性杆菌有抑制作用	浅部组织感染
大蒜+大蒜原液	1～5g	对革兰阳性菌及革兰阴性菌有抑制作用	痢疾、前列腺炎
双勾藤+双勾藤煎剂	10～20g	镇静,降压神经衰弱	高血压
毛冬青-毛冬青煎剂	50～100g	扩张血管,消炎	冠心病、脑血栓痉挛
五味子-五味子煎剂	50g	兴奋中枢神经系统及调节血管、心功能	神经衰弱、盗汗
杜仲+杜仲煎剂	50g	降血压	高血压
川芎-川芎煎剂	30g	扩张血管	高血压、冠心病、脑动脉供血不足
洋金华+洋金华总生物碱	0.5g	扩张支气管平滑肌	支气管、支气管哮喘

（2）康复治疗护理要点

① 治疗前：a. 核对医嘱及治疗单。准备用物，检查设备。如检查机器电源是否正常，电流表和各输出旋钮是否处于零位，导线有无破损。b. 向患者做好解释说明取得配合。c. 评估患者。询问病史及既往史；检查局部皮肤是否清洁完整、有无感觉障碍；过敏性药物导入前要询问药物过敏史，做好药物皮肤过敏试验；若有溃疡或窦道等应先清除坏死组织和分泌物再行治疗。d. 帮助患者取舒适体位，充分暴露治疗部位，去除治疗部位及附近的

金属物，嘱其不要移动体位，以防灼伤。

②治疗中：a. 接通电源，打开总开关。b. 衬垫法时，要将药液充分均匀浸透衬垫（厚度为1cm），拧干衬垫以不滴水为度。每个衬垫（包括纱布）只供一种药物使用。衬垫用后洗净，消毒晾干备用。c. 将衬垫紧贴皮肤，其上放金属极板（极性放置正确），然后盖以胶布或塑料布，固定电极。两极不能接触，以防短路。d. 缓慢均匀调节电流强度，根据患者的感觉开至接近处方规定的2/3电流强度处，过1～2min后调至规定的电流强度。e. 观察患者反应，询问有无异常感觉。皮肤麻刺感属正常反应，随治疗次数增加可消失。嘱患者不能触摸治疗仪或金属物，不能随意变换体位，以免使电极与皮肤分离。

③治疗后：a. 治疗结束。将电流调降到零位，取下电极板，关闭总开关，拔除电源。b. 观察疗效及局部皮肤反应。皮肤潮红为正常现象，可数分钟至数小时后消失。多次治疗后皮肤可有痒感及棕色小丘疹，嘱患者勿抓挠，用热水清洗，涂50%甘油。皮肤干燥者，可使用润肤剂。如发生轻度灼伤，局部无须特殊处理，注意预防感染即可；如灼伤严重，按烧伤处理。直流电所引起的电烧伤不易愈合，应给予紫外线照射、涂甲紫等，防止感染。c. 评价和记录。根据病情和疗效调整方案。

2. 低频电疗法

频率在1000Hz以下的脉冲电流称为低频电流或低频脉冲电流。应用低频脉冲电流来治疗疾病的方法称为低频电疗法。低频电疗法具有镇痛、消炎、消肿、兴奋神经肌肉组织、促进局部血液循环、促进骨折和伤口愈合等作用。常用的低频电疗法有感应电疗法、经皮电刺激神经疗法（TENS）、功能性电刺激疗法（FES）等。

★ **考点提示：低频电疗法的定义**

（1）种类

①感应电疗法：感应电流是1831年由法拉第发现，故又称法拉第电流。应用这种电流治疗疾病的方法，称为感应电疗法。

主要治疗作用：防治肌萎缩、防治粘连和促进肢体血液和淋巴循环、镇痛等。

临床应用：a. 适应证：失用性肌萎缩、肌张力低下、软组织粘连、血循环障碍、声嘶、便秘、尿潴留、癔症等。b. 禁忌证：局部皮肤破损、化脓、痉挛性麻痹、出血倾向、严重心力衰竭、孕妇腰骶部、感觉过敏者、带有心脏起搏器者。

②经皮电刺激神经疗法：经皮电刺激神经疗法（TENS）也称为周围神经粗纤维电刺激疗法，是应用电池供电的袖珍仪器以治疗疼痛为主的无损伤性治疗方法。之所以用"经皮"一词，是为了和植入电极相区分。

主要治疗作用：镇痛、改善周围血液循环、治疗心绞痛。

临床应用：a. 适应证：各种急慢性疼痛，如神经痛、关节痛、癌痛、幻痛等，也可用于治疗骨折后骨愈合不良。b. 禁忌证：颈动脉窦处、带有心脏起搏器者严禁使用；用于体腔内、孕妇腹部和腰骶部时需小心使用；脑血管意外患者，不要将电极对置于颅脑；不要让有认知障碍的患者自己治疗。

③功能性电刺激疗法：功能性电刺激疗法（FES）属于神经肌肉电刺激疗法（NES）的范畴，是利用一定强度的低频脉冲电流，通过预先设定的程序来刺激一组或多组肌肉，诱发肌肉运动或模拟正常的自主运动，以达到改善或恢复肌肉或肌群功能的目的。

主要治疗作用：代替或矫正肢体和器官已丧失的功能、功能重建。

临床应用：a. 适应证：脑外伤、脊髓损伤、呼吸肌麻痹、尿潴留、尿失禁、肩关节半脱位、吉兰-巴雷综合征等。b. 禁忌证：意识不清、出血倾向、急性化脓性感染、恶性肿瘤、局部金属异物者、带有心脏起搏器者。

★ 考点提示：功能性电刺激疗法的治疗作用

（2）康复治疗护理要点

① 治疗前：a. 核对医嘱及治疗单。准备用物，检查设备。如检查机器电源是否正常，电流表和各输出旋钮是否处于零位，导线有无破损。b. 向患者作好解释说明取得配合。c. 评估患者。询问病史及既往史；检查局部皮肤是否清洁完整、有无感觉障碍；若皮肤有小面积破损，可垫绝缘胶纸；若创伤或局部穿刺、注射、封闭后24h内不宜使用该项疗法。d. 帮助患者取舒适体位，充分暴露治疗部位。

② 治疗中：a. 接通电源，打开总开关。b. 将治疗衬垫紧密平整地接触治疗部位皮肤，覆盖橡皮布，固定电极。目前大多使用碳-硅材料自粘型电极。c. 正确安放电极位置。电极不宜放置在颈部，尽量避开有瘢痕、溃疡或皮疹的部位，以免电流集中引起烧伤。d. 按要求调好电流种类、频率及脉冲持续时间，缓慢调节至所需电流强度。有皮肤感觉障碍、术后瘢痕的患者应酌情减小电流强度。对儿童进行治疗时，先施以弱电流消除恐惧，再将电流调到治疗量。e. 观察患者反应，询问有无异常感觉。嘱患者不可变换体位及接触金属物品。

③ 治疗后：a. 治疗结束。将电流调降到零位，取下电极板，关闭总开关，拔除电源。b. 观察局部皮肤情况，有异常，应及时处理。c. 评价和记录。根据病情和疗效调整方案。

3. 中频电疗法

应用频率1000～100000Hz的脉冲电流治疗疾病的方法，称为中频电疗法。中频电疗法具有消炎、镇痛、促进局部血液循环、软化瘢痕、松解粘连、兴奋肌肉、调整自主神经功能的作用。根据中频电流产生方式、波形和频率的不同，中频电疗法可分为：等幅正弦中频（音频）电疗法、干扰电疗法、调制中频电疗法。

（1）种类

① 等幅正弦中频电疗法：是采用频率为1000～5000Hz的等幅正弦电流治疗疾病的方法，又称为等幅中频电疗法。常用的有音频电疗法、音频电磁场疗法、超音频电疗法。

主要治疗作用：改善局部血液循环及营养、增加肌肉力量、改善骨与软骨的营养、增加关节活动度、镇痛、止痒、解痉、消炎、调节新陈代谢。

临床应用：a. 适应证：瘢痕、粘连、关节纤维性强直、劳损、颈肩背腰腿痛、下肢闭塞性动脉硬化症、骨关节病、乳腺小叶增生、慢性湿疹、皮炎、慢性附件炎、月经不调、神经症等。b. 禁忌证：急性炎症、肿瘤、出血倾向、严重心力衰竭、肝肾功能不全、心区、孕妇腰腹部、局部有金属异物、带有心脏起搏器者。

② 干扰电疗法：传统干扰电是将两路频率分别为4000Hz与（4000±100）Hz的正弦交流电，通过两组电极交叉输入人体，在电场线的交叉部位形成干扰电场，产生差频为0～100Hz的低频调制中频电流，这种电流就是干扰电流。应用这种干扰电流治疗疾病的方法称为干扰电疗法。干扰电流兼有低频与中频的特点，最大的电场强度发生于体内电流交叉处，作用深、范围大。在传统干扰电疗法的基础上又发展了动态干扰电疗法和立体动态干扰电疗法，可使机体组织不易产生适应性，并能使深部组织获得更加均匀、更大空间、动态变化的刺激作用，有助于获得更好的治疗效果。

主要治疗作用：促进血液循环、防止肌肉萎缩、促进骨折愈合、镇痛、消肿、调整内脏功能、调节自主神经。

临床应用：a. 适应证：神经麻痹、肌肉萎缩、神经痛、肩周炎、颈椎病、术后肠粘连、术后肠麻痹、骨折延迟愈合、缺血性肌痉挛、雷诺病、闭塞性动脉内膜炎、胃肠功能紊乱、儿童遗尿症、尿潴留及妇科慢性炎症等。b. 禁忌证：急性炎症、出血倾向、严重心脏病、孕妇下腹部、局部有金属异物等。

③ 调制中频电疗法：调制中频电疗法又称脉冲中频电疗法，使用的是一种低频调制的中频电流，其幅度随着低频电流的频率和幅度的变化而变化，调制中频电具有低、中频电流的特点和治疗作用。

主要治疗作用：镇痛、消炎、促进血液循环、促进淋巴回流、兴奋神经肌肉、提高平滑肌张力、调节自主神经功能、药物离子导入等。

临床应用：a. 适应证：颈肩背腰腿痛、中枢性瘫痪、小儿脑性瘫痪、弛缓性瘫痪、血管神经性头痛、胃十二指肠溃疡、慢性胆囊炎、尿路结石、慢性前列腺炎、神经源性膀胱功能障碍等疾病。b. 禁忌证：急性炎症、出血性疾病、心区、孕妇的下腹和腰骶部及邻近部位、局部有金属异物、带有心脏起搏器者等。

★ 考点提示：调制中频电疗法的临床应用

（2）康复治疗护理要点　与低频电疗法基本相同。

4. 高频电疗法

应用频率为100kHz至300000MHz，波长为3000m至1mm的高频电流或其所形成的电场、磁场或电磁场治疗疾病的方法称为高频电疗法。高频电流分为长波、中波、短波、超短波、微波5个波段。高频电作用于人体主要产生两种效应，即温热效应和非热效应（热外效应），具有改善血液循环、镇痛、消炎、降低肌张力、加速组织生长修复、提高免疫力、治疗肿瘤、兴奋神经系统、限制条件反射活动等作用。近40年来，频率较低的长波、中波疗法的应用逐渐减少，中波疗法已濒于被淘汰的状况，而频率较高的短波、超短波、微波疗法却得到了深入的研究和广泛的应用。

（1）种类

① 短波疗法：应用短波电流所产生的高频电磁场治疗疾病的方法称为短波疗法。

主要治疗作用：消炎、消肿、镇静、解痉、止痛、改善内脏功能、增强细胞免疫功能、促进组织修复、抑制恶性肿瘤生长。

临床应用：a. 适应证：亚急性、慢性炎症与疾病（如胃炎、结肠炎、肝炎、肺炎、肾盂肾炎、急性肾衰竭、肌炎、肌痛、扭挫伤、关节炎、前列腺炎、盆腔炎、附件炎、神经根炎、脊髓炎、多发性硬化、术后粘连等）。短波高热疗法配合放化疗还可用于较深部肿瘤的治疗。b. 禁忌证：结核病、严重心肺功能不全、出血倾向、恶性肿瘤（一般剂量时）、孕妇、局部金属异物、带有心脏起搏器者。

② 超短波疗法：频率为30～300MHz、波长为10～1m的电流为超短波电流。应用超短波电场治疗疾病的方法称为超短波疗法。

超短波疗法的治疗作用除了温热效应外，还有较明显的非热效应，提高免疫力、消炎、镇痛、解痉、刺激结缔组织增生的作用比较突出。

临床应用：a. 适应证：急性与亚急性炎症、软组织化脓感染、关节炎、扭挫伤、血肿、烧伤、冻伤、睾丸炎、前列腺炎、支气管炎、肺炎、胆囊炎、胃肠痉挛、肾盂肾炎、膀胱炎、面神经炎、坐骨神经痛、偏头痛、脊髓炎、盆腔炎、附件炎、脓疱疹、带状疱疹、眼耳鼻咽喉炎症、颞颌关节功能紊乱等。超短波高热疗法配合放化疗用于较深部肿瘤的治疗。b. 禁忌证：活动性结核、严重心肺功能不全、颅内压增高、出血倾向、青光眼、恶性肿瘤（一般剂量时）、孕妇、局部金属异物、带有心脏起搏器者。

③ 微波疗法：波长范围为1m至1mm，频率范围为300～300000MHz的电磁波为微波。微波分为分米波（波长1m至10cm，频率300～3000MHz）、厘米波（波长10～1cm，频率3000～30000MHz）和毫米波（波长10～1mm，频率30000～300000MHz）三个波段。

主要治疗作用：不同剂量的微波对血液循环、神经肌肉、内脏器官、内分泌腺、血液系统、皮肤和皮下组织、眼球、生殖系统、恶性肿瘤等产生不同程度的兴奋和抑制、治疗和损伤的作用。

临床应用：a. 适应证：分米波和厘米波主要适用于亚急性和慢性炎症、妇科疾病、神经痛、周围神经损伤、神经根炎、脊髓炎、多发性硬化等。配合放化疗可用于肿瘤的治疗。毫米波适用于各种伤病的各个时期，如消化性溃疡、胃肠功能紊乱、高血压、冠心病、慢性支气管炎、关节炎、颌下淋巴结炎、面神经麻痹、神经根炎、神经痛、脑瘫、盆腔炎、眼耳鼻咽喉炎症、颞颌关节功能紊乱等。配合放化疗可用于浅表肿瘤的治疗，放疗化疗后骨髓抑制等。b. 禁忌证：如结核病、严重心肺功能不全、出血倾向、恶性肿瘤（一般剂量时）、孕妇、局部金属异物、带有心脏起搏器者。另外，眼和睾丸部位避免毫米波治疗。

★ 考点提示：微波禁忌证

（2）康复治疗护理要点

① 治疗前：a. 核对医嘱及治疗单。准备用物，检查设备。如准备木制床、椅等用物，检查机器电源是否正常，电流表和各输出旋钮是否处于零位，导线有无破损。b. 向患者作好解释说明取得配合。c. 评估患者。询问病史及既往史；检查局部皮肤是否清洁完整、有无感觉障碍；取下患者身上佩戴的金属物。d. 患者取舒适体位，充分暴露治疗部位。

② 治疗中：a. 接通电源，打开总开关。b. 擦去治疗部位的泪水、汗水、尿液及分泌物，防止烫伤。患者和操作者的身体不能接触接地的金属物；遇打雷，应立即关闭机器。将辐射器与电缆紧密连接，辐射器放置在治疗部位，调整输出（切勿空载辐射器或将辐射器对着治疗人员及周围空间）。眼部、睾丸区禁止微波辐射。下腹、腹股沟、大腿上部治疗时，用防护罩或40目铜网保护阴囊和睾丸；头面部治疗时，患者需戴专用的微波防护眼镜或40目铜网，以保护眼睛；感觉迟钝或丧失者及严重血液循环障碍者应慎用，必要时宜小剂量。小儿慎用微波电疗法，尤其在骨骺部位更应避免。严格遵照各辐射器的距离、剂量要求操作，严防过量。c. 观察患者反应，经常询问有无不适。若出现过热、头晕、心慌等，立即停止治疗，进行必要的检查与处理。出现电极下点状不适、过热或灼痛，立即断电。d. 嘱患者不能移动体位。若是婴幼儿治疗时，应有专人看护，防止其抓握电缆、电极板。

③ 治疗后：同低频电疗法。

（二）光疗法

应用人工光源或日光辐射治疗疾病的方法称为光疗法（phototherapy）。临床光疗法多采用人工光辐射源，如红外线、蓝紫光、紫外线、激光进行治疗。光的基本理化效应为热效应、光电效应、光化学效应及荧光和磷光效应，具有镇痛、消炎、缓解肌肉痉挛等治疗作用。

1. 红外线疗法

（1）概述　红外线是不可见光，在光谱中是光波中波长最长的部分，位于红光之外，故称为红外线。应用红外线治疗疾病的方法称为红外线疗法。

主要治疗作用：镇痛、消炎、消肿、解痉、软化瘢痕、松解粘连、促进组织再生。

临床应用：a. 适应证：各种慢性损伤（如肌肉劳损、牵拉伤等）；各类慢性无菌性炎症（如腱鞘炎、滑囊炎等）；各种慢性、亚急性软组织炎症（如蜂窝织炎、丹毒等），以及延迟愈合的伤口。b. 禁忌证：高热、活动性肺结核、出血倾向、恶性肿瘤局部、急性损伤（24h内）、急性炎症早期、闭塞性脉管炎、重度动脉硬化、局部皮肤感觉障碍、认知功能障碍等。

（2）康复治疗护理要点

① 治疗前：a. 核对医嘱及治疗单。准备用物，检查设备。b. 向患者作好解释说明取得配合。嘱患者治疗过程中不能随意移动身体，以免触及辐射器引起烫伤。c. 评估患者。询问病史及既往史；检查局部皮肤是否清洁完整、有无感觉障碍；照射部位有创面时应先清洁处理；取下患者身上佩戴的金属物；新鲜瘢痕、植皮术后部位、皮炎患者慎用红外线照射；急性损伤 24～48h 以内不做红外线治疗。d. 患者取舒适体位，充分暴露治疗部位。

② 治疗中：a. 接通电源，打开总开关。b. 将辐射器放在治疗部位上方。面部治疗者应戴防护眼镜或用湿纱布遮盖眼部，防止红外线伤害眼睛。c. 观察患者反应，如感觉过热、心慌、头晕时，须立即告知医师处理。对感觉较迟钝的老年人、儿童或皮肤感觉障碍者，或在植皮部位、骨突部位进行治疗时，尤其要严密观察。

③ 治疗后：a. 治疗结束。移除辐射器，关闭总开关，拔除电源。b. 观察局部皮肤情况，有异常应及时处理。红外线多次照射后，局部皮肤可出现网状红斑，停止照射红斑即消失，留有色素沉着属正常。局部出现水疱属治疗过量，应及时处理和停止照射，待其治愈后再行红外线照射。c. 擦干照射部位的汗液，室内休息 10～15min 后再外出。出汗较多时，要多饮水，防止脱水。d. 评价和记录。根据病情和疗效调整方案。

2. 紫外线疗法

（1）概述　紫外线是不可见光，在光谱中是光波中波长最短的部分，位于紫光之外，故称为紫外线。应用紫外线治疗疾病的方法称为紫外线疗法。

主要治疗作用：消炎、镇痛、杀菌、促进维生素 D_3 的形成、脱敏、促进伤口愈合、调节机体免疫功能、光致敏。

临床应用：a. 适应证：佝偻病、骨质疏松症、丹毒、急性淋巴管炎、肺炎、风湿性关节炎、各种神经痛、多发性神经炎、盆腔炎、外阴炎、带状疱疹、脓疱疮、眼耳鼻咽喉炎症。b. 禁忌证：高热、活动性肺结核、心肺肝肾衰竭、出血倾向、急性湿疹、全身性皮炎、单纯疱疹、日光性皮炎、皮肤癌变、色素沉着性干皮症、血小板减少性紫癜、血友病、系统性红斑狼疮、白内障、妊娠、恶性肿瘤局部、光敏性疾病、应用光敏药物（除外光敏治疗）。

（2）康复治疗护理要点

① 治疗前：a. 核对医嘱及治疗单。准备用物，检查设备。b. 作好解释说明，向患者说明照射后的正常反应和注意事项；询问患者近期是否服用光敏剂。c. 评估患者。询问病史及既往史；检查局部皮肤是否清洁完整、有无感觉障碍；照射部位有创面时应先清洁换药。d. 操作者及患者都应戴护目镜及无菌手套。e. 患者取合适体位，充分暴露治疗部位，非照射区用治疗巾遮盖。对大剂量照射的病灶，周围正常组织可涂凡士林以保护皮肤。

② 治疗中：a. 保持室内空气流通，室温应保持在 22～24℃，应用屏风隔离或单独房间。b. 调节光源与治疗部位垂直。c. 观察患者反应，询问有无不适。嘱患者治疗时不要用冷热及药物刺激局部，口腔内照射后不要即刻喝热水或吃过酸的食物，治疗过程中不要用光敏药物和吃光敏食物，也不宜饮酒及涂用化妆品。多种治疗同时进行时，应先热疗，再行紫外线治疗。

③ 治疗后：a. 治疗结束。关闭总开关，拔除电源。b. 观察局部皮肤情况，有异常应及时处理。照射后 24h 内不宜热敷；局部皮肤防止日晒，不宜用碱性肥皂。如皮肤红、肿、热、痛、脱屑、水疱，应及时反馈，配合处理。c. 评价和记录。根据病情和疗效调整方案。

④ 其他：a. 治疗结束后及时用反光灯罩遮盖光源，关掉电源，如需重启高压水银灯管必须将其冷却后方能再点燃。清洁灯管应在冷却后用 95% 乙醇擦拭。定期检测紫外线灯管生物剂量，一般每 6 个月检测一次。b. 治疗期间嘱患者多饮水，多食含微量元素、维生素

A、维生素 C、维生素 E 及 B 族维生素的新鲜蔬菜、水果、豆类及杂粮等。

3. 激光疗法

（1）概述　激光是指受激辐射放大的光，又称莱塞。应用激光治疗疾病的方法称为激光疗法。

主要治疗作用：低强度激光照射具有消炎、镇痛、促进酶的活性、调节内分泌、调节神经及免疫功能，对穴位的低强度激光照射穴位时，向穴位输入能量，有"光针"作用；高强度激光对组织有损害作用，可使蛋白质变性凝固，甚至炭化、气化，使组织止血、黏着、焊接或切割、分离；激光光敏反应可用于肿瘤的诊断定位。

临床应用：a. 适应证：氦-氖激光可用于各科疾病；二氧化碳激光可用于治疗各种炎症、扭挫伤、肿瘤、切割或凝闭血管进行止血；红宝石激光主要用于治疗眼科疾病；氩离子激光可治疗外伤性截瘫、脑炎后遗症、支气管哮喘、慢性肝炎、糖尿病、遗尿症、封闭视网膜裂孔、血管瘤的光凝固或治疗滑膜囊肿等；掺钕钇铝石榴石激光适用于血管瘤、面部斑痣、皮脂腺瘤、喉癌、胃肠部位的肿瘤等；氮分子激光用于治疗比较表浅的局限性的化脓性炎症、癣、湿疹、神经性皮炎、白癜风、气管炎、神经衰弱、诊断早期肿瘤等；准分子激光主要用于角膜成形术、血管成形术等；半导体激光用于穴位照射、局限性疼痛、眼科及妇科疾病；光敏疗法多用于诊治皮肤及脏器癌肿。b. 禁忌证：皮肤结核、心肺肾衰竭、活动性出血、恶性肿瘤（光敏治疗除外）等。

（2）康复治疗护理要点

① 治疗前：a. 核对医嘱及治疗单。准备用物，检查设备。检查激光器放置是否合理。b. 向患者作好解释说明，嘱患者在治疗过程中不要随意变换体位。c. 评估患者。询问病史及既往史；检查局部皮肤是否清洁完整、有无感觉障碍；照射部位有创面时应用生理盐水或 3% 硼酸水清除表面分泌物和坏死组织。d. 操作者及患者均应戴护目镜，治疗时避免直视光源。e. 患者取合适体位，充分暴露治疗部位。

② 治疗时：a. 激光治疗室内应保持光线充足。b. 调节激光束准确、垂直照射于治疗部位。c. 中高能量激光照射时，应防止局部烫伤及误伤正常组织。除治疗眼部疾病外，激光束应避免直射眼睛。d. 观察患者反应，询问有无不适。以舒适温度为宜，并根据患者感觉随时调整照射距离。

③ 治疗后：a. 治疗结束。关闭总开关，拔除电源。b. 观察局部皮肤情况，有异常应及时处理。c. 评价和记录。根据病情和疗效调整方案。

④ 其他：a. 定期检测激光管功率及通过光导纤维后的功率，及时更换灯管。b. 操作人员定期做健康检查，特别是眼底视网膜检查。c. 光敏治疗的患者于注射药物后 1 个月内应居住暗室，严禁日光直晒，以免发生全身性光敏反应。d. 治疗后密切注意由于肿瘤坏死所引起的出血、穿孔的发生，及时处理。

（三）超声波疗法

1. 概述

超声波是指频率在 20kHz 以上，不能引起正常人听觉的机械震动波。将超声波作用于人体治疗疾病的方法称为超声波疗法（ultrasonic therapy）。国内临床上常用的频率为 $800\sim1000kHz$。

超声波的机械作用对组织产生"细胞按摩"或"微细按摩"作用，还可产生"内生热"，故其具有修复伤口、软化瘢痕、松解粘连、增加渗透、促进组织代谢、改善血液循环和刺激神经系统功能等作用。

临床应用：①适应证：神经性疼痛、软组织损伤、骨关节病、泌尿生殖系统疾病、眼科疾病、心脑血管系统疾病、皮肤疾病等。②禁忌证：持续性高热、活动性肺结核、严重支气管扩张、出血倾向、消化道大面积溃疡、心绞痛、心力衰竭、多发性血管硬化、血栓性静脉炎、化脓性炎症、急性败血症、恶性肿瘤（超声治癌技术除外）、严重心脏病的心区、交感神经节及迷走神经部位、孕妇的下腹部、小儿骨骺部、高度近视患者的眼部及邻近部位、带有心脏起搏器、心脏支架者、放射线或同位素治疗期间及治疗后半年内禁用。头部、眼、生殖器等部位治疗时，剂量应严格把握。

2. 康复治疗护理要点

（1）治疗前　①核对医嘱及治疗单。准备用物，检查设备。②向患者作好解释说明，使其取得配合。嘱患者取下身上所戴金属物品，在治疗过程中不要随意变换体位。③评估患者。询问病史及既往史；检查局部皮肤是否清洁完整、有无感觉障碍；清洁治疗部位皮肤。④患者取合适体位，治疗部位皮肤涂接触剂，其余部位用毛毯遮盖，防止受凉。

（2）治疗中　①治疗时首先将声头接触治疗部位或浸入水中，方能调节输出，切忌声头空载与碰撞，以防晶体过热损坏或破裂。治疗中声头应紧贴皮肤，声头与皮肤之间不得留有任何细微空隙；移动法治疗时勿停止不动，以免引起疼痛反应。②治疗过程中紧密观察患者反应以及仪器的工作状态，以声头作用处有温热、酸胀感为宜。如治疗部位过热或疼痛，应暂停治疗，找出原因，予以处理。③治疗过程中不得卷曲或扭转仪器导线；注意仪器和声头的散热，如有过热，应暂时停机一段时间，再继续使用。④不能用增大强度来缩短治疗时间，也不能用延长时间来降低治疗强度。

（3）治疗后　①治疗结束时，将超声输出调回零位，关闭电源后方可将声头移开。②观察治疗效果及有无不良反应。③评价和记录。根据病情和疗效调整方案。

（四）传导热疗法

1. 概述

传导热疗法（conductive therapy）是以各种热源为介体，将热直接传导给机体，而达到治疗疾病目的的一种治疗方法。应用传导热治疗疾病有着悠久的历史，按传导介体的不同分为石蜡疗法、温热袋敷疗法、蒸汽疗法、泥疗、地蜡疗法、沙疗等。传热介体对皮肤的温热感受器、压力感受器、化学感受器具有综合性的作用，可以降低肌张力、镇痛、改善组织营养、促进水肿吸收、增强心功能、软化瘢痕、促进创面修复、松解挛缩关节、促进组织代谢以及影响炎症反应。

（1）石蜡疗法　是利用加热熔解的石蜡作为传导热的介质，将热能传至机体，达到治疗作用的方法。

主要治疗作用：改善局部血液循环、促进上皮组织生长、软化松解瘢痕组织及肌腱挛缩。

临床应用：①适应证：软组织扭挫伤、腱鞘炎、肩周炎、软组织粘连、瘢痕及关节挛缩、关节纤维性强直、颈腰椎病、关节炎、周围神经外伤、神经炎、慢性肝炎、慢性胃肠炎、慢性盆腔炎。②禁忌证：高热、急性化脓性炎症、厌氧菌感染、结核病、心肾功能衰竭、出血倾向、妊娠、肿瘤、1岁以下的婴儿、温热感觉障碍、蜡过敏者。

（2）湿热袋敷疗法　是利用热袋中的硅胶加热后散发出的热和水蒸气作用于机体局部的一种物理治疗，也称热袋法。

主要治疗作用：促进血液循环、促进代谢、促进渗出液的吸收、降低末梢神经的兴奋性、减低肌张力、软化松解瘢痕。

临床应用：①适应证：软组织扭挫伤恢复期、肌纤维组织炎、肩关节周围炎、慢性关节炎、关节挛缩僵硬、坐骨神经痛等。②禁忌证：同石蜡疗法。

（3）蒸汽疗法　是利用蒸汽作用于身体来防治疾病和促进康复的一种物理治疗。常用的方法主要有局部熏疗法、全身蒸汽浴。

主要治疗作用：热的传导作用可以起到消肿、消炎作用；气流颗粒的运动可以软化瘢痕、解痉、镇痛作用；根据病情选择不同的药物配方进行治疗，以达到消炎、消肿、镇痛等治疗作用。

临床应用：①适应证：风湿性关节炎、急性支气管炎、上呼吸道感染、高血压、神经衰弱、营养性水肿病、皮肤瘙痒症、结节性红斑、荨麻疹、慢性盆腔炎、功能性闭经、腰肌劳损、扭挫伤、瘢痕挛缩等。②禁忌证：高热、活动性肺结核、严重心血管疾病、孕妇、恶性贫血、月经期禁用。年老、体弱者慎用。

2. 康复治疗护理要点

（1）治疗前　①核对医嘱及治疗单。准备用物。②向患者作好解释说明取得配合。③评估患者。询问病史及既往史；检查局部皮肤是否清洁完整、有无感觉障碍；清洁局部皮肤，如有溃疡或伤口，先用高锰酸钾液冲洗，再加盖凡士林纱布；急性扭伤有出血倾向时，最好在24h后再做治疗；急性炎症已化脓者不宜进行此治疗。④患者取合适体位，充分暴露治疗部位。

（2）治疗中　①治疗室备有急救药品，以防休克、虚脱等意外。②观察患者反应，询问有无不适。如有心慌、头晕、恶心等不适者，立即停止治疗，给予静卧等对症处理。③皮肤感觉障碍、血液循环障碍、瘢痕、植皮术后，应特别注意治疗温度；对意识不清的患者，慎用湿热袋敷治疗。④蜡疗时，每次浸入蜡液不应越过第一层蜡膜的边缘。少数患者蜡疗后治疗部位可能出现皮疹、瘙痒等过敏反应，应立即停止蜡疗，休息观察15min左右，并对症处理。

（3）治疗后　①协助患者擦去汗液，注意保暖，休息片刻再离去。出汗多者应给予补充水分。②观察患者反应，如出现食欲减退、睡眠质量下降、红细胞沉降率超过36mm/h、脉搏加快、局部症状加重，应停止治疗。③评价和记录。根据病情和疗效调整方案。

（4）其他　①治疗期间，应增加水分、蛋白质、碳水化合物、盐类和维生素的摄入。②蜡疗室应注意通风，石蜡容易燃烧，使用与保存时要注意防火。

（五）磁疗法

1. 概述

磁疗法（magnetotherapy）是一种利用磁场作用于人体穴位或患处，达到治疗目的的方法。

主要治疗作用：止泻、消炎、消肿、止痛、镇静、降压、软化瘢痕、促进骨折和创面愈合、对良性肿瘤有治疗作用。

临床应用：①适应证：急性胃炎、慢性结肠炎、软组织扭挫伤、外伤性血肿、急性关节炎、肩周炎、骨质疏松症、骨折、耳郭浆液性软骨膜炎、颞颌关节综合征、前列腺炎、尿路结石、支气管炎、三叉神经痛、高血压、胆石症、婴幼儿腹泻、血管瘤、术后痛等。②禁忌证：目前磁疗法尚无绝对禁忌证，但下列情况一般不宜应用磁疗：白细胞计数低于 $4\times10^9/L$、出血或有出血倾向、高热、皮肤破溃、孕妇、心力衰竭、带有心脏起搏器、体质虚弱或过敏体质者。

2. 康复治疗护理要点

（1）治疗前　①核对医嘱及治疗单。准备用物，检查设备。②向患者作好解释说明取得配合。去除治疗区域的金属物品，以免被磁化。③评估患者。询问病史及既往史；检查局部皮肤是否清洁完整、有无感觉障碍；皮肤溃破、出血的局部不宜直接贴敷，应隔有纱布再贴敷。

（2）治疗中　①治疗前后要用75％乙醇消毒磁片。②观察患者反应，询问有无不适。年老、体弱或幼儿患者、神经衰弱、高血压等功能性疾病宜从小剂量开始。皮肤感觉障碍者局部治疗时应适当减少剂量，以免烫伤。出现过热、头晕、心慌等，应调整治疗方案。

（3）治疗后　①观察治疗后效果及病情，如果出现血压波动、嗜睡、头痛、恶心、心慌或严重失眠，应停止治疗。②评价和记录。根据病情和疗效调整方案。

（4）其他　磁材质地较脆，要防止撞击，不要加热，以免磁性消失。不同强度磁材应分开保管，否则磁场强度小的磁片易碎裂。

（六）冷冻疗法

1. 概述

冷冻疗法（cold therapy）是应用比人体温度低的物理因子（冷水、冰等）刺激皮肤或黏膜以治疗疾病的一种治疗方法。冷疗温度通常为0℃以上、低于体温，通过寒冷刺激反射性地引起局部和全身反应，来达到治疗疾病的目的。常用的致冷原有冰块、冷水、氯乙烷等。常用的治疗方法有冷敷法、浸泡法、喷射法、灌注法和饮服法。

冷冻疗法的生物作用主要分为瞬间的冷作用与持续的冷作用：在瞬间的寒冷刺激下，组织的兴奋性增高；在持续、长时间的低温作用下，组织的兴奋性降低。

临床应用：①适应证：疼痛和痉挛性疾病、软组织损伤、出血、烧伤烫伤的急救治疗、早期蛇咬伤的辅助治疗、高热、中暑、术后出血水肿、类风湿关节炎、脱敏治疗。②禁忌证：血栓闭塞性脉管炎、雷诺病、高血压、心肺肾功能不全、动脉硬化、冷超敏反应者、对冷过度敏感者、致冷血红蛋白尿患者、局部血液循环障碍者、皮肤感觉障碍者、言语认知功能障碍者慎用。

2. 康复治疗护理要点

（1）治疗前　①核对医嘱及治疗单。准备用物，检查设备。②向患者作好解释说明取得配合。介绍冷冻治疗的正常反应和可能出现的不良反应，如有不适，及时告知医护人员。嘱患者治疗时不要随意变换体位和触摸冷冻机器。③评估患者。询问病史及既往史；检查局部皮肤是否清洁完整、有无感觉障碍；过饱或过饥不宜治疗。

（2）治疗中　①注意保护冷疗区周围皮肤，防止过冷引起冻伤。治疗时要注意非治疗部位的保暖，防止患者受凉感冒。②眼部治疗时应加强保护，防止液氮损伤角膜。喷射法禁用于头面部，以免造成眼、鼻、呼吸道损伤。③观察患者情况，询问有无不适。如出现轻度寒战、头晕、恶心、面色苍白等，多因过度紧张所致，保暖、平卧休息可恢复。如出现寒战、面色苍白、心率加快、脉搏、呼吸异常、血压下降、全身皮肤潮红、瘙痒、荨麻疹、关节痛等冷超敏反应，应立即停止治疗，注意保暖，给予热饮。

（3）治疗后　①注意观察患者全身情况及局部反应。②治疗后3～5天保持创面干燥，让结痂自然脱落。③冷冻过度或时间过久，局部可出现水肿及渗出，无须处理；如出现血疱，可做穿刺抽液处理。④评价和记录。根据病情和疗效调整方案。

（七）水疗法

1. 概述

水疗法（hydrotherapy）是以水为媒介，利用不同温度、压力、成分的水，以不同的形式作用于人体，以预防和治疗疾病、提高康复效果的方法。水疗有多重不同的功效，不仅可用于数种疾病的治疗，也可用于缓解躯体及精神上的压力。临床水疗法的种类很多，如冲浴、擦浴、浸浴、淋浴、湿包裹、蒸汽浴、漩涡浴、步行浴、蝶形槽浴、水中运动、小下洗肠等。

由于水疗时液体的水可与身体各部分密切接触，并且能传递刺激面产生温热、机械、化学等治疗作用，对各器官系统均可产生影响。

临床应用：①适应证：骨关节炎、脑卒中偏瘫、共济失调、帕金森病、神经痛、雷诺病、风湿病、疲劳综合征、痉挛性瘫痪、失眠、焦虑、痔、卵巢痛或睾丸痛、尿潴留、膀胱炎、急慢性盆腔炎、慢性前列腺炎等。②禁忌证：精神意识紊乱或失定向力、恐水症、皮肤传染性疾病、频发癫痫、严重心功能不全、严重动脉硬化、心肾功能代偿不全、活动性肺结核、癌瘤及恶病质、身体极度衰弱及各种出血倾向者绝对禁忌使用水疗法。此外，妊娠、月经期、大小便失禁、过度疲劳者禁忌全身浸浴。对血压过高或过低患者，可酌情选用水中运动，但治疗时间宜短，治疗后休息时间宜长；大便失禁者，入浴前排空大便，宜做短时间治疗，防止排便于池水中。

2. 康复治疗护理要点

（1）治疗前　①核对医嘱及治疗单。准备用物。水源清洁无污染，浴器、浴水、浴巾使用前后要消毒。②向患者作好解释说明，取得配合。③评估患者。询问病史及既往史；患者身体一般状况、心肺功能、运动功能、感觉功能、并发症、皮肤是否损伤、是否有大小便失禁、是否有传染病、是否有水中运动禁忌证等。患者肺活量在 1500ml 以下不宜在深水中进行水中运动。水中运动疗法应在餐后 1～2h 进行。

（2）治疗中　①水疗室应光线充足、通风良好、地面防滑、温湿度适宜。②患者饥饿或饱餐后 1h 不得进行水疗，水疗前排空大小便。③治疗中随时观察患者反应，出现发抖、口唇发绀时，应停止治疗或调节水温；全身浸浴或水下运动时，防止溺水；体弱、年老、年幼、行动不便者水疗时注意保护，防止跌倒；注意禁忌证，发热、全身不适或遇月经期等应暂停治疗。

（3）治疗后　①治疗后应擦干皮肤，保暖，休息 30～60min。②评价和记录。根据病情和疗效调整方案。

（孙德娟）

三、作业治疗

（一）概述

1. 概念

作业治疗（occupational therapy，OT）是康复医学的重要组成部分，是一个相对独立的康复治疗专业。世界作业治疗联盟（WFOT）把作业治疗定义为：通过选择性的作业活动去治疗有身体或精神疾病的伤残人士，提高患者在各方面达到最高程度的功能水平和独立性。2001 年 WHO 颁布的《国际功能、残疾和健康分类》（international classification of functioning，disability and health，ICF）将作业治疗的定义修改为：协助功能障碍的患者选择、参与、应用有目的和有意义的生活，以达到最大限度地恢复躯体、心理和社会方面的功能，增进健康，预防能力的丧失及残疾的发生，以发展为目的，鼓励他们参与及贡献社会。

2. 特点

作业治疗和运动疗法功能锻炼的侧重点有所不同。运动疗法以恢复各关节的活动度、增强肌力以及提高身体的协调和平衡功能为主；作业治疗则是在运动疗法的基础上，强调恢复上肢的精细协调动作，以适应日常生活活动及工作、职业的需要，作业治疗不仅是功能锻炼的延续，而且是获得新的日常生活活动能力及职业能力的过程。

3. 目标

作业治疗的最终目标是：提高患者的生存质量，训练患者成为生活中的主动角色，积极进行必需的生活活动和工作，参与到社会活动中去，成为社会"大家庭"的一员。

（二）分类

1. 按作业治疗的名称分类

按作业治疗的名称可分为日常生活活动训练；手工艺作业；文书类作业；园艺作业；木工作业；黏土作业；皮工作业；编制作业；金工作业；制陶作业；工作装配与维修；认知作业；计算机操作、书法、绘画等作业。

2. 按治疗目的和作用分类

按治疗目的和作用可分为用于减轻疼痛的作业；用于增强肌力的作业；用于增强肌肉耐力的作业；用于改善关节活动度的作业；用于增强协调性的作业；用于改善步态的作业；用于改善整体功能的作业；用于调节心理、精神和转移注意力的作业；用于提高认知能力的作业等。

3. 根据作业治疗的内容分类

根据作业治疗的内容分类可分为日常生活活动训练，工艺治疗，园艺治疗，文娱治疗，自助具、矫形器制作及训练，假肢训练，就业前功能评定和功能性作业活动等。

4. 根据作业治疗的功能分类

可分为功能性作业治疗，职业作业治疗，娱乐活动，作业宣教和咨询，环境干预，辅助技术等。

（三）作用

1. 增强躯体感觉和运动功能

通过作业治疗可改善机体的新陈代谢，增强体力和耐力；改善关节活动度，防止关节挛缩、变形等继发障碍的发生，增强患者肌力及活动的协调性，提高身体的平衡能力及手指的精细功能等。

2. 提高日常生活活动能力

通过日常生活活动能力的训练、矫形器及自助器具的使用，提高患者自行活动能力、自我照顾能力、适应环境及工具使用能力等。

3. 提高认知和感知能力

通过设计一些认知方面的作业活动（如读写、拼图、积木等），提高患者认识力、注意力、记忆力、定向力及对概念、顺序、归类等方面的认识，获得解决问题能力及安全保护意识等。

4. 改善社会适应和心理功能

通过作业治疗可以改善社会适应能力，包括自我价值、自我表达、人际关系、应对能力、介入社会能力等，并且可以帮助其调整心态，克服自卑、孤独、无助等心理，增强战胜疾病的自信心。

5. 最大限度地促进残余功能的发挥

通过训练及借助辅助器具使残余功能最大限度地发挥，预防肌肉萎缩，减轻或预防畸形的发生等。

（四）选择原则

1. 在全面评定的基础上，有目的地进行选择

首先应对患者的功能情况进行全面的评定，了解其功能状态和治疗目标。

2. 对活动进行分析

了解该活动所需要的技能和功能要求，活动的顺序、场所、时间、工具以及有无潜在危险等。虽然作业活动分析是比较复杂的过程，需花费较长的时间，但是为了准确选择作业活动使之符合或满足治疗的需要，必须进行活动分析。

3. 对活动进行必要的修改和调整，适应患者的需要

在功能评定和作业分析的基础上，应对活动进行必要的调整，以更好地达到治疗的目的。活动的调整可以从以下六个方面进行考虑。

（1）工具的调整　如进行象棋训练时将棋子与棋盘加上魔术贴，可增加下棋的难度，在游戏的同时加强肌力/耐力训练；用筷子夹棋，则可改善手的精细功能和日常生活活动能力；加粗手柄工具可使抓握功能稍差的患者较容易完成活动。

（2）材料的调整　如木工作业中选择不同质地的木材，锯木时对肌力的要求就有所不同，质地较硬的材料对肌力要求较高。

（3）体位或姿势的调整　同样以下棋为例，站立位进行可提高站立平衡能力和站立的耐力，坐位下进行则比较容易完成。

（4）治疗量的调整　可以从治疗的时间、频率、强度进行调整，以改变治疗量。如心脏疾病患者步行训练时，要严格控制运动量，速度不宜过快，时间不应过长，运动量以达适宜心率为度。而运动员，运动量则可大大超过前者。

（5）环境的调整　训练目的为改善认知功能时，需要较安静的环境以避免注意力分散；但若为了提高环境适应能力、实际生活或工作能力，则应在真实环境中进行，如木工车间。

（6）活动本身的调整　为了适合患者的训练，往往需要对活动方式、程序进行简化，如可选择某一活动中的一个或几个动作进行训练，如选择篮球活动中的传球、投篮、运球分别训练而不一定是打一场比赛。

4. 尽量以集体活动的方式进行活动，提高患者治疗的积极性和治疗效果

作业治疗鼓励集体训练而不是一对一训练，尤其是趣味性活动，集体训练效果远远优于一对一训练。

5. 充分发挥治疗师的指导、协调作用，保证活动顺利进行

治疗性作业活动中，作业治疗师起到组织、指导和协调的作用，以保证活动顺利进行。当然，也可安排表现优异的患者进行组织与协调，但一定是在治疗师的指导下进行活动。

（五）评定

作业治疗的评定包括收集、归纳、分析资料，诊断和制订个体性治疗计划。通过对一般情况、身体功能、心理功能、认知、言语状态、日常生活活动能力、心理社会活动、兴趣爱好、康复需求、环境因素等方面的评估，发现日常生活活动受到影响的情况，并找出原因，制订个体性、针对性的作业治疗计划。

（六）训练内容

作业治疗的功能训练是指根据不同的个体，选择对其躯体、心理和社会功能有一定帮助的、适合患者需求的作业活动。同时还要考虑不同患者的兴趣爱好、文化背景、生活，工作环境和工作地位等因素。训练主要包括以下内容。

1. 治疗性功能训练

传统意义上的康复医学是以运动功能障碍为中心，所有的治疗性活动都是为作业活动做准备的。所以，运动功能训练是作业治疗中最基本、最常用的。治疗性功能训练又称活动性作业治疗，是由作业治疗师设计的模仿现实生活中具体生活、工作、娱乐的活动，通过反复练习来提高患者由于病损所致的运动、认知、知觉等功能障碍。

（1）增加肌力的训练　作业治疗中不仅要进行患侧肌群的肌力训练，而且要训练健侧使之超过原有正常的肌力，以提高代偿能力。增加肌肉的训练方式包括：主动助力运动、主动运动、抗阻运动。应用的肌肉收缩形式有等长收缩和等张收缩。①抗阻等张运动训练：如抗阻的斜面磨砂板训练；②主动等张运动训练：如使用锤子训练上肢肌力，使用橡皮泥训练手的力量；③主动助力训练：如上肢借悬吊带进行一些活动；④被动牵拉训练：可增加关节活动度；⑤主动牵拉训练：利用主动肌的力量牵拉拮抗肌；⑥无抗阻的等张训练；⑦有抗阻的等张训练：如抬高上肢绘画，用于肌力 2^+ 级或 3^+ 级的肌肉、任何需要保持姿势的动作；⑧神经肌肉控制训练。

（2）增加耐力的训练　低负荷、重复多次的练习，可增加肌肉的耐力，如投球（篮球）、木工、绘画、书法、轮椅竞技等。

（3）增加心肺功能的训练　主要为有氧运动训练，需要达到最大氧耗量的 $50\%\sim85\%$。

（4）增加关节活动度的训练　主动运动和被动运动均可增加关节活动度与灵活性。可以设计一些患者感兴趣的增加关节活动范围的作业活动，一方面使患者产生兴趣坚持训练；另一方面能够达到维持和不断扩大关节活动度的目的。如：利用桌面推拉滚筒运动、斜面磨砂板等作业活动，可调整患者的座位方向，进行肩关节的前屈、后伸、外展、内收等关节活动度的训练。还有锤击、舞蹈、编织等。

（5）增强灵活性的训练　对于上肢精细运动障碍的患者，可以进行编织、制陶等工艺活动，也可以利用十字绣、插花等作业活动最后制成漂亮的作品，一方面能够锻炼患者上肢的灵活性；另一方面可以提高患者的自信心。

（6）感觉训练　对存在感觉障碍的患者要认真进行评估，根据深浅感觉障碍情况，有针对性地进行健侧和患侧的同步治疗，强化正确感觉输入包括触觉、痛觉、温度觉等，反复训练，以达到最好的效果。

（7）增强协调性和平衡功能的训练　充分发挥作业治疗创造性、灵活性、适应性强等特点，为患者制订个体调练方案。如制陶、编织等工艺活动可增加双手的协调能力；套圈、扔沙包等活动可增强上肢和下肢的协调和平衡能力。另外，根据实际情况，变化患者站立的姿势，如患者可双脚前后位、双脚并拢位等，或者逐渐由静态平衡向动态平衡过渡，循序渐进锻炼患者的平衡及协调能力。

2. 认知综合功能训练

认知训练又称为认知干预，对觉醒水平、定向力、注意力、认识力、记忆力顺序、定义、关联、概念、归类、解决问题、安全保护、学习概括分别进行训练。①如利用简单的问题提问或反复声音刺激等提高患者的觉醒水平；②每天进行空间、时间的问答，进行定向力障碍的训练；③利用删字游戏、击鼓传球游戏、听故事、猜谜语等进行注意力训练；④记忆障碍的训练：反复朗读、讲故事、帮助患者回忆熟悉的事物等；⑤失认症的训练：通过视觉进行识别人物、用品、颜色，通过听觉辨别声音等；⑥失用症的训练：通过标识物反复强化增加本体感觉的输入或者协助患者完成相应运动。

3. 日常生活活动训练

日常生活活动是指人们为了维持生存及适应生存环境而进行的一系列最基本的、最具有共性的活动。其内容一般分为：个人卫生（洗脸、刷牙、梳头、洗澡和如厕等）、床上活动（翻身、坐起、移动、上下床等）、穿衣（穿脱衣裤和鞋袜等）、进食（如端碗、持杯、用筷子或刀叉、汤匙及抓拿或切割食品等）、转移（如床和轮椅间的转移、轮椅和拐杖的使用等），以及站立、室内外步行、跨门槛、上下楼梯、乘公共汽车或自行车等。训练中可借助一般的生活用品和必要的辅助工具等，进行模拟训练。

4. 家务活动

具体方法有烹调配餐（如配备蔬菜，切割鱼、肉，敲蛋，煮饭和洗涤锅碗瓢盆等）、清洁卫生（如使用扫把、拖把、擦窗、整理物品、搬移物件等），其他如使用电器、购物、管理家庭经济及必要的社交活动。

5. 教育性技能活动

一般用于儿童或感官残疾者，是一种寓教于技能的活动训练。需具备必要的学习用具，如各种图片、动物玩具、各种不同大小的积木和其他玩具等。在接受教育的同时还进行知觉-运动功能的训练，如皮肤触觉、本体感觉、感觉运动觉（包括位置觉）的训练等。

6. 职业前活动训练

职业前活动训练包括职前评估和职前训练两部分。在患者准备回归社会，重回工作岗位之前，必须对身体和精神方面以及现有的功能进行测定和评价，根据个人爱好和职业技能要求选择相应的作业技能训练。

7. 心理性作业活动

心理性作业活动是一种特殊的心理治疗方法。主要是通过作业活动给患者以精神上的支持，减轻其不安和焦虑，或给其提供一个发泄不满情绪的条件，主要包括各种球类活动在内的文体活动和园艺活动，常以集体的形式进行治疗。活动设计需要充分调动患者参与活动的积极性，转移注意力，增强患者的自信心，主动参与社会活动。同时还要设法创造条件，促进患者之间以及治疗师、家属与患者进行交流，如截瘫患者的射箭比赛、篮球比赛，偏瘫患者的郊游、游泳，截肢患者的羽毛球比赛，精神病患者的庭院管理（如种花、植树、锄地、拔草等）等。另外，还要充分掌握轮椅、假肢和各种支具的使用，只有熟练操作以后才能融入到园艺或娱乐活动中去。

8. 辅助器具配置和使用训练

辅助器具是患者在进食、着装、如厕、写字、打电话等日常生活娱乐和工作中为了充分利用残存功能，弥补丧失的功能而研制的一种简单实用帮助障碍者使之自理的器具。辅助器具大多是治疗师根据患者存在的问题予以设计并制作的简单器具，如加粗改进型的勺、叉；防止饭菜洒落的盘档；改造的碗、筷协助固定餐具的防滑垫等；帮助完成抓握动作的万能袖等。

9. 假肢的使用活动训练

假肢是为了补偿、矫正或增强患者已缺失的、畸形的或功能减弱的身体部分或器官、使患者最大限度地恢复功能和独立生活的能力。在安装假肢前后均需进行功能训练，如站立，行走，左右平衡训练，上下楼梯的训练以及穿戴前后的使用训练。

10. 传统疗法

在 20 世纪 80 年代初期，我国引进西方现代康复医学知识后，探索将中医理论和实践方法与现代康复学知识相结合，发展成为具有中国特色的作业治疗技术。根据作业治疗理论，中国传统作业治疗，如书法疗法、绘画疗法、风筝疗法、赏花吟诗疗法及打太极拳等养身疗法，具有患者易接受、简便易行等特点。

11. 压力衣的制作与应用

压力治疗（pressure therapy）又称加压疗法，采用特别的弹性布料通过对人体体表施加适当的压力，以预防或抑制皮肤瘢痕增生、防治肢体肿胀的治疗方法。适用于各种原因所致的增生性瘢痕、肢体水肿、截肢后残端塑形，预防下肢深静脉血栓形成和下肢静脉曲张的发生。治疗部位有感染性创面、脉管炎急性发作、下肢深静脉血栓已形成者应禁用。

（七）作业治疗处方

康复医师与作业治疗师在对患者进行治疗前要根据患者的性别、年龄、职业、生活习惯、身体状况、功能障碍程度等拟订详细的治疗处方。处方包括：评定内容和结果、作业治疗的具体项目、治疗目标、训练计划、训练方法及强度、持续时间、频率和注意事项等内容。

（八）作业治疗的临床应用

1. 适应证

①神经肌肉系统疾病：脑卒中、颅脑损伤、脊髓损伤、周围神经损伤、神经肌肉疾病、脑瘫、截瘫、四肢瘫、老年性痴呆等；②伤残所致功能障碍：骨折、关节损伤、截肢等；③骨关节系统疾病：风湿性关节炎、类风湿关节炎、强直性脊柱炎、退行性骨关节病、肩周炎、腰腿痛等；④常见慢性疾病：冠心病、肺心病、糖尿病、高血压、慢性阻塞性肺疾病等；⑤其他疾病：抑郁症、精神分裂症恢复期、焦虑症、儿童学习困难等。

2. 禁忌证

意识不清、病情危重、心肺肝肾严重功能不全、活动性出血者等。

3. 注意事项

① 必须根据患者的体力、病情、兴趣、生活、学习等需要选择作业治疗内容，应做到因人而异。

② 作业治疗是从临床康复治疗向职业劳动过渡。因此，所选择的各种作业治疗活动应具有现实性，符合我国国情和社会背景，适合患者的文化教育背景和就业需要。

③ 结合医院、社区、家庭环境条件选择作业治疗方式，应做到因地制宜。

④ 尽可能让患者选择自己感兴趣的作业治疗方法，以提高其主动参与性和趣味性。

⑤ 进行作业治疗时必须有专业治疗人员或家庭监护和指导，以保证安全，防止发生意外。

⑥ 疗程中要定期评定，根据病情的变化及时调整、修订治疗处方。

⑦ 作业治疗需与物理治疗、心理治疗、言语治疗、康复工程、药物治疗、中医传统治疗等治疗方法密切结合，以提高疗效。

⑧ 尽量采用集体活动治疗的形式，以增强患者之间的交流，有助于加强患者的社会参与和交往能力。

⑨ 作业治疗应遵守循序渐进的原则。根据患者个体情况，对时间、强度、间歇次数等进行适当调整，以不产生疲劳为宜。

⑩ 必须详细记录作业治疗的医嘱、处方、进度、反应、患者完成能力和阶段性的评估及治疗方案。

（李红玲）

四、言语治疗

言语障碍是一种常见的功能障碍，见于多种疾病。其类型分为：①失语症；②构音障碍；③听力障碍所致的言语障碍；④儿童语言发育迟缓；⑤口吃；⑥发声障碍。本部分所讨论的言语障碍是指局限性脑或周围神经病变所致的言语障碍，包括失语症和构音障碍。常见病因有脑血管疾病、脑外伤、脑肿瘤、感染等，脑血管病是其最常见的病因，发病率非常高。近年来资料显示，脑血管意外已经是成人死亡的主要原因之一，致残率也相当高，其中包括言语障碍。

（一）失语症

1. 概述

（1）概念　参与脑内言语的各结构损害或是功能失调即可造成失语症。它既与听觉障碍（言语感受阶段）无关，又与言语肌肉（言语表达阶段）的瘫痪或其他运动障碍无关，这正是失语症与构音障碍的区别所在。

（2）主要功能障碍　①听觉理解障碍；②口语表达障碍；③阅读障碍；④书写障碍。详细请参考第三章第四节。

2. 康复护理评定

详细请参考第三章第四节。

3. 康复护理方法

（1）目标与原则

① 目标

a. 长期目标：根据评定结果推测患者的预后。轻度患者，改善语言功能，争取达到正常交流；中度患者，充分利用残存功能，在日常生活上做到交流自如；重度患者，利用残存功能或辅助器具、肢体语言等方法，进行简单的日常交流。

b. 短期目标：将长期目标的过程分成若干阶段，逐步设定具体的阶段目标，即根据失语症的不同类型、不同程度，选择合适的方式进行训练，以满足阶段目标，从而达到所设的最终目标。

② 原则

a. 针对病因进行治疗。治疗失语症首先要治疗其病因（如脑卒中、脑肿瘤、脑内感染等），采取相应的治疗措施，尽可能消除影响。

b. 针对症状进行治疗。针对语言的临床症状，即听、说、读、写等不同缺陷，选择针对性的训练。

c. 在允许情况下，尽可能早地进行治疗。

d. 综合训练，注重交流。要有针对性地进行训练，同时也不该忽略听、说、读、写的综合性训练。失语症训练的目的是同他人的交流沟通，因此必须注重实践，多与他人进行交流。

e. 因人而异，循序渐进，先易后难，由浅入深。

f. 结合心理治疗方式，多对患者进行疏导、鼓励及肯定，帮助其重新找回生活信心。

（2）康复护理措施　失语症常见于各种脑部疾病，因此在进行失语症护理时也应注意原发疾病的护理。

① 休息与体位：疾病急性期不适宜做言语治疗，应保证患者充分的休息；体位摆放根据原发病实施。应注意的是正式的言语训练开始时应是患者急性期已过，意识清楚，情绪稳定，配合治疗，能够耐受集中训练至少30min时为最佳；开始治疗的时间越早，效果越好。如出现以下情况应及时停止训练：全身状态不佳，意识障碍，重度痴呆，拒绝训练或对训练成效无要求者，情绪激烈的患者。

② 用药护理：失语症的用药主要针对原发病进行治疗。

③ 物理因子治疗：经颅神经电刺激可激活运动皮质，使相对应的肌肉产生收缩。然而经颅神经电刺激对于患者来说感觉刺激太过强烈，也有电烧伤的危险，因此逐渐发展出了反复经颅磁刺激，它使患者的治疗更加舒适，也更加安全。

④ 运动疗法

a. 统治疗法：针对患者听、说、读、写某一项或多项语言技能或行为，进行康复治疗，以认知刺激法（Schuell刺激法）为代表。Schuell刺激法是指是对损害的语言符号系统应用强的、控制下的听觉刺激为基础，最大限度地促进失语症患者的语言再建和恢复。主要原则见表4-4。

表4-4　Schuell刺激法

刺激原则	说明
利用强听觉刺激	是刺激疗法的基础,因为听觉模式在语言过程中居于首位,而且听觉模式的障碍在失语症中也很突出
适当的语言刺激	刺激必须能输入大脑,要根据失语症的类型和程度,选用适当的控制下的刺激,以使患者感到有一定难度但尚能完成
多途径的语言刺激	多途径输入,如给予听刺激的同时给予视、触、嗅等刺激(如实物),相互促进
反复利用感觉刺激	一次得不到正确反应时,反复刺激可以提高其反应性
刺激应引出反应	一项刺激应引出一个反应,这是评价刺激是否恰当的唯一方法,它能提供重要的反馈而使治疗师迅速地作下一步的刺激
正确反应要强化以及矫正刺激	当患者对刺激反应正确时,要鼓励和肯定(正强化)。得不到正确反应的原因多是刺激方式不当或不充分,要修正刺激

b. 实用交流治疗法：着重交流能力的改善，目的在于恢复患者现实生活中的交流技能。以交流效果促进法为代表。交流效果促进法（promoting aphasics communication effectiveness，PACE）是目前国际上得到公认的促进实用交流的训练方法之一。训练方法：将一叠图片正面向下扣置于桌上；治疗师与患者交替各自图片的内容；运用各种表达方式将信息传递给对方；接收者进行适当反馈；治疗时可提供适当的示范。

c. 代偿治疗法：用身体其他功能或辅助设备来代偿语言功能不足的方法，主要应用于重症失语或其他言语治疗后效果不显著的患者，如视动作疗法、手势或手语、增强或替换交流系统（交流板等）。

⑤ 心理护理：失语症患者常因不能与他人交流而变得自卑、焦躁恐惧等。首先要降低患者防备心理，取得患者的信任；其次帮助患者了解病情，鼓励患者发泄情绪，并给予患者适当的聆听、安慰、解释及鼓励，帮助其建立再交流的信心。

4. 康复护理指导

（1）健康教育　饮食需清淡、易消化，忌食对大脑有刺激性的食物，忌烟酒；尽量保持情绪平稳；教育患者积极配合训练，并持之以恒；鼓励患者发泄情绪；鼓励患者与人交流；

教育其家人多与患者交流；教育患者随身携带可代替口语交流的物品；对有吞咽障碍患者，应指导患者家属掌握吞咽训练方法、喂食方法、食物选择及并发症检查等。

（2）心理健康指导　告诉患者怎样调整心态、情绪；鼓励患者多与外界交流接触；嘱其家属多陪伴患者并给予安慰。

★ 考点提示：失语症的康复护理措施

（二）构音障碍

1. 概述

（1）概念　构音障碍是指由于构音器官先天性和后天性的结构异常，神经、肌肉功能障碍所致的发音障碍以及虽不存在任何结构、神经、肌肉、听力障碍所致的言语障碍。强调呼吸、共鸣、发音和韵律方面的变化，从大脑到肌肉本身的病变都可引起言语症状。

（2）主要功能障碍　构音障碍主要表现为发音不准，咬字不清，声响、音调、速度、节律异常和鼻音过重等言语听觉特性的改变；严重时，言不分音，语不成句，难以听懂；最严重时构音不能，完全不能说话。但构音障碍患者言语所表达的内容和语法基本都是正常的，也可以理解其他人的语言，仅仅是口语的表达障碍。

2. 康复护理评定

构音障碍最主要应用 Frenchay 构音障碍评定法进行评定。Frenchay 构音障碍评定法分别对咽喉部反射、呼吸、唇的运动、颌的位置、软腭的运动、喉的运动、舌的运动和言语进行了较为详细的评定。

3. 康复护理方法

（1）目标与原则

① 目标：与失语症相同。

② 原则

a. 针对言语表现进行治疗：言语的发生受神经肌肉控制，发声的相关器官的位置、肌张力、肌力和运动协调的异常都会影响到言语的质量。言语治疗应主要针对这些异常，设法改变这些器官的状态，才能使构音障碍治疗取得好的进展。

b. 按评定结果选择治疗顺序：构音障碍的训练一般先从改善运动障碍练起。一般情况下，按呼吸、喉、腭和腭咽区、舌、唇、下颌运动逐个进行训练。多个部位的运动障碍要从有利于言语产生的方向进行训练，多个部位同时开始；随着构音运动的改善，可以开始构音的训练。对于重度障碍的患者，由于其无法进行自主运动或自主运动很差，更多的需要治疗师采用手法辅助治疗。

c. 选择合适的治疗方法和强度：治疗方法的选择根据构音障碍的评定来决定。原则上治疗的次数和时间越多越好，但要根据患者的具体情况进行调整，避免过度疲劳，一般情况下每次治疗 30min 为宜。

（2）康复护理措施

① 休息与体位：构音障碍如果伴随其他疾病，则按照伴随疾病的休息方式与体位摆放；单纯的构音障碍，在急性期过后，意识清楚，情绪稳定，配合治疗，能够耐受集中训练至少 30min 则可进行训练。构音障碍训练一般无特殊禁忌。

② 用药护理：构音障碍患者如有原发病，则针对原发病进行处理用药；单纯的构音障碍则针对神经肌肉的问题进行治疗。

③ 物理因子治疗：应用神经肌肉电刺激疗法、功能性电刺激疗法、经皮电刺激神经疗法等可以促进相关的肌肉收缩，增加肌肉力量与收缩速度，帮助迟缓类构音障碍患者恢复。应用温热疗法，包括热敷、石蜡疗法、红外线疗法等可缓解相关肌肉紧张。应用冷疗即冰刺激疗法，可对患者相关肌群进行感觉刺激，促进神经肌肉的恢复。

④ 运动疗法

放松训练：痉挛型构音障碍的患者可以通过放松训练达到使构音肌肉放松的目的。放松训练的顺序是下肢、躯干、上肢，最后是头颈部。

呼吸训练：呼吸训练可采用的体位有仰卧位、半卧位、坐位、站立位。常用的训练包括增加呼气时间的训练、呼出气流控制训练、上臂运动训练。

发音器官的训练：

a. 本体感觉神经-肌肉促进法。感觉刺激可引起肌肉收缩。冰刺激面部、软腭、腭弓；软毛刷快速刷拂；患者在不能执行某一运动时，可使用压力和牵拉技术，促进运动的实施。一般先实施压力和牵拉技术，随着功能改善再实施抵抗技术。

b. 发音器官的运动训练。分析患者的评定结果，首先要集中训练力量、范围和准确性，然后再进行速度、重复和交替运动练习。具体内容详见吞咽训练技术。

发音训练：根据患者情况选择如下训练。

a. 发音启动。方法：Ⅰ. 呼气时嘴张圆发"h"音的口型，然后发"a"反复练习之后可发不同长短的"h""a"和"ha"音；Ⅱ. 当沙哑是因为喉紧张时，可做局部按摩和放松，按摩后喉紧张降低，可继续进行发音练习；Ⅲ. 弛缓性构音障碍患者常伴有喉内收肌瘫痪，方法：双手举至胸水平，双手掌突然将胸壁向内推，排出气体。

b. 持续发音。当患者能够正确启动发音后可进行持续发音训练。方法：一口气尽可能长时间地发元音，记录持续发音时间，最好能够达到 $15\sim20s$。

c. 音量控制。可进行音量变化训练，方法：Ⅰ. 数数的音量由小到大，然后由大到小，或音量一大一小交替，或者发元音时音量逐渐改变；Ⅱ. 在复习训练中鼓励患者用最大音量，提醒患者尽可能地放松，深呼吸。

d. 音高控制。Ⅰ. 扩大音高范围，指导患者唱音阶；Ⅱ. 当患者的音高建立后，可进行"滑移"训练，它是语调训练的前提。

e. 克服费力音的训练。费力音是由于声带过分内收所致。可用打哈欠的方法诱导发音。具体方法：让患者打哈欠并伴随呼气，当成功时在打哈欠的呼气相教患者发出词和短句。

语音训练：大部分构音障碍的患者表现为发音不清，有些患者能够正确读字、词，但在对话时单辅音不正确，应把重点放在发音训练，再逐渐过渡到练习字、词、词组、语句朗读。对这类患者要求他们在朗读和对话时减慢说话速度，使他们有充足时间完成每个音的发音动作；让患者朗读诗歌散文等有助于控制言语速度。

非言语交流方法的训练：重度构音障碍的患者即使经过言语治疗，其言语交流也是难以进行的，为使这部分患者能进行社会交流，语言治疗师可以根据每个患者的具体情况和未来交流的实际需要，选择代替言语交流的一些方法并予以训练。常用如下。

a. 手势语。在交流活动中，手势语不单指手的动作，还包括头及四肢的动作。训练可以从常用的手势开始。训练时，治疗师先示范，然后让患者模仿，在进行实际的情景练习，以强化手势语的应用。

b. 画图。对严重言语障碍但具备一定绘画能力的患者，可以利用画图来进行交流。画出的图不会瞬间消失，可让他人有充足的时间进行推敲领悟，并可保留以供参照，还可随时添加和变更。训练中应鼓励患者配合其他的传递手段，如画图加手势、简单的口语、文字等。

⑤ 心理护理：构音障碍的患者因发音奇怪、言语不清，或是完全丧失了人的交流功能，而变得畏惧与人交流，异常敏感、烦躁等，因此做好心理护理，是患者能够更好康复的重要保证。要尊重、理解患者，面对患者时要态度和蔼，语言亲切，耐心倾听患者表达，以消除患者的紧张心理，平时要多关心和帮助，主动与患者多交流；多引导、多表扬、多鼓励患者以各种方式主动参与交流，以帮助患者建立康复的信心。

4. 康复护理指导

（1）健康教育　饮食清淡、易消化，忌对神经肌肉有刺激性的食物，忌烟酒；教育患者及其家属积极配合训练，并持之以恒；嘱咐患者家属多与其交流，多沟通，多理解；平时注意放松及呼吸训练；合并吞咽障碍者，注意吞咽障碍的注意事项。

（2）心理健康指导　告诉患者怎样调整心态、情绪；鼓励患者多与外界交流接触；嘱其家属多陪伴安慰。

★ 考点提示：构音障碍的康复护理措施

（胡文清）

五、心理治疗

（一）概述

心理治疗（psychotherapy）又称精神治疗，是治疗者和患者之间的特殊关系过程。在心理学理论指导下，以良好适合的医患关系为基础，应用心理学的原则和方法，通过治疗者与被治疗者的相互作用关系，医治患者的心理、情绪、认知行为等问题。以增强患者适应环境的心理整合能力，从而起到恢复心身健康的作用。

心理治疗作用是通过语言、表情动作、行为对患者施加心理上的影响，解决心理上的问题，达到治疗疾病的目的。从广义的角度看，心理治疗师通过使用各种方法、语言和非语言的交流方式，通过解释、说服、支持、同情、相互之间的解释来改变对方的认知、信念、情感、行为等，达到排忧解难、降低痛苦，人类的亲密关系就构成了"治疗作用"，理解、同情、支持就是"治疗药物"，所以"非正式"的心理治疗可以表现在父母与子女之间、牧师与信徒之间、夫妻之间、邻里之间、同事之间相互的心理影响，但正规的心理治疗与非正式的心理帮助不同，心理治疗师应用心理学理论系统评估患者心理问题，针对不同心理阶段实施治疗。

（二）治疗方法

1. 支持性心理治疗

支持性心理治疗（supportive psychotherapy）是心理治疗中最基本的方法之一，适用于各种疾病。通过治疗者对患者的指导、劝解、鼓励、安慰和疏导来支持和协助患者处理问题，适应所面对的现实环境，度过心理危机。支持性心理治疗并非帮助患者了解自己的潜在心理因素或动机，而在于帮助患者去适应目前所面对的现实。其特点是应用患者对治疗者的信赖，帮助患者。主要的支持性心理治疗有以下几种。

（1）倾听　治疗者应倾听患者的陈述，使患者感到治疗者的关心，从而坚定信心，协助分析患者发病及症状迁延的主客观因素，把患者康复的结局实事求是地告诉患者，并告诉患者从哪些方面努力才能实现其愿望。调动患者的主观能动性，鼓励患者通过自己的努力改善功能。有时患者会对治疗者产生依赖，这将影响患者的康复。

（2）解释　就是向患者说明道理，帮助患者解除顾虑、树立信心。当残疾发生后，患者处于焦虑、易怒、恐惧、郁闷和悲观之中，缺乏对残疾的认识，治疗者及时给予解释，可释去其心理负担。

（3）保证　患者对残疾表现出多疑和焦虑不安，治疗者根据患者的实际，及时以事实为依据，用坚定的语调和充满信心的态度，对预后进行肯定和保证，这对改善患者情绪和康复是十分有益的。

2. 行为疗法

行为疗法（behavior therapy）又称行为矫正，应用学习原则来克服精神和心理障碍。人们通过后天学习，可以获得正常的适应社会的良好行为；反之，通过后天学习获得的不适应社会的行为，也可以被矫正。

行为疗法的理论基础是行为主义理论中的学习学说、巴普洛夫的经典条件反射学说及斯金纳的操作条件反射学说。基于实验心理学的研究成果，帮助患者消除或建立某种行为，从而达到治疗的目的。

（1）行为主义理论　认为人的心理病态和各种不良或异常行为，是在以往的生活经历中，通过"学习"过程而固定下来，同样可以通过"学习"来消除或纠正。常用的治疗技术有系统脱敏疗法、冲击疗法、厌恶疗法、阳性强化疗法（代币法）、消极疗法、预防法、自我控制法、认知行为疗法等。

（2）操作性条件技术　是根据斯纳金的操作条件反射原理，强调从个体操作活动中获得奖惩，即用奖励-强化法和处罚-消除法。斯纳金将行为分为两大类：一类为应答性行为，由特殊的可观察到的刺激引起，如瞳孔的对光反射；另一类为操作行为，是一种自发行为，它的出现与环境发生的某些后果有关，婴儿啼哭可引来母亲的抚爱。

> **知识拓展**
>
> **系统脱敏疗法**
>
> 系统脱敏疗法又称交互抑制法，利用这种方法主要是诱导患者缓慢地暴露出导致焦虑或恐怖的情景，并通过心理的放松状态来对抗焦虑或恐怖的情绪，达到治疗目的。应用该方法进行治疗应包括三个步骤：①放松训练；②建立焦虑或恐怖的等级层次；③在放松的情况下，按某一焦虑或恐怖的等级层次进行脱敏治疗。

（3）行为问题的治疗方法　脑创伤或其他脑部疾病后的行为问题是相当常见的，它可分为不适当的行为过多与适当的行为过少。不适当的行为过多包括冲动性、自我中心主义、进攻行为、脾气暴躁、不适当的性行为等；适当的行为过少表现为淡漠，缺乏动力，在督促和哄骗下才能完成日常生活活动，这些患者常常轻易地、错误的被认为是懒惰、无动力。行为问题的治疗方法如下。

① 强化良好行为：最常用的是阳性强化（positive reinforcement），就是给患者一定的奖赏来强化其适应行为。阳性强化刺激在某行为发生后给予，它会增加这种行为被重复的可能性，这种刺激可以是直接的、实际的物质，如患者喜爱的食物或饮料，也可以是精神鼓励，如表扬，这是十分关键的。

② 抑制不良行为：惩罚可以作为阴性强化刺激达到目的。当不良行为出现，马上取消阳性强化。如果表扬作为阳性强化刺激给予，那么在出现不良行为后的一定时期内，不给予表扬。也可采用厌恶刺激，当患者出现或正在出现不良行为时，立即给予不愉快的刺激，使患者产生厌恶其不良行为的主观体验。

3. 认知疗法

认知疗法（cognitive therapy）是根据认知过程影响情感和行为的理论假设，通过认知和行为技术来改变患者的不良认知，从而使患者的情感和行为得到相应改变的一类心理治疗方法。所谓不良认知，是指歪曲的、不合理的、消极的信念和思想。心理障碍的产生是由于错误的认知，而错误的认知导致异常的情绪反应（如抑郁、焦虑等）。通过挖掘，发现错误的认知，加以分析、批判，代之以合理的、现实的认知，就可以解除患者的痛苦，使之更好地适应现实环境。

对慢性病患者，要让他接受疾病存在的事实，用"既来之则安之"的态度去对待，既不要自怨自艾，更不要怨天尤人。激发其奋发向上的斗志，积极主动地克服困难，争取各项功能的最佳康复。

4. 社会技能训练

个体处于社会环境中，其行为正常与不正常是从周围特定的环境中得来的，有些行为在社会环境中得到强化，有些在社会环境中消除。社会技能一般是指一个人有效地应付日常生活中的需求和挑战的能力，它使一个人保持良好的精神状态，在他所处的社会文化环境中，在与他人的交往中表现出适当和健康的行为。它包括：①处理问题技能；②思维技能；③人际交往技能；④自我定向技能；⑤控制情感及行为技能。

社会技能可用于矫正各种行为问题和增进社会适应能力，以训练对象的需求和问题为中心，强调主动性、积极性、参与性和操作性相结合，强调各种心理机能的实用性，强调训练对象对社会技能的掌握程度。

5. 集体心理治疗

集体心理治疗（group psychotherapy）又称团体心理治疗，是一种特殊的治疗方式，它相对于个别心理治疗而言，是由1～2位治疗者主持，以集体为对象的心理治疗。

（1）集体心理治疗能为残疾人相互帮助提供场所和交流机会　残疾人由于身患残疾，得到社会和家庭的照顾多，却很少有机会给他人帮助，这样形成的心理是不平衡的。集体心理治疗可为残疾人提供相互帮助的场所和交流的机会，让他们意识到自身的社会价值，实现心理满足。

（2）集体心理治疗可改善患者的社会适应能力　由于残疾的存在，社会地位的变化，心理上的打击，使残疾人的性格和行为发生变化，易冲动，易攻击，或被动消极，自我为中心。加之与社会隔离，人际关系差，思维缓慢，对社会生疏，使他们渐渐地不适应社会。集体心理治疗的突出优点，是使残疾人通过集体活动，改变他们的行为，重新认识和适应社会。

（3）集体心理治疗可促进残疾人之间及家人之间的相互支持　残疾人尽管个人背景和残疾程度不同，但他们与残疾造成的命运进行搏斗却是相同的。他们同健全人相比是弱者，因而难免自卑。集体心理治疗让残疾人聚集在一起，使他们觉得平等、温暖、和谐，可以深情地倾诉，从治疗者及其他残疾人的言谈中得到鼓励和支持。

6. 生物反馈疗法

生物反馈疗法（biofeedback therapy）利用现代电子仪器，将人体内的心理生理活动的生物信息（如肌电、皮温、皮电、心率、脑电、脉搏及血压等）转化为声、光或屏幕图像等反馈信号呈现给患者，患者根据不断的信号变化学习，调节自身的心理、生理活动，使其生理功能恢复或保持在一个合适的水平，从而使疾病得到治疗和康复，达到治疗目的。

人体的内脏活动和某些躯体活动是受自主神经系统支配的，不受意识的随意控制（如心血管活动、血糖、皮肤温度等）。生物反馈疗法就是运用操作条件反射的原理，在仪器的帮助下，训练个体用意识来控制这些不随意活动，这种能将个体的生物信息转换为物理信息信号并反馈给本人的电子仪器称生物反馈仪。常见的生物反馈仪有肌电反馈仪、皮温反馈仪、皮电反馈仪、脑电反馈仪及血压脉搏反馈仪等。

（三）康复护理方法

1. 目标与原则

（1）目标

① 短期目标：配合康复治疗的需要，尽量避免并发症和二次残疾的发生。

② 长期目标：心理康复；发挥残存功能；建立自理观点。

（2）原则

① 交往原则：通过交往协调关系，满足患者需要，减少孤独，增进感情。

② 服务性原则：为患者提供技术服务和生活服务，以满足患者生理和心理需要。

③ 针对性原则：护理人员根据患者在疾病的不同阶段所出现的不同心理状态，分别有针对性地采取对策，做到因人而异。

④ 启迪性原则：采用相关学科的知识，对患者进行健康教育，给患者以启迪，使他们对待疾病和治疗的态度由被动转为主动。

⑤ 自我护理原则：为自己生存、健康及舒适进行的自我实践活动，有助于维持患者的自尊、自信和满足其心理需求。

2. 康复护理常用措施

（1）支持性心理护理　是护理人员采用语言沟通，通过交流了解患者的心理，消除患者心理压力、提高心理承受能力、恢复心理平衡的护理方法，包括启发并倾听患者倾诉或宣泄、针对性的解释，必要的保密，恰当的指导，采取劝解、疏导、鼓励、安慰、同情、支持的方法，以促进患者身心康复。

（2）认知护理　纠正不正确的认识，以达到改变伤残者不良的情绪和行为，并及时进行生活活动能力指导训练，确定日常生活活动能力训练的近期目标、远期目标，并定期评价，使患者能感受到生活质量的提高。

① 帮助患者化解心理危机：应用积极的心理防卫机制，如幽默、补偿、升华，以化解患者的心理危机，使其树立克服困难和寻求新出路的信心，最大限度地体现自己的社会价值。

② 培养患者积极的心态：如通过介绍患者参与到伤残者民间组织机构，并利用其特长进行活动，认识到自己的社会价值，增强对生活的信心。

③ 创造良好的康复环境：康复环境包括物理环境、心理环境、社会环境、医疗环境，医院和病房的舒适、医护人员娴熟的技术、和蔼可亲的态度、病友间的相互支持等都会对患者的心理活动起到积极的影响。

④ 帮助患者提高生活质量：为了发挥残存肢体的功能，可利用辅助器、自助用具提高日常生活活动能力；做必要的公共设施改造，使伤残者能方便活动。

（四）康复护理指导

1. 健康教育

（1）疾病相关知识教育　运用心理治疗的有关理论和技术，对伤残及慢性疾病康复患者进行心理帮助，使患者因伤或疾病及康复过程中出现的心理问题或障碍得到缓解。

（2）康复过程教育 让患者认识到康复医师、康复治疗师和康复护士在整个心理康复当中所负责的方面，遇到相关问题可以及时向专业人员寻求帮助，并在整个康复过程中，积极主动参与治疗。

（3）自我安全管理教育 对患者进行安全教育和有关疾病的健康教育，在治疗、护理、日常活动时，加强安全防护。

2. 日常生活指导

护理人员要有耐心，给患者足够的时间完成日常生活活动，注意安全的保护，重视心理护理，对患者取得的微小进步都要予以肯定和鼓励，帮助患者增加康复的信心。

3. 心理健康护理指导

护理人员应帮助和鼓励患者克服自卑感；进行功能训练，保护补偿器官；进行一体化教育，鼓励患者回归社会；引导患者接受现实，鼓励患者自尊、自信、自立和自强；帮助患者提高社会认识，形成正确的社会态度。对患者康复过程中不同阶段出现的不同的心理反应，给予理解和护理。在否认期，护理人员应理解关心患者，坦诚、耐心地回答患者的询问，让患者有时间处理，接受自身的残疾问题，重塑信心，恢复健康。在愤怒期，护理人员应给予更多的谅解、理解、宽容、安抚、疏导患者，鼓励其倾诉内心的感受，避免与患者发生正面冲突，尽量遏制其过激行为，避免发生意外。同时做好患者家属的工作，给予宽慰、关爱和理解。在自卑感期，护理人员在关心、照顾伤残者时要对其表示充分的尊重，保护其自尊心。在抑郁期，护理人员对患者进行心理干预的同时应加以引导，使伤残者说出心里的疑惑，然后给予理解。

（胡文清）

六、康复工程在康复护理中的应用

康复工程是用工程的方法和手段使伤残者康复，促使其功能恢复、重建或代偿，是康复工程在康复医学中的主要任务。对由于脑血管意外和脊髓损伤，以及意外损伤造成的肢体伤残者，借助工程手段是主要的、有时甚至是唯一的康复方法。例如对各种原因造成截肢的患者，他们肢体功能的恢复和代偿将主要依靠工程康复的方法来实现。因此，康复工程在康复医学中占的重要地位，起着不可代替的作用。从这意义上说，一个国家康复医学水平的高低与康复工程技术的发展水平有密切关系。康复工程技术核心内容为假肢、矫形器、康复器具。目前广泛使用的是假肢、矫形器、轮椅、助行器等。

（一）假肢

假肢是用于弥补截肢者肢体缺损而制作、装配的人工肢体，它能代偿肢体的功能活动。

1. 假肢的分类

（1）按截肢部位分类 ①上肢假肢：是指用于代替整体或者部分上肢的假肢，可分为肩离断假肢、上臂假肢、肘离断假肢、前臂假肢、腕离断假肢、部分手假肢；②下肢假肢：是指用于代替整体或部分下肢的假肢，可分为髋离断假肢、大腿假肢、膝离断假肢、小腿假肢、塞姆假肢、部分足假肢。

（2）按结构分类 ①壳式假肢：又称为外骨骼式假肢，由制成人体形状的壳体承担假肢外力，结构简单，重量轻，但因表面为硬壳，易磨损衣裤；②骨骼式假肢：由类似骨骼的管状结构支撑假肢外力，外包海绵物，最外层覆盖肤色袜套或人造皮，特点是外观好，不易磨损衣物。

（3）按装配假肢时间分类 ①临时假肢：一般用于截肢的早期康复，促进残肢定型；

②正式假肢：残肢定型后装配的可以长期使用的假肢。

（4）按驱动假肢的动力来源分类　①自身力源假肢：又称内动力假肢，指由假肢配戴者本身提供操作、控制假肢所需活动的假肢，如索控式上臂假肢；②外部力源假肢：又称外动力假肢，采用电动、气动等体外动力驱动的假肢，如肌电式前臂假肢。

（5）按假肢的主要用途分类　①装饰性假肢：仅具有肢体外形，不能补偿肢体功能的假肢，如装饰性假手；②功能性假肢：既有肢体外形，又能补偿肢体功能的假肢，如液压控制大腿假肢；③专用假肢：包括运动假肢及作业性假肢。

★ 考点提示：假肢的分类

2. 假肢的选择

根据不同的截肢部位，应选择不同类型的假肢。截肢部位与假肢之间的关系见表4-5。

表 4-5　不同类型的假肢

截肢部位	假肢名称	截肢部位	假肢名称
半骨盆切除 髋关节离断截肢 大腿极短截肢	髋离断假肢	肩胛带截肢	肩离断假肢
		肩关节离断	
大腿截肢	大腿假肢	上臂高位截肢	
大腿极长截肢 膝关节离断截肢 小腿极短截肢	膝离断假肢	上臂截肢	上臂假肢
		上臂极长截肢	
小腿截肢	小腿假肢	肘关节离断	肘离断假肢
		前臂极短截肢	
塞姆截肢	塞姆假肢	前臂截肢	前臂假肢
皮罗果夫截肢 肖帕特截肢 利斯弗朗截肢 经跖骨截肢 经趾骨截肢	部分足假肢	腕关节离断	腕离断假肢
		前臂极长截肢	
		掌部截肢	部分手假肢
		部分手截肢	

知识拓展

儿童假肢的选用原则

儿童假肢的选用原则是：尽早安装，简单轻便，能适应生长发育的变化。

（1）尽早安装，简单轻便　以不影响儿童生长发育为原则。尽早安装，不必考虑外观，结构越简单、重量越轻越好。

（2）适应生长发育　下肢尽量做到残肢末端承重，以刺激残肢骨骼生长；假肢侧比健侧肢体长2cm，健侧肢体暂时补高2cm，随着肢体长高，逐渐减少补高；儿童假肢的对线必须正确，儿童的骨骼具有很强的生物可塑性，如经常受到侧方应力时容易引起残肢的内翻、外翻、后翻畸形。

3. 装配假肢后的护理

（1）假肢的穿戴　①壳式假肢的穿戴：先在残肢上涂滑石粉，再平整地穿好残肢袜，有内衬的假肢穿好内衬，最后将残肢穿进受腔中。如果有悬吊带和固定装置，应先束紧腰带，再调整好吊带的松紧，然后试走几步，最后将吊带调整到合适的位置。②骨骼式假肢或吸着式假肢的穿戴：将布带或丝带绕在残肢上，一端伸出阀门口外，一边拉残肢带，一边将残肢伸入接受腔，最后压上通气阀门。③假手的穿戴：假手放置在桌上或悬吊在墙上，先将吊带伸直，将残端伸入接受腔中，举高接受腔，使吊带从背后垂下，将手伸入腋窝套环处，将其装配起来。

（2）功能训练　假肢功能的好坏，其结构固然重要，但更重要的还是截肢者如何操纵、使用假肢。特别是上肢假肢，如果截肢者不进行系统的训练，即使假肢设计得再灵巧，也不可能很好地发挥其代偿功能。下肢假肢主要训练患者使用假肢时的正确步态，一般按照起、坐、步行双杠内练习及行走练习的程序进行。包括起坐和站立训练；平行杆内训练；上、下坡训练；上、下台阶训练；跨越障碍物训练；从地上拾物训练。

（3）残肢的日常护理　保护好残端是保证患者能够长期穿戴假肢的关键之一，因此应加强对患者的健康教育，使他们能够自我护理，养成爱护肢体残端的习惯。①保持残肢清洁：残肢应每天进行仔细的清洁洗并保持干燥。②注意接受腔适配：患者可以准备多个残肢套进行自我调节。残肢套用纯棉制成，厚薄不等，可以用它来调整残肢的精细。如果接受腔过大，可以在薄的残肢套外面再套一层厚的残肢套，但最多不能超过 3 层。如果还不合适，则应更换接受腔。③注意残肢的粘连性瘢痕：如果残端瘢痕愈合在骨骼上，会影响皮肤的移动，也易被碰伤。这时可以在接受腔内衬以软套，并保护接受腔的适配。必要时还可以进行手术。④残肢有伤时要停止使用假肢：肢体残端往往血液循环不良，因此一旦受到损伤伤口，常常不易愈合，残端一旦受伤后应及时处理，避免伤口的扩大和感染。

（二）矫形器

用于人体四肢、躯干等部位，通过力的作用以预防、矫正畸形，治疗骨关节及神经肌肉疾病并补偿其功能的器械。

1. 矫形器的作用

（1）稳定与支持　即通过限制异常运动保持关节的稳定性，恢复肢体的承重能力。如膝踝足矫形器用于治疗小儿麻痹后遗症。

（2）固定和保护　固定病变肢体，达到镇痛、缓解肌肉痉挛、促使消炎或骨折愈合的作用。如用于治疗骨折和关节脱位的各种矫形器。

（3）预防、矫正或稳定畸形　多用于儿童预防畸形。儿童生长发育阶段由于肌力不平衡，骨发育异常或者外力的作用常引起畸形，应以预防为主。

（4）免除、减少肢体轴向承重　是指减轻肢体或躯干的长轴承重。如坐骨承重矫形器用于治疗股骨头无菌性坏死，过伸矫形器用于腰椎压缩性骨折。

（5）抑制肌肉痉挛　矫形器有效地限制了关节的运动，减少肌肉的反射性痉挛。如硬踝足塑料矫形器用于防止步行中出现痉挛性马蹄内翻足，改善步行功能。

（6）肢体不等长的补偿　用于一侧下肢永久性缩短畸形的患者，通过矫形鞋补高弥补双侧下肢不等长。有鞋内、外补高两种，一般小于 3cm 的可以采取鞋内补高，大于 3cm 的就应该采取鞋外补高。

（7）改进功能　指用于改进肢残人步行、饮食等日常生活、工作能力的矫形器。如各种帮助手部畸形残疾人改进握持功能的腕手矫形器。

★ 考点提示：矫形器的作用

2. 矫形器的分类

（1）按装配部位分类　分为上肢矫形器、下肢矫形器、脊柱矫形器。

（2）按矫形器的作用分类　分为固定式矫形器、矫正式矫形器、免荷式矫形器和补偿式矫形器。

（3）按主要材料分类　分为塑料矫形器、金属矫形器、皮制矫形器、布制矫形器。

（4）按其他原则分类　分为模塑矫形器、外动力矫形器和标准化矫形器。

（5）按产品状态分类　分为成品矫形器、订配成品矫形器和订制矫形器。

（6）按治疗的疾病分类　分为马蹄内翻足矫形器、脊柱侧弯矫形器、骨折治疗矫形器、股骨头无菌性坏死矫形器等。

知识拓展

矫形器的统一命名

1972年美国科学院假肢矫形器教育委员会提出了矫形器的统一命名方案，现已被ISO采纳，在国际上推广使用。该方案规定按矫形器的安装部位进行分类，将矫形器所包覆的人体各关节的英文名称的第一个字母连在一起，最后再加上矫形器（orthosis）的第一个字母O，构成各类矫形器的名称。如足矫形器简称FO；膝踝足矫形器简称KAFO。

3. 装配矫形器后的护理

（1）教会和训练患者正确使用矫形器　认真向患者和家属介绍矫形器的使用方法，包括教会患者穿脱矫形器，以及进行相应的功能训练。

（2）确保足够的配戴时间　不同的矫形器需在不同时间配戴，如白天、夜间或昼夜配戴。充分向患者及家属说明，以取得他们的合作。

（3）预防压疮　配戴矫形器易造成局部皮肤受压出现压疮。在配戴过程中应注意检查局部皮肤有无发红、疼痛、破损等。

（4）保持皮肤清洁　每天清洗局部皮肤并保持干燥。

（5）矫形器的保养　为保证矫形器正常发挥功能，延长使用寿命，应注意对矫形器的保养。如经常清洗，保持干燥；用低温热塑材料制作的矫形器在存放时要远离火源，发现问题，及时请矫形师修理。

（三）轮椅

轮椅不单是肢体伤残者的代步工具，实际上等同于行动不便者的义肢，属身体的一部分，更重要的是能使伤残者借助轮椅进行身体锻炼和参与社会活动。它不但能提高伤残者在生活和工作中独立和自理，更有利于其就业和全面康复。

1. 分类

（1）按驱动方式分类　分为手动轮椅和电动轮椅。

（2）按轮椅大致结构分类　分为折叠式轮椅和固定式轮椅。

（3）按使用对象年龄分类　分为成人用轮椅、儿童用轮椅和婴幼儿用轮椅。

（4）按轮椅的主要用途分类　分为标准型轮椅、偏瘫用轮椅、截瘫用轮椅、竞技用轮椅等。

2. 使用轮椅的适应证

一般认为，具有下列情况者可以考虑使用轮椅。

（1）步行功能减退或丧失者　如截瘫、下肢骨折未愈合、截肢、其他神经肌肉系统疾病引起的双下肢麻痹、严重的下肢关节炎症或疾病等。

（2）非运动系统本身疾病，但步行对全身状态不利时　如心力衰竭、其他疾病引起的全身衰竭。

（3）中枢神经系统疾病使独立步行有危险者　如有痴呆、空间失认等智力和认知功能障碍者，严重的帕金森病或脑性瘫痪。

（4）高龄老年人步履困难，易出意外者。

3. 轮椅的选择

选用轮椅时最重要的考虑因素是轮椅的尺寸。乘坐轮椅者承受体重的主要部位为臀部坐骨结节周围、股骨周围、腘窝周围和肩胛骨周围。轮椅的尺寸，特别是座位宽窄、深浅与靠背的高度，以及脚踏板到坐垫的距离是否合适，都会使乘坐者有关着力部位的血液循环受影响，并发生皮肤磨损，甚至压疮。此外，还要考虑患者的安全性、操作能力、轮椅的重量、使用地点、外观等问题。选用轮椅应注意的问题如下。

（1）座位宽度　测量坐下时臀部两端最宽处再加 5cm 的距离，即坐下以后臀部两边各有 2.5cm 的空隙。

（2）座位深度　测量坐下时后臀部至小腿腓肠肌之间的水平距离，将测量结果减 6.5cm。

（3）座位高度　测量坐下时足跟（或鞋跟）至腘窝的距离，再加 4cm，在放置脚踏板时，板面至少离地 5cm。

（4）靠背高度　靠背越高，越稳定，靠背越低，上身及上肢的活动就越大。①低靠背：测量坐面至腋窝的距离（一臂或两臂向前平伸），将此结果减 10cm；②高靠背：测量坐面至肩部或后枕部的实际高度。

（5）脚踏板高度　脚踏板高度一般应与地面至少保持 5cm 距离。

（6）扶手高度　坐下时，上臂垂直，前臂平放于扶手上，测量椅面至前臂下缘的高度，加 2.5cm。

（7）轮椅其他辅助件　是为了满足特殊患者的需要而设计，如增加手柄摩擦面，车匣延伸，防震装置，扶手安装臂托，或是方便患者吃饭、写字的轮椅桌等。

★ **考点提示：轮椅的选择**

（四）助行器

助行器又称助步器或步行辅助工具，是帮助步行困难的肢体残疾者支撑体重、保持平衡、减轻下肢负荷、协助步行不可缺少的康复工具。

1. 分类

根据结构，可将助行器分为助行杖和助行架两大类。

（1）助行杖　①手杖：是指利用腕关节及以下部位用力以助行走的器具。手杖分为单足手杖和多足手杖。单足手杖适用于握力好、上肢支撑力强的患者，如偏瘫患者健侧、老年人；多足手杖包括三足手杖和四足手杖，用于平衡能力较差、用单足手杖不够安全的患者。②拐杖：是指利用腕关节及以上部位用力以助行走的器具。可以分为前臂拐、腋拐和平台拐等。

（2）助行架　①无轮助行架：无轮助行架属于标准型助行架，临床常见类型有固定式、平行式、交互式和前推式。②有轮助行架：带有脚轮的助行架，称为有轮助行架。根据轮的数量，有轮助行架分为两轮、三轮和四轮助行架。

2. 助行器的选择

助行器的选择要根据助行器的特点、使用者状况以及使用环境等因素来综合考虑。

（1）合理选用，减少体能消耗，预防并发症。

（2）选用时必须考虑使用者的个人情况。

（3）符合患者所处环境要求。

（4）美观、安全、耐用、使用方便、舒适、维修便利。

（胡文清）

七、传统疗法在康复护理中的应用

（一）概述

几千年来，中华民族在长期的生产与生活实践中积累了许多认识生命、维护健康、战胜疾病的宝贵经验。早在两千多年前，我国就开始采用食疗、中药、按摩、气功、针灸、调摄情志等方法进行功能的康复，形成独具中国特色的康复治疗理论体系。

1. 中医康复护理的基本特点

（1）整体观念　中医学认为人体是一个有机的整体，人与外界环境有着物质同一性，人在适应社会环境的过程中，维持着生命的稳定、协调、平衡、有序。这种机体自身的整体性和内外环境的统一性，被称为整体观念。整体观念要求在康复护理过程中，应顺应四时气候变化、注重身心全面整体的护理、适应社会需求，早日回归家庭和社会。

（2）辨证施护　辨证施护是中医护理工作的基本法则，是中医护理的基本特点之一。所谓辨证就是在中医基本理论指导下，将四诊（望、闻、问、切）所收集的病情资料通过分析、综合而辨清疾病的原因、性质、部位和邪正关系，从而概括判断为某种性质的证；施护则是根据辨证的结果，确定相应的护理原则和方法。同一疾病证候不同，治疗也就不同；不同的疾病只要出现相同的证候，就可以采用相同的治疗和护理方法，这就是中医"同病异护"和"异病同护"的意义所在。这种针对疾病发展过程中不同的本质矛盾、不同的状态，用不同的方法进行治疗和护理的思想，是辨证施护的精髓所在。

2. 中医康复护理的基本原则

（1）治未病　中医学在总结与疾病作斗争的经验中，已经认识到预防疾病的重要性，强调防护结合。《灵枢·逆顺》中明确提出"上工治未病，不治已病"。治未病的核心在"防"，即未病先防、既病防变、瘥后防复三个层面的含义。

（2）形神合一　"形神合一"体现了中医的整体观念。《淮南子·原道训》曰："夫形者生之舍也，气者生之充也，神者生之制也"。中医康复治疗护理要注重"形神兼养"，训练"神"对"形"的支配作用。如偏瘫运动功能的丧失，就是神对肢体主宰作用的丧失，康复时强调主动运动训练的重要性，即是突出"神"对"形"的支配作用。

（3）三因制宜　《黄帝内经》中蕴含着丰富的三因制宜思想，即因时、因地、因人制宜，是中医学的理论特色和精华。体现在中医康复护理中即为：根据地域的不同，顺应四时、昼夜变化的规律以及疾病的不同阶段；根据康复对象的病症、身体素质、行为习惯、文化水平、经济条件等不同，采取不同的康复治疗方法和护理措施。

（4）杂合以护　《素问·异法方宜论》曰："圣人杂合以治，各得其所宜"。在辨证的前提下，多种康复疗法同时使用，遵循标本缓急、动静结合和医学康复与自我康复相结合的原则，根据不同病情，选择不同的综合护理手段。

（二）中医康复治疗及护理方法

中医康复治疗及护理强调要在生活起居、饮食、情志、康复治疗与护理、中医运动康复等方面注重给予康复护理和指导。

1. 生活起居护理

生活起居护理主要是指患者在恢复期的生活环境和日常生活护理。其目的是保养人体的正气，调整机体内外阴阳的平衡，增强机体抗御外邪的能力，促进疾病的治疗和康复。我国历代医家十分重视生活起居护理，把它作为调养神气、延年益寿的重要法则。

（1）顺应四时、平衡阴阳　《黄帝内经》指出："人以天地之气生，四时之法成"。人类依天地而生，应和万物一样，顺应阴阳之性而生活于生长收藏的规律之中。如果违反了四时阴阳变化的根本规律，生命的根本就要受到伤害，真气亦随之败损，疾病难以康复。在生活起居护理中，人体要顺应四时变化，春保肝、夏保心、秋保肺、冬保肾，遵循"春夏养阳，秋冬养阴""虚邪贼风，避之有时"的原则。

（2）环境适宜、避感外邪　中医学认为风、寒、暑、湿、燥、火六淫致病多与季节气候、居住环境有关。故应掌握四时气候变化规律，做到春防风、夏防暑、长夏防湿、秋防燥、冬防寒。病室安静整洁，经常通风换气，保持空气新鲜，病室温湿度适宜，光线充足而柔和。

（3）起居有常、劳逸结合　中医学认为，过度劳累是疾病发生的重要原因之一。过度劳倦会导致机体抵抗力下降，影响内在脏腑器官的功能。劳逸适度，才能强健体魄，增强毅力，保持生命活力的旺盛。劳逸结合应遵循"动静结合""形劳而不倦"的原则。生活起居有规律，劳逸有节有度，则正气得以充养，有利于脏腑功能的恢复，达到早日康复的目的。

2. 饮食护理

《备急千金要方·食治》明确指出："食能排邪而安脏腑，悦神爽志，以资血气。若能用食平疴，释情遣疾者，可谓良工。"中医饮食护理是在中医理论指导下，在日常生活和治疗护理疾病的过程中，根据辨证施护的原则，对患者进行营养和膳食方面的护理和指导，运用食物配方来预防和治疗疾病的一种方法。中医学认为，饮食要适时、定量，不可过饥过饱，更不能暴饮暴食。强调"按时进食""按需进食"。给予患者的饮食应清淡，多样化，粗细寒热适宜，荤素搭配适当，做到因证、因时、因地和因人施食。中医饮食康复护理的原则是以食代药，食药并重，强调以合理的饮食调养，配合疾病的治疗，促进患者早日康复。

3. 情志护理

中医学认为人有七情之变化，即喜、怒、忧、思、悲、恐、惊。七情是人体对外界客观事物和现象所作出的不同情志反应。正常的情志活动能够调畅脏气，助正抗邪，增强人体抗病能力，预防疾病的发生，对维护人体的健康起着积极的促进作用。但如果情志过极超出常度，就会直接损伤相应的内脏，如怒伤肝、喜伤心、思伤脾、忧伤肺、恐伤肾。七情致病主要是导致脏腑气机紊乱，升降出入运动失常，脏腑功能活动失调。情志护理是以中医基础理论为指导，以良好的护患关系为桥梁，应用科学的方法，改善和消除患者不良情绪状态，从而达到预防、治疗和促进疾病康复的一种方法。因此，作为护士应给予患者诚挚体贴的全面照顾，因人制宜，方法得当，消除患者的紧张、恐惧、忧虑、愤怒等情志因素刺激，帮助患者树立战胜疾病的信心，促进疾病康复。

4. 康复治疗与护理

（1）针灸疗法　针灸是针法和灸法的合称，是指在中医基本理论指导下，运用针刺和艾灸的方法，对人体腧穴进行刺激，激发经络之气，调整脏腑机能，以疏通经络、行气活血、调和阴阳、扶正祛邪，从而达到防病治病的目的。临床常用的方法有毫针刺法、皮肤针法、电针法、艾炷灸、艾卷灸、温针灸等。针灸疗法具有历史悠久、安全可靠、简便易行、不良反应少的特点，几千年来深受广大人民群众的欢迎。

临床应用：①适应证：针灸在康复方面的应用范围很广，涉及内、外、妇、儿多科疾病，尤其适用于神经系统和运动损伤方面的疾病。②禁忌证：患者过劳、过饱、醉酒、大怒、精神过度紧张时，不宜立即针刺；皮肤有感染、瘢痕、高度水肿、出血倾向及肿瘤者，局部不宜针刺；孕妇腹部和腰骶部、三阴交、合谷、至阴、昆仑等穴禁止针灸；胸、腹、背部针刺时注意把握进针角度和深度，以免伤及内脏器官；小儿囟门未闭时，头顶部不宜针刺；身体虚弱者，针刺时宜采用卧位，手法不宜过重；黏膜附近、颜面、五官和大血管等部位，不宜采用瘢痕灸；实证、热证、阴虚发热、孕妇腹部和腰骶部也不宜施灸。

（2）穴位按摩法　又称推拿法，是指用手、肘、膝、足或器械等在人体体表的特定部位或穴位上施以各种手法操作来防治疾病的一种治疗方法。可以起到疏通经络、行气活血、散寒止痛、健脾和胃、消积导滞、扶正祛邪等作用，达到预防保健、促进疾病康复的目的。常用的推拿手法可归纳为推揉、摩擦、拿按、叩击、振动和摇动六大类。因其简单易学、便于操作、疗效显著、费用低廉、无毒副作用等特点而备受人们的喜爱。

临床应用：①适应证：主要适用于脑卒中后偏瘫、神经衰弱、四肢关节伤筋、软组织损伤、腰椎间盘突出、颈椎病、肩周炎、肌性斜颈等疾病。②禁忌证：开放性软组织损伤、结核病、化脓性骨髓炎、严重出血倾向者、孕妇的腹部和腰骶部、某些久病过度虚弱的、高龄体弱的或素有严重心血管疾病的患者，禁用按摩疗法。饥饿、酒后、过度疲劳或按摩局部有皮肤病者均不宜用按摩疗法。

（3）拔罐疗法　俗称拔火罐，亦称"拔罐子"，是以罐为工具，利用燃烧、抽吸、挤压等方法排除罐内空气，造成负压，使罐吸附于体表腧穴或患处产生刺激，形成局部充血或淤血现象，从而达到防病治病、强壮身体目的的一种治疗方法。拔罐疗法具有开泄腠理、扶正祛邪、温经通络、行气活血、祛风散寒、拔毒排脓、消肿止痛、祛瘀生新、调整阴阳等作用。常与针灸疗法、放血疗法配合使用。根据罐具的制作材料不同，临床常用的玻璃罐、竹罐、陶瓷罐等。根据罐具种类不同，罐具的吸拔方法分为：火罐法、水罐法和抽气罐法。

临床应用：①适应证：适用范围广泛，常用于腹痛、腰背痛、软组织损伤等局部病症，也可用于消化不良、头痛、高血压、上呼吸道感染、咳嗽、月经不调、痛经等内科病症，也同样适用于目赤肿痛、睑腺炎、丹毒、红丝疗、疮疡初起未溃等外科病症。②禁忌证：急性传染病、癌症及有出血倾向的患者或孕妇；皮肤过敏、溃疡、水肿及靠近心脏、大血管部位，孕妇下腹和腰骶部；拔罐时切忌火烧罐口，否则会出现烫伤、水疱；留罐时间不宜超过 20min。

（4）腧穴敷贴法　是指在某些穴位上敷贴药物，通过药物和腧穴的共同作用以治疗疾病的一种方法。腧穴敷贴法具有通调腠理、清热解毒、消肿散结的作用。现今盛行的"三伏贴""三九贴""足疗贴"等均是采用此方法以达到治病防病、养生保健的目的。

临床应用：①适应证：在中医理论指导下给予辨证施治，此法可适用于内外妇儿诸科疾病。此外，还可用于防病保健。②禁忌证：久病、体弱、消瘦以及有严重心、肝、肾功能障碍者使用药量不宜过大，敷贴时间不宜过久；糖尿病患者慎用；孕妇、幼儿使用时应避免敷贴刺激性强、毒性大的药物；颜面部慎用；敷贴部位有创伤、溃疡者禁用；对药物或敷料成分过敏者禁用。

5. 中医运动康复

中国古代社会没有"中医"和"运动"的概念，对疾病防治和保健康复的知识与方法，皆属于"养生"或"修养"的范畴。几千年来，汉华佗《五禽戏》、春秋战国时代《管子》《荀子》、秦朝吕不韦《吕氏春秋》、刘安的《淮南子》、晋代葛洪的《八段锦》、明朝的《易筋经》等为代表的运动养生主张，积累了丰富的传统运动养生保健的理论与方法，创造出了各种各样的健身运动，通过姿势调整、呼吸锻炼、意念控制，使身心融为一体，增强人体各部分机能，诱导和启发人体内在潜力，起到防病、治病、益智、延年的作用，逐步形成了自己独特的理论体系，成为中国传统养生学的重要组成部分。

传统运动养生的方法种类繁多，内容丰富。既有自成套路的系统健身法，也有民间自成风格的健身术，常见运动养生方法有太极拳、易筋经、五禽戏、八段锦等。

（1）太极拳　太极拳是中华民族宝贵的民族遗产，是我国传统的健身拳术之一。其拳理来源于《易经》《黄帝内经》《黄庭经》等经典著作，并在其长期的发展过程中又吸收了道、儒、释等文化的精髓，故被称为"国粹"。太极拳有很多流派，目前较为流行的有杨氏太极拳、二十四式太极拳。中医学认为，太极拳有畅通经络、培补正气的功效。只要坚持练习，可补益肾精、强壮筋骨、抵御疾病，打通任、督、带、冲诸脉，同时增加丹田之气，使人精气充足、神旺体健。每天练习1～2次，一般在傍晚进行。多年来研究表明，太极拳对预防高血压、动脉粥样硬化、心脏病、提高人体免疫力和调整人体内分泌功能，有确切的作用。

（2）易筋经　易筋经是内练气功、外练筋骨的一种锻炼方法。活动中要求排除杂念，通过意识的专注，力求达到"动随意行，意随气行"，以意念调节肌肉、筋骨的紧张力。其独特的"伸筋拔骨"运动形式，可使肌肉、筋骨在动势柔、缓、轻、慢的活动中，得到有意识的形、拉、收、伸。古代相传的易筋经姿势及锻炼法有12式，即韦驮献杵（含3式）、横担降魔杵、掌托天门、摘星换斗、倒拽九牛尾、出爪亮翅、九鬼拔马刀、三盘落地、青龙探爪、卧虎扑食、打躬、掉尾。适用于各年龄层的健康人及慢性病患者，通过上肢运动而运气壮力、活血舒筋，影响全身。主要适用于失眠、健忘、头痛、胸痹、胃肠痛和风湿痹症。

（3）五禽戏　五禽戏又称"五禽操""五禽气功"等，是由五种模仿动物的动作组成，相传为东汉名医华佗所创。据范晔《后汉书·华佗传》中引华佗的话："吾有一术，名五禽之戏。一曰虎，二曰鹿，三曰熊，四曰猿，五曰鸟。亦以除疾，兼利蹄足"。五禽戏是中国民间广为流传的、也是流传时间最长的健身方法之一，其健身效果被历代养生家所称赞。五禽戏是通过模仿虎、熊、鹿、猿、鸟（鹤）五种动物的动作，意守、调息和动形协调配合，从而培育真气，通调经脉，强筋骨，利关节，达到保健强身的目的。适合大多数人，包括某些慢性疾病（如肺气肿、高血压、冠心病、脑血管病后遗症、骨质增生症、慢性胃炎、便秘、骨关节病及前列腺增生等）患者的康复，还可用于抗衰老及保健。主要适用于眩晕、头痛、不寐、脾胃不和、半身不遂的治疗和康复。

（4）八段锦　八段锦属于古代导引法的一种，是形体活动与呼吸运动相结合的健身法。它是中国民间流传较广、作用较好的一套健身操。八段锦无须场地，动作简单，易学易练，特别受到老年人、慢性病患者喜爱。八段锦是由八种不同动作组成的健身术，故名"八段"，因其体势动作古朴高雅，有如展示给人们一幅绚丽多彩的锦缎，故称为"锦"。八种动作，即两手托天理三焦，左右开弓似射雕，调理脾胃需单举，五劳七伤向后瞧，摇头摆尾去心火，两手攀足固肾腰，攒拳怒目增气力，背后七颠百病消。八段锦对人体的养生康复作用，从其歌诀中即可看出，每一段都有锻炼的重点，综合起来，就是对五官、头颈、躯干、四肢、腰、腹等全身各部位进行锻炼，对相应的脏腑以及气血、经络起到了保健、调理作用，是机体全面调养的健身功法。本功法适用于各种慢性病患者，凡体质不很虚弱，活动无明显障碍者，都可采用。通常郁闷、胸闷不适或焦虑不安选1、2段，消化不良和腹胀选3段，腰背酸痛、头晕目眩选 4、7 段，头痛、耳鸣、失眠、健忘或早泄者选 5～7 段，保健防病选全段。

（孙德娟）

思考题

一、名词解释

1. 良肢位
2. 吞咽障碍
3. 运动疗法
4. 低频电疗法
5. 作业治疗
6. 失语症
7. 心理治疗
8. 生物反馈疗法
9. 康复工程
10. 矫形器

二、填空题

1. 吞咽障碍患者进行吞咽姿势练习，包括_____、_____、_____三种。

2. 进行体位引流时，病变部位应位于_____。

3. 根据肌肉收缩方式肌力训练可分为_____、_____和等速训练。

4. 常用的易化技术包括 Bobath 技术、_____、神经肌肉本体感觉促进法（PNF）、_____。

5. 运动处方应包括运动方式、_____、运动时间、_____等项目。

6. 功能性电刺激疗法的主要治疗作用：_____或_____肢体和器官已丧失的功能、功能重建。

7. 言语障碍的类型分为_____、_____、_____、_____、_____。

8. 心理治疗常用的方法有_____、行为疗法、_____、社会技能训练、_____、_____。

9. 行为疗法常用的治疗技术有系统脱敏疗法、_____、厌恶疗法、_____、预防法、自我控制法等。

10. 中医学认为人有七情变化，如果情志过极超出常度，就会引起脏腑阴阳气血功能紊乱而发生疾病，如怒伤肝、喜伤_____、思伤脾、忧伤肺、_____伤肾。

三、简答题

1. 对卧床的急性期脑卒中患者如何摆放患侧卧位？
2. 针对有吞咽障碍的脑卒中患者，如何选择食物？
3. 易化技术的应用原则是什么？
4. 简述调制中频电疗法在临床中的应用。

四、病例分析

1. 患者，男，57 岁。C_7 脊髓损伤，护士指导其学习间歇性清洁导尿，并进行饮水计划的健康教育。

请问：

（1）护士应如何指导患者掌握间歇性导尿的频率和时机？

（2）护士如何制订合理的饮水计划？

2. 患者，女性，71 岁，右侧肢体活动不利 1 年半。既往有高血压病史 20 年。查体：入院时测血压 128mmHg/78mmHg。右侧偏瘫肢体 Brunnstrom 分级：上肢 4 级，手 4 级，右下肢 5 级。右上肢肌张力改良 Ashworth 评定：右侧屈肘肌群 2 级，屈腕肌群 1＋级。站立平衡 2 级。Berg 平衡评定量表 44 分。Barthel 指数 85 分，轻度功能缺陷。辅助检查阳性结果：三酰甘油、总胆固醇升高。颈椎动脉超声示颈动脉斑块形成。头颈 MRI：左基底节区小片软化灶。

请问：对此患者，作业治疗应包括哪些内容？

3. 患者，女，37 岁，脊髓损伤后呼吸细小急促、无法咳嗽，发音无力。

请问：

（1）此患者属于哪种言语障碍？

（2）请简述此患者言语障碍康复护理措施。

第五章

神经系统疾病的康复护理

【学习目标】

1. 掌握脑卒中的常见功能障碍；颅脑损伤的功能障碍；小儿脑瘫的康复护理措施；周围神经病损的康复护理评定、康复护理方法以及康复护理指导；脊髓损伤的康复护理措施。

2. 熟悉脑卒中的康复护理措施；颅脑损伤的康复护理措施；小儿脑瘫的分型及主要功能障碍；常见周围神经病损的康复护理；脊髓损伤的、损伤平面及程度的评定、ADL评定。

3. 了解脑卒中弛缓期被动运动应注意的原则；颅脑损伤的康复护理评定；周围神经病损的主要功能障碍；脊髓损伤的概念和病因。

案例导入

患者，男性，60岁，主因是右侧肢体乏力2个月入院，既往有"糖尿病"病史。查体：神志清，言语欠流利，"闭眼"等指令不配合，饮水呛咳，右侧肢体肌力0级，肌张力低，腱反射活跃，右侧巴宾斯基征阳性。左侧肢体肌力、肌张力正常，腱反射正常存在。头颅MRI提示左侧大脑中动脉供血区梗死灶。

思考问题：

1. 请为该患者作出诊断，并简述该病的主要功能障碍。

2. 请为该患者作出康复护理措施及康复护理指导。

第一节　脑卒中的康复护理

一、概述

（一）概念

脑卒中（stroke）又称脑血管意外（cerebral vascular accident，CVA），是由于各种病因使脑血管发生病变而导致脑功能缺损的一组疾病的总称，以起病急骤、出现局灶神经功能缺失为特点。根据病因和临床表现的不同分为两大类：出血性脑卒中（脑出血、蛛网膜下腔出血）和缺血性脑卒中（又称脑梗死，包括脑血栓形成和脑栓塞），二者的发病率分别约占20%和80%。

脑卒中发病的危险因素分为两类：一类为不可控因素，如年龄、种族、性别、遗传等；另一类为可控因素，如高血压、高脂血症、动脉硬化、心脏病、糖尿病和短暂性脑缺血发作。积极有效干预可控因素，对降低脑卒中发病率、死亡率及致残率有重要意义。

（二）主要功能障碍

因病变的部位、严重程度差异，患者可发生一种或多种障碍，其中以运动功能障碍和感觉功能障碍最常见。

1. 运动功能障碍

偏瘫是脑卒中主要的运动功能障碍，表现为一侧肢体的瘫痪，同时，伴有一侧中枢性面瘫，是致残的重要原因。其临床恢复分三阶段，依次为弛缓期、痉挛期、相对恢复期和后遗症期。

2. 感觉功能障碍

约65%的脑卒中患者有不同程度和不同类型的感觉障碍，主要有痛觉、温度觉、触觉、本体觉、图形觉和视觉的减退或丧失。

3. 认知功能障碍

认知功能属于大脑皮质的高级活动范围，认知功能障碍包括意识障碍、智力障碍、失认症和失用症等。大约35%的患者在脑卒中后会发生认知功能障碍，认知功能障碍损害的程度不仅对脑卒中患者的预后有明显影响，而且还影响患者的康复训练过程。

4. 言语功能障碍

言语功能障碍是指口语、书面语、手势语等交流能力的缺陷，包括构音障碍和失语症。患者言语障碍发生率高达40%～50%。

5. 摄食和吞咽功能障碍

由于运动功能障碍，使患者口腔周围肌群协调能力、摄食和吞咽运动控制失调。

6. 日常生活活动能力障碍

由于运动功能、认知功能、感觉功能、言语功能等多种功能障碍并存，常导致患者日常生活活动能力的下降或丧失。

7. 心理障碍

由于脑组织损伤部位及严重程度不同，脑卒中患者易出现情感障碍、行为障碍、躯体化不适主诉增多、社会适应不良和日常生活无规律性等心理问题。

8. 社会活动参与能力障碍

由于运动功能障碍及心理问题，脑卒中患者往往人际交往减少或回避；自主运动减少，对肢体康复无信心；因抑郁等心理问题而长期卧床等。

★ 考点提示：脑卒中的主要功能障碍

二、康复护理评定

（一）运动功能评估

脑卒中后运动功能障碍多表现为偏侧肢体瘫痪，是致残的重要原因。常采用 Bobath、上田敏、Fugl-Meyer 等评估方法，主要对运动模式、肌张力、肌肉协调能力进行评估。评估量表见第三章第二节。

肢体的运动功能障碍按照脑卒中后各期（弛缓期、痉挛期、相对恢复期和后遗症期）的状况，采用 Brunnstrom 6 阶段评估法（表 5-1）。

表 5-1　Brunnstrom 偏瘫运动功能评定

阶段	部位		
	上肢	手	下肢
I	弛缓,无任何运动	弛缓,无任何运动	弛缓,无任何运动
II	仅出现共同运动模式	仅有极细微的屈曲	仅有最小限度的随意运动
III	可随意引起共同运动,并有一定的关节运动	能全手指屈曲,钩状抓握,但不能伸展,有时可反射性地引起伸展	①随意引起共同运动或其成分;②坐位和站位时,有髋、膝、踝的共同运动
IV	出现一些脱离共同运动模式的活动:①手指能置于腰后部;②上肢前屈 90°（肘伸展）;③前臂能旋前旋后	能侧捏及拇指带动松开,手指能半随意地、小范围地伸展	开始脱离共同运动:①坐位,足跟触地,踝能背屈;②坐位,足可向后滑动,使屈膝大于 90°
V	基本脱离共同运动,能完成更复杂的分离运动:①上肢外展 90°（肘伸展,前臂旋前）;②上肢前平举及上举过头（肘伸展）;③肘伸展位	①用手掌抓握,能握圆柱状及球状物,但不熟练;②能随意全指伸开,但范围大小不等	从共同运动到分离运动:①立位,髋伸展位能屈膝;②立位,膝伸直,足稍向前踏出,踝能背屈
VI	前臂能旋前、旋后协调运动正常或接近正常	①能进行各种抓握;②全范围地伸指;③可进行单个手指活动,但比健侧稍差	协调运动大致正常:①立位,髋能外展;②坐位,髋可交替地内、外旋,并伴有踝内、外翻

（二）感觉功能评估

评估患者的痛温觉、触觉、运动觉、位置觉、本体觉和图形觉是否减退或丧失。

（三）认知功能评估

认知是脑功能的高级活动，包括感觉、知觉、记忆及思维等。常采用简易精神状态检查量表（MMSE）、认知能力检查量表（CCSE）等进行评估。详见第三章第五节。

（四）言语功能评估

1. 构音障碍

因中枢神经系统损害引起言语运动控制障碍（表达无力、缓慢或不协调），主要表现为发音含糊不清，语调、速率及节奏异常，鼻音过重等言语、听觉特性的改变。

2. 失语症

因大脑皮质与语言功能有关的区域受损所致，为优势大脑半球损害的重要症状之一。运动性失语、感觉性失语、传导性失语、命名性失语、经皮质运动性失语、经皮质感觉性失语、完全性失语等类型较常见。

（五）摄食和吞咽功能评估

1. 洼田饮水试验

患者坐位状态下，饮 30ml 常温水，观察全部饮完水的时间，见表 5-2。

表 5-2　饮水试验的分级和判断标准

分级	判断标准
Ⅰ级：可一次喝完,无噎呛	正常：Ⅰ级,5s内完成
Ⅱ级：分两次以上喝完,无噎呛	可疑：Ⅰ级,5s以上完成；Ⅱ级
Ⅲ级：能一次喝完,但有噎呛	异常：Ⅲ、Ⅳ、Ⅴ级
Ⅳ级：分两次以上喝完,且有噎呛	
Ⅴ级：常常呛住,难以全部喝完	

2. 摄食-吞咽功能的评定

摄食-吞咽功能的评定见表 5-3。

表 5-3　摄食-吞咽功能等级评定

Ⅰ重度	无法经口腔进食,完全辅助进食	1. 吞咽困难或无法进行,不适合吞咽训练 2. 误咽严重,吞咽困难或无法进行,只适合基础性吞咽训练 3. 条件具备时误咽减少,可进行摄食训练
Ⅱ中度	经口腔和辅助混合进食	4. 可以少量、乐趣性地进食 5. 一部分(1～2餐)营养摄取可经口腔摄取 6. 三餐均可经口腔摄取营养
Ⅲ轻度	完全口腔进食,需辅以代偿适应等方法	7. 三餐均可经口腔摄取 8. 除特别难吞咽的食物外,三餐均可经口腔摄取 9. 可以吞咽普通食物,但需要临床观察和指导
Ⅳ正常	完全口腔进食,无需代偿和适应等方法	10. 摄食-吞咽能力正常

3. 吞咽 X 线荧光造影录像

吞咽 X 线荧光造影录像（videofluorographic swallow study，VFSS）是吞咽障碍诊断和评估的"金标准"。

（六）日常生活活动能力评估

常采用 PULSES 评估法、Barthel 指数评估法或功能独立性评估法（FIM）。详见第三章第三节。

（七）心理评估

采用焦虑-抑郁量表,评估患者的心理状态、人际关系与环境适应能力,了解有无抑郁、焦虑、恐惧等心理障碍,评估患者的社会支持系统是否健全有效。常用的心理评定量表有汉密尔顿抑郁量表（HAMD）、汉密尔顿焦虑量表（HAMA）等。具体评定详见第三章第六节。

（八）社会活动与参与评估

可用社会活动与参与量表评定。该量表分为理解与交流、身体移动、生活自理、与人相处、生活活动、社会参与 6 个方面,共 30 个问题,每个问题的功能障碍程度分为"无、轻、中、重、极重度",相应分值为 1 分、2 分、3 分、4 分、5 分。社会活动与参与量表立足于残存的功能与环境社会之间综合因素的关系,反映出各种因素之间的相互作用,从生物-心理-社会角度对脑卒中患者残疾程度与回归社会的程度进行整体客观的分析，进行量化性的分值评定。

三、康复护理措施

（一）弛缓期的康复护理

指发病1～3周内（脑梗死1周左右，脑出血2～3周）。临床表现：意识清楚或有轻度意识障碍，生命体征平稳，但患肢肌力、肌张力低下，腱反射减弱或消失。为预防关节挛缩、肩关节半脱位、压疮、肺部感染等并发症及继发性损害，在不影响临床抢救、不造成病情恶化的前提下，康复护理措施应在患者病情稳定48h后开始介入。同时为下一步功能训练做准备。

1. 良肢位

良肢位是早期抗痉挛的重要措施之一，这种体位能够使偏瘫后的关节相对稳固，可以有效预防上肢屈肌、下肢伸肌的典型痉挛模式，同时也是预防后期出现病理性运动模式的方法之一。使患者每2h更换一次体位，保持良姿位，以预防压疮、肺部感染及痉挛模式的发生。若出现下列情况应禁忌变换体位：头部轻屈即出现瞳孔散大，病灶侧瞳孔散大，对光反应消失，呼吸不规则，频繁呕吐，频发全身痉挛，低血压、收缩压低于12kPa，双侧弛缓性瘫痪，去皮质强直发作，发病后1h内深昏迷（详见第四章第一节）。

2. 被动运动

为防止关节挛缩，发病后第3～4天，在患者生命体征平稳的情况下，患肢所有的关节都应做全范围的关节被动运动。具体运动原则：①被动活动应包括身体的各个关节；②每个关节必须进行功能范围的关节活动，固定关节的近端，被动活动远端；③运动时动作要平稳、缓慢、均匀，训练项目要尽量集中，避免频繁变换体位；④每天2次，每次各关节活动3～5遍；⑤每次活动只针对一个关节，固定的位置应尽量接近关节的中心为佳；⑥维持正常关节活动度的被动训练不得出现疼痛；⑦关节被动活动前，要对患者或家属做好解释工作，以取得合作；⑧患者的体位应舒适，如合并骨折或肌腱缝合术后等患者被固定的部位要稳定、牢固；⑨对昏迷、肢体瘫痪的患者，应与肌力训练同时进行，尤其是负重关节，防止加重关节的不稳定性。

3. 按摩

对患肢进行按摩可促进血液、淋巴回流，防止和减轻水肿，同时又是一种运动感觉刺激，有利于运动功能恢复。按摩要轻柔、缓慢、有节律地进行，不使用强刺激性手法。对肌张力高的肌群用安抚性质的推摩，对肌张力低的肌群则予以按摩和揉捏。

4. 主动运动

弛缓期的主动训练均在床上进行。利用躯干肌的活动以及应用各种手段，促使肩胛带和骨盆带的功能恢复。

（1）翻身训练　尽早使患者学会向两侧翻身，以免长期固定于一种姿势，出现继发压疮及肺部感染等并发症。

① 伸肘摆动翻身法：双手十指交叉，患手拇指压在健手拇指的上方（即Bobath式握手，图5-1）；伸肘；屈膝；先将伸握双手摆向健侧，再反向摆向患侧，利用摆动惯性向患侧翻身。如翻向健侧，则摆动方向相反。

② 向健侧翻身法：屈肘，健手前臂托住病肘；健腿插入患腿下方；旋转身体，同时以

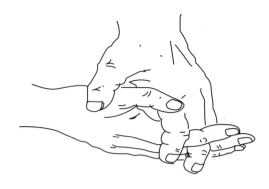

图 5-1　Bobath 式握手

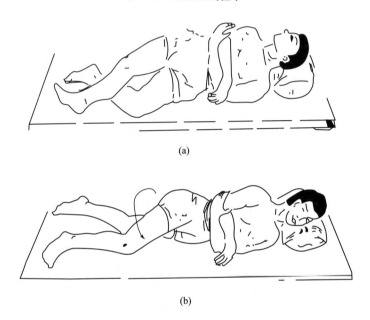

(a)

(b)

图 5-2　向健侧翻身法

健腿搬动患腿、健肘搬动病肘翻向健侧（图 5-2）。

（2）床上移动　偏瘫患者床上移动法：①健足伸向患足后方；②健腿抬起患腿向左（右）移动；③健足和肩支撑臀部并移动；④健腿、臀部为支点，移动头、肩部。

（3）桥式运动　在床上进行翻身训练的同时，必须加强患侧伸髋屈膝肌的练习，此项练习可避免患者以后行走时出现偏瘫步态，预防压疮的发生。由于做该动作时髋关节处于伸展位而膝关节处于屈曲位，可抑制下肢的伸肌痉挛，促进分离运动的产生。当患者能够轻松做这个运动后，就可以避免以后膝关节被锁住现象的发生。因此在发病早期即应进行此项活动。具体方法：患者呈仰卧位，可帮助患者双腿屈曲，让患者抬高臀部并保持平衡，防止骨盆向健侧旋转（图 5-3）。进一步的治疗措施：患者可用健足抬离床面，单用患侧负重进行上述运动。

5. 直立性低血压的适应性训练

对一般情况良好、症状较轻的患者，可在医生指导下尽早进行体位变化的适应性训练。利用可调角度的病床，从倾斜 15°～45°、训练 5min 开始，起立床倾斜的角度每天增加，维持时间 5～15min。一般情况下，可在 10 日内达到 80°。

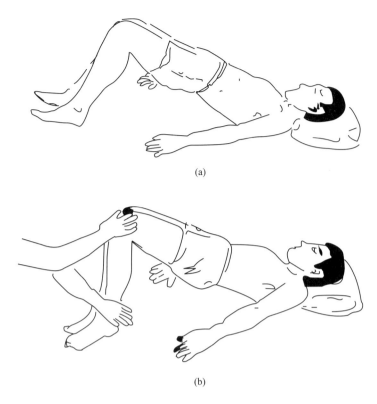

(a)

(b)

图 5-3　桥式运动

（二）痉挛期的康复护理

在弛缓期 2～3 周，由于脊髓下位中枢支配作用的增强，患者运动功能进入痉挛阶段，一般持续 3 个月左右。此期的康复护理目标是控制肌痉挛和异常的运动模式，促进正常运动模式的出现，并在此基础上加强实用性动作的训练。

1. 抗痉挛训练

典型的偏瘫模式表现为肩胛骨后缩，肩带下垂，肩内收、内旋，肘屈曲，前臂旋前，腕屈曲伴一定的尺偏，手指屈曲内收；骨盆旋后并上提，髋伸、内收、内旋，膝伸，足趾屈内翻。常采用的措施如下。

（1）卧位抗痉挛训练　早期卧床时可指导患者采用 Bobath 式握手，上举上肢，做此动作时应注意使患侧肩胛骨向前，患肘伸直；坐位时可借助滚筒、磨砂板进行训练或指导患者将患肘伸直，手指伸展分开，撑于椅面上，然后将身体的重心缓慢移至患侧；站立时，双手平放抵于墙壁上，肘关节伸直，身体重心向前；以上这些方法有利于抑制上肢屈肌痉挛模式。而针对下肢可采用仰卧位，双腿屈曲，Bobath 式握手抱住双膝，将头抬起，轻轻前后摆动使下肢更加屈曲，该运动不仅可降低下肢伸肌痉挛，同时也可以抑制上肢屈肌痉挛。

（2）患肢的功能训练　在进行患肢的功能活动时，应以抑制其痉挛、控制异常的运动模式、促进分离运动出现为目的。

① 肩胛带和肩关节的被动活动：患者仰卧，以 Bobath 式握手上举上肢，尽量前伸肩胛带，治疗人员可一手放入患者腋下帮助患者将肩胛骨向前、向上移动，但不能向后；坐位或立位时，可以 Bobath 式握手上举上肢，高举过头，然后将手放在头顶、头后方，再返回。

② 肘的控制训练：肘的控制训练重点在于伸展动作上，仰卧时，患侧上肢上举，尽量

伸直肘关节，然后缓慢屈肘，用手触摸自己的口、对侧耳和肩；也可由治疗人员保持患肢肘、腕关节及手指的伸展，同时上举上肢至水平或以上的位置，然后实施拉推的刺激，以促进肘的伸展。

③ 前臂的旋前、旋后训练：坐位，指导患者用患手翻动放置于桌子上的扑克牌或在患手的背侧放一橡皮泥，让患者以手的小指为轴，用手背做压面的动作；亦可在任何体位让患者转动手中的一个小物体。

④ 腕-指伸展的训练：让患者坐在墙前，左右手十指交叉并将掌面翻向外，将手背靠近胸前，然后伸肘，举手过头，掌面向上，返回胸前，再向前方的墙面推去，抵在墙上，向上、向下、向健侧滑动。

⑤ 手的抓握训练：在早期用患手握小皮球击打放置在前方的物体，随着手抓握能力的改善，可指导患者用患手握住一根木棍，患手放开，健手抓住，交替进行。

⑥ 屈膝训练：患者俯卧位，治疗人员一手握住患腿踝部，一手放在患者臀上，帮助患者屈膝。随着主动运动的出现，可让患者仰卧位，上肢采用 Bobath 式握手上举上肢的抗痉挛模式，在治疗人员的帮助下主动屈髋屈膝。

⑦ 伸髋屈膝训练：患者仰卧，治疗人员一手托住患足，让患者屈膝并将患肢放在床缘以下，此时患者已伸髋，然后治疗人员再协助其将患足放回原位，以后可逐步过渡到患者主动练习。

⑧ 屈踝训练：患者仰卧，患足支撑在床上，治疗人员用一只手向下压其距小腿关节，同时用另一只手将患者的足和足趾提至充分背屈并外翻位。

⑨ 伸髋屈膝屈踝训练：患者仰卧，将患腿屈膝垂于床边，伸其髋，治疗人员托其患足于背屈位，将足推向患者头的方向，协助患者在不屈髋的情况下继续屈膝和背屈踝。

2. 渐进性实用动作训练

遵照运动发育的顺序和不同姿势反射水平，如翻身—坐—坐位平衡—坐到站—站立位平衡—步行过程采用渐进性动作训练。

（1）坐起训练　部分患者由于卧床时间较长，在开始坐起训练前，可先将床头逐步抬高适应，以免发生直立性低血压，床头抬高开始角度应从 $30°\sim45°$ 起，逐步过渡到 $60°$，直至最后 $90°$。在此基础上开始坐起训练，具体方法：患者首先侧移至床边，将健腿插入患腿下，用健腿将患腿移于床边，患膝自然屈曲；然后头向上抬，躯干向患侧旋转，健手横过身体，在患侧用手推床，把自己推至坐位，同时摆动健腿下床；必要时治疗人员将一手放在患者健侧肩部，另一只手放其髋部帮助。

（2）坐位平衡训练　坐位平衡训练包括左右平衡训练和前后平衡训练。

① 左右平衡训练：首先，患者坐位，治疗人员坐于其患侧，一手放在患侧腋下，一手放在其健侧腰部，嘱患者头部保持直立，将重心移向患侧，然后患者将重心逐渐向健侧转移；其次，治疗人员一手抵住患者患侧腰部，另一只手压在患者同侧肩部，嘱患者尽量拉长健侧躯干，并且头部保持直立位；最后，随着患者主动性逐渐增加，治疗人员可相应减少辅助力量。

② 前后平衡训练：指导患者用双手拾起地面上的一物品或是双手向前伸，拿起桌上一物品，再向后伸手取一件东西。

（3）坐到站训练　当患者下肢有一定负重能力时，即可开始从坐到站起的训练，其训练的要点是掌握重心的移动。具体方法是：患者 Bobath 式握手，双上肢前伸，头和躯干前倾，重心前移至双足上，然后抬起臀部，髋、膝伸展而站起；必要时治疗人员可站于患者患侧，一手将患膝向前拉，另一手放在健侧臀部帮助患者抬起臀部。

（4）站立位平衡训练　为保证患者保持稳定的站立，并为下一步步行训练做准备，可进行前后及侧方的站立位平衡训练。具体方法如下：患者立位，嘱患者转头向躯干后方看，然后回到中立位，再从另一侧向后看；或是嘱患者分别从前方、侧方及后方的桌上取物品。随着功能的改善，可让患者单、双手从地上拾起大小不同的物品，或治疗人员对患者进行不同方向接球训练。

（5）步行训练　脑卒中患者站立时经常存在患侧下肢负重能力差，站立时相缩短；而迈步时，由于足下垂、内翻，导致步态异常，以致步行缓慢，步态不稳。首先应加强患者患侧下肢的负重能力，可指导患者用患腿站立，使骨盆呈水平位，将健足放在患腿前面与患足成直角，或是让患者健足放到患腿足跟后面成直角；也可由治疗人员用双手控制好骨盆，患者患腿负重，防止膝关节过伸，让患者健腿的脚画"八"字。随着患侧下肢负重能力的提高，即可开始迈步训练。当患腿向前迈步时，患者躯干伸直，用健手扶栏杆，重心移至健腿，膝关节轻度弯曲。治疗人员站在患者患侧后方，双手扶持其骨盆，患者迈患腿时，治疗人员帮助患侧骨盆向前下方运动，并防止患腿迈步时外旋；当健腿向前迈步时，患者躯干伸直，健手扶栏杆，重心前移，治疗人员站在患者患侧后方，一手放置患腿膝部，防止患者健腿迈步时膝关节突然屈曲以及发生膝反张，另一手放置于患侧骨盆部，以防其后缩，健腿开始只迈至与患腿平齐位，随着患腿负重能力的提高，健腿可适当超过患足。

（6）上下楼梯训练　在训练过程中，治疗人员应加强保护，以免患者发生意外。开始可借助高约15cm的木台进行，治疗人员站于患侧，患者将患足置于台子上，此时治疗人员用手控制患膝，另一手置于健侧臀部。当重心移至前方时，让患者健足踏上台子，然后让健足从台子上移下来，而且位置一次比一次靠后或让健足迈向前方地面，在完成以上训练动作后，可渐进性过渡到楼梯上进行。

（三）恢复期的康复护理

康复护理目标：进一步促进选择性主动运动和运动速度的恢复，发展多种运动模式，增加正常的运动感觉输入，协调多个肌群的组合运动。

1. 上肢功能训练

进一步加大上述痉挛期训练中各种运动方式的难度，并将各种训练方式融入日常生活活动中。可充分利用打字、弹琴、下棋、编织等活动进行训练，同时加强上肢的综合练习，在不同位置上做插板或图形的配合活动，以完善其正常运动模式。

2. 下肢功能训练

为进一步改善步行能力，此阶段应加强患者下肢的主动运动，主要练习不同屈膝位的主动伸膝运动、主动屈膝运动和踝背伸运动，同时进一步完善其下肢的负重能力，提高步行效率。

为改善骨盆的旋转性，可让患者交叉腿站立和行走或是治疗人员位于患者后方，双手置于患者骨盆处，指导患者步行，同时使骨盆旋转。为了提高步行效率，步行时还需手的摆动。手的摆动训练最初可在立位下进行，指导患者双手分别做触碰对侧大腿部的摆动练习。步行时治疗人员位于患者前方，持患者双上肢配合下肢运动进行摆动。通过以上骨盆旋转和手的摆动训练，有利于提高患者的步行效率。对仍存在垂足的患者可考虑给予功能性电刺激或肌电生物反馈疗法，必要时可用弹力绷带支持足踝或用足吊带、足托矫正。

3. 日常生活活动能力训练

日常生活活动能力训练包括进食、穿脱衣裤鞋袜、个人卫生、床椅转移、洗澡等。为完成日常生活活动能力训练，可选用一些适用的装置，如便于进食的特殊器皿、改装的牙刷、各种形式的器具及便于穿脱的衣服。

（1）穿、脱套头衫　坐位，穿时患者用健手帮助患肢穿上袖子，并尽量拉至肩部，将头套入领口钻出，然后健手插入健袖穿出，脱时利用健手将套头衫后领充分上拉，并将头部从领口处退出，再利用健手将双上肢从袖中退出。

（2）穿、脱前开襟上衣　取坐位，穿时指导患者利用健手套上患肢袖子，然后健手将健侧衣袖从身后移至健手侧，并套上健肢袖子，最后用健手扯平下襟，系扣子或拉拉锁。脱时利用健手先将患肢袖子从肩部退到肘部，然后将健肢从健侧袖中退出，最后利用健手将患肢袖子完全退出。

（3）穿、脱裤子　坐位时，患者利用健手先穿患腿，再穿健腿，将裤子提至大腿上部站起，用健手系好腰带。脱法与穿时相反。

（4）穿袜子和鞋　穿袜子时，指导患者首先将患腿交叉搭在健腿上，如果不能主动完成，可用叉握的双手抬起患腿，但要避免健手抓住患腿；然后用拇指和示指张开袜口，向前倾斜身体把袜子套在患足上。注意套袜子之前，患者应使自己的患手臂向前，肩前伸并且伸肘。鞋的穿法可与穿袜子方式相同。

（5）个人卫生动作　①洗脸：可用健手持毛巾洗脸，然后利用水龙头拧干毛巾擦脸。②洗健手：可利用改造后的细毛刷（毛刷背后加两个吸盘）吸在洗手池壁上，将健手在毛刷上来回刷洗；擦健手时，可利用患侧上肢弯曲的前臂和腹部夹住干毛巾，健手在毛巾上来回擦拭。③刷牙：患者患手有少许功能，可利用患手持牙刷，健手挤牙膏，然后用健手刷牙，如果患手功能全失，可用健手单独完成。

（6）洗澡　通常用淋浴式方法，喷头下方靠墙位置放置一木椅，患者坐在椅上冲洗，利用健手持毛巾擦洗前面，用带长柄的海绵刷擦洗后背。可在墙上安置扶手，以利于患者站起。

（四）后遗症期的康复护理

一般发病 6 个月后，患者经过治疗或未经积极康复，留有不同程度的后遗症，主要表现为肢体痉挛、关节挛缩畸形、运动姿势异常等。此期康复护理目的是指导患者继续训练和利用残余功能，使用健侧肢体代偿部分患侧的功能，同时指导家属尽可能改善患者的周围环境，以便于争取最大限度的生活自理。包括：①进行维持功能的各项训练；②加强健肢的训练，以增强其代偿能力；③指导正确使用辅助器，如手杖、步行器、轮椅、矫形器，以补偿患肢的功能；④改善步行训练，主要是加强站立平衡、屈膝和踝背屈训练，同时进一步完善下肢的负重能力，提高步行效率；⑤环境改造，如门槛和台阶改成斜坡，蹲式便器改成坐式便器，厕所、浴室、走廊加扶手等。

（五）言语功能障碍的康复护理

患者发病后应尽早开始言语训练。在训练前应全面评价言语障碍的程度，同时注意进行心理疏导，加强康复宣教，使其增强言语训练的信心。

失语症的康复主要是通过训练，使患者动用和提高残存的言语功能，补充多种其他交流途径，改善实际交流能力。详见第四章。

（六）摄食和吞咽功能障碍的康复护理

患者可因舌和喉头等运动控制障碍导致吞咽障碍，可引起误吸、误咽和窒息，营养物质摄入不足，水、电解质及酸碱平衡失调等，从而影响患者整体康复。吞咽功能训练的内容包括：面肌、咀嚼肌、舌肌等功能的训练，咽反射训练，吞咽动作练习及摄食训练等，可配合针灸治疗。对于严重而不能恢复者给予鼻饲饮食。详见第四章。

（七）认知功能障碍的康复护理

认知功能障碍的康复训练要与患者的功能活动和解决实际问题的能力紧密配合，认知训练对患者的全面康复起着极其重要的作用。详见相关章节。

（八）心理障碍和情感障碍的康复护理

（1）良好的护患关系是良好沟通的精髓与切入点。

（2）运用心理疏导，帮助患者从认识上进行重新调整。

（九）常见并发症的评估及康复护理

1. 肩关节半脱位

肩关节半脱位是指肩肱关节机械连续性的改变，导致肩峰与肱骨头之间出现可触及的间隙。肩关节半脱位的评定标准：肩峰下可触及凹陷；X线平片检查示肩峰与肱骨头之间的间隙超过14mm，或两侧间隙之差大于10mm。

治疗及护理时应注意矫正肩胛骨的姿势、早期良好的体位摆放，同时鼓励患者经常用健手帮助患臂做充分的上举活动。在活动中禁忌牵拉患肩。

2. 肩手综合征

多见于脑卒中发病后1～3个月内，表现为突然发生的手部肿痛，水肿以手背为明显，皮肤皱纹消失，但通常止于患手腕部；手的颜色呈粉红色或淡紫色，触之有温热感，患手指甲变白或无光泽，掌指关节、腕关节活动受限等。

肩手综合征应预防为主，早发现，及时治疗，一旦进入后期，手部将出现不可逆的功能障碍。具体措施：早期应保持正确的坐卧姿势，避免长时间处于手下垂位；加强患臂的被动和主动运动，以防关节挛缩；肿胀的手指可采用向心性压迫缠绕法，通常用直径1～2mm的线绳由远端向近端缠绕手指，缠绕始于指甲处，并做一小环，然后快速有力地向近端缠绕至根部不能缠绕为止，缠完后立即从指端绳环处迅速拉开缠绕的线绳，每个手指都缠绕一遍后，最后缠手掌，此法简便安全，效果满意；也可采用冰水疗法，冰与水比例为2∶1，治疗者与患者的手一同浸入水中，浸泡3次，每次约3s，两次浸泡之间有短暂间隔；尽量避免患手静脉输液。

3. 压疮

对于压疮预防重于治疗，压疮预防包括以下几方面：①避免由压力造成的损伤，如对身体不能活动的老人，每2h要变换体位，搬动时要把身体完全抬起来，或让患者躺在气垫床上；②保持床单清洁干燥、无皱褶，避免擦伤皮肤；③避免由于剪力、摩擦力、钝力造成的损伤；④避免碰到热源造成烫伤；⑤保证均衡饮食；⑥监测皮肤的完整性。

4. 失用综合征、误用综合征、过用综合征

偏瘫后要预防失用综合征、误用综合征和过用综合征。

（1）失用综合征　是指由于机体处于不活动状态而产生的继发障碍。如果在脑卒中早期过度限制主动性活动，可致失用性肌无力及肌肉萎缩、失用性骨质疏松、关节挛缩、直立性低血压、压疮、心肺功能减退、消化功能改变、静脉血栓形成等，加之各种并发症的存在和反复，致使患者的主动性活动几乎完全停止下来。时间一久，形成严重的"失用状态"。因此，应早期进行正确的康复和训练，应用各种方法促进患者功能的恢复。随着病情的改善，逐渐增大活动量，同时加强营养，可预防失用综合征。

（2）误用综合征　指在康复治疗中方法错误，引起医源性的继发性损害。我国现代康复技术尚未普及，由于康复方法的错误导致的误用综合征是相当普遍的，因此一旦产生就会给患者的恢复造成不良后果，严重的可致终身残疾。常见的有：①粗暴的关节被动活动；②康复方法的错误，如肌张力增高情况下做针灸、按摩，不仅不能抑制异常肌张力，反而起相反作用，过早步行训练也是常见误用之一；③护理方法的错误，如卧床患者未能给予正确的良肢位；在患者有肩关节半脱位时，护理人员不适当动作，可诱发肩痛。

（3）过用综合征　指过度劳累及过度使用。在脑卒中恢复期，患者本身、家属，甚至少数医务人员对疾病康复"急于求成"，使运动治疗的量、次数及强度超过了患者实际能承受的负荷，这样会产生全身性疲劳及局部肌肉、关节损伤。

四、康复护理指导

（1）指导患者主动并持之以恒地参与康复训练。

（2）指导患者积极配合治疗原发病，如高血压、高脂血症、糖尿病等。

（3）指导患者养成良好的生活规律，合理饮食，控制体重，戒烟禁酒，睡眠充足，适当运动，劳逸结合，保持大便通畅，鼓励患者日常生活活动自理。

（4）指导患者修身养性，保持情绪稳定，避免不良情绪的刺激。学会辨别和调节自身不良习惯，培养兴趣爱好，如下棋、写字、绘画、晨晚锻炼、打太极拳等，防止跌倒，唤起他们对生活的乐趣。增强个体耐受、应付和摆脱紧张处境的能力，有助于整体水平的提高。

（5）指导患者正确对待疾病及其残疾，认识到康复是一个漫长的过程。争取获得有效的社会支持系统，包括家庭、朋友、同事、单位等社会支持。

（6）长期卧床的患者，要指导家属正确的护理方法，防止压疮、感染等并发症及失用综合征。逐渐增大活动量，同时加强营养，可预防失用综合征。

（7）向患者及家属讲解所患疾病有关知识、危险因素及预防，指导患者正确服用药物和功能锻炼。加强随访指导。

（刘亚梅）

第二节　颅脑损伤的康复护理

一、概述

1. 概念

颅脑损伤指由于创伤所致的脑部损伤（traumatic brain injury，TBI），可导致意识丧失、记忆缺失及神经功能障碍。颅脑损伤是创伤中发病率仅次于四肢的常见损伤，但其死亡率居各类创伤首位。

颅脑损伤后，患者可出现意识障碍、神经系统阳性体征及颅内压增高的症状及体征，也有部分患者表现较轻，意识障碍历时较短，神经系统无阳性体征。根据损伤后颅腔是否与外界相通，分为闭合性颅脑损伤和开放性颅脑损伤两大类。如有脑脊液外漏，即使头颅表面没有伤口，也属于开放性颅脑损伤。

2. 主要功能障碍

（1）瘫痪　由于皮质运动及其下行的锥体束等损害所致。可累及所有肢体，初期多为软瘫，后期多出现痉挛。

（2）运动失调及平衡功能障碍　肌肉收缩和张力失调导致运动失调。多由小脑损伤引起肌肉收缩的不协调以及速度、时间和方向上的不准确。

（3）不自主运动　由于锥体外系损伤所致。

（4）感觉障碍　大脑皮质的感觉区域及其传入纤维受损可引起感觉异常、减退或缺失；还可出现深浅感觉的辨别紊乱，也可因脑部处理中枢损伤出现特殊感觉的功能紊乱，如视觉、听觉、味觉、嗅觉和知觉的异常。

（5）平衡和直立反应的障碍　大脑中枢受损，使保持平衡的姿势调整反应产生紊乱。

（6）言语功能障碍　失语、构音障碍或言语失用等言语功能障碍，以构音障碍最为多见。

（7）迟发性癫痫　伤后1周后才出现的癫痫。原因是瘢痕、粘连和慢性含铁血黄素沉积的刺激。

（8）认知方面　注意力和集中力下降，记忆力和学习能力下降。

（9）知觉障碍　空间关系问题，体象障碍，失认和失用。

（10）心理和社会方面　恢复早期可表现出行为上的紊乱和心理社会能力方面的功能低下，包括情绪不稳、攻击性行为、冲动和焦虑不安、定向力障碍、挫败感、否认和抑郁等。

★ 考点提示：颅脑损伤的主要功能障碍

二、康复护理评定

（一）颅脑损伤严重程度评定

（1）昏迷期间　依据格拉斯哥昏迷量表（Glasgow coma scale，GCS）对损伤严重程度进行评定，最低3分，最高15分。≤8分为昏迷，≥9分无昏迷；3～5分为特重型，6～8分为严重损伤，9～12分为中度损伤，13～15分为轻度损伤。

（2）清醒后　依据损伤后遗忘（post traumatic amnesia，PTA）间期长短评定损伤严重程度，遗忘间期<10min为极轻型，10min至1h为轻型，1h至1天为中型，1天至1周为重型，>1周为极重型。

（二）功能及预后评测

格拉斯哥预后量表（Glasgow outcome scale，GOS）对颅脑损伤患者恢复及其结局进行评定，分为5个等级：死亡、植物状态、重度残疾、中度残疾、恢复良好。

三、康复护理措施

（一）昏迷期和无意识期的康复护理

此期尽力排除影响意识恢复的因素，促醒，防止并发症（挛缩、压疮、肺炎、尿路感染、营养不良等）。具体促醒方法如下。

（1）音乐刺激　选择患者比较熟悉、喜爱、有意义并适合的音乐，调节适当音量。通过患者的面部表情或脉搏、呼吸、睁眼等变化观察患者对音乐的反应。

（2）穴位刺激　选择头针、体针及特定促醒的穴位进行刺激。

（3）语言刺激　患者家属通过呼喊、讲话及生活护理过程中的语言刺激来加强声音输入。

（4）深浅感觉刺激　康复护士或家属通过关节被动运动、肢体按摩、抚摸及其他皮肤及关节刺激来加强触觉、痛觉及深感觉的输入。

(二）行为恢复期的康复护理

患者生命体征稳定，应尽早帮助坐、站，早期使用起立床，站立足够长的时间可以牵拉易于缩短的软组织，使身体负重，防止骨质疏松及泌尿系统感染，刺激内脏功能，增强肠蠕动和膀胱排空。肢体瘫痪疾病功能康复训练，注意由小关节到大关节，先轻后重，由被动到主动，由近心端及远心端，先下肢后上肢，循序渐进。患者在病情允许的情况下可适当活动，活动方式循序渐进，被动运动—翻身—床上坐起—床边坐起—床边站立—扶床行走—扶墙行走—室内行走。

1. 躁动不安的康复护理

躁动不安是在损伤后遗忘间期，许多患者表现出的一种神经行为综合征。

（1）排除引起躁动不安的原因　如电解质紊乱、营养不良、癫痫活动、睡眠障碍、水肿、感染、损伤、药物（镇静药、抗高血压药物或胃肠道药物等）均可引起躁动。

（2）环境管理　保持病房安静，如果可能，排除有伤害刺激的导管、引流管，限制不必要的声音，限制探视者数量等；避免患者自伤或伤害他人；允许患者情感宣泄；尽可能固定专人护理及治疗。

2. 异常行为的康复护理

① 采用一致性的治疗原则来减少破坏性行为，如同一时间、地点、环境及治疗方法等，并给予适当的解释；②治疗中给予适当的鼓励，向正常行为看齐；③通过提供治疗性活动的选择，控制患者的不良行为，把建立责任感放在治疗计划中；④尽可能将患者的兴趣与努力结合在一起，以激发患者的兴趣和全身心的投入；⑤适当改变治疗环境，力图减少对患者的刺激，用平静的语调，并且与身体语言保持一致。

(三）认知功能障碍的康复护理

1. 失认症的康复护理

（1）单侧忽略　①环境改变：站在忽略侧与患者谈话；②阅读训练：阅读时为避免漏读，可在忽略侧放上颜色鲜艳的规尺，或让患者摸着规尺的边缘，用手指沿行间移动，以利于引起患者的注意，使视线随手指移动；③加强患侧感觉输入：护理人员及家属利用口语、视觉、冷热刺激、拍打、按摩、挤压、擦刷、冰刺激等感觉输入，使患者注意患侧的存在；④鼓励患侧上、下肢主动参与翻身，将所需物品放置在忽略侧，要求其用健手越过中线去拿。

（2）视觉空间失认　①颜色失认：用各种颜色的图片和拼板，先让患者进行辨认、学习，然后进行颜色匹配和拼出不同的图案，反复训练；②面容失认：先用亲人的照片，让患者反复看，然后再把亲人的照片混放在几张无关的照片中，让患者辨认出亲人的照片；③方向失认：让患者自己画钟表、房屋，或在市区图上画出回家路线等；④结构失认：让患者按治疗人员要求用火柴、积木、拼板等构成不同图案。

（3）Gerstmann综合征　①左右失认：反复辨别身体的左或右，接着辨认左或右的物体；②手指失认：给患者手指以触觉刺激，让其说出手指的名称，反复在不同的手指上进行；③失读：让患者按自动语序，辨认和读出数字，让患者阅读短句、短文，给予提示，让他理解其意义；④失写：辅助患者书写并告知所写材料的意义，着重训练健手书写。

2. 失用症的康复护理

①结构性失用：训练患者对家庭常用物品的排列、堆放，临摹平面图或用积木排列立体构造图，由易到难，可给予暗示和提醒。②运动失用：如训练刷牙，可把刷牙动作分解，示

范给患者看，然后提示患者一步一步完成，或手把手地教患者。反复训练，改善后减少暗示、提醒，并加入复杂的动作。③穿衣失用：可用暗示、提醒指导患者穿衣，甚至可一步一步地用语言指示并手把手地教患者穿衣。④意念性失用：可通过视觉暗示帮助患者，可将连续动作分解，然后分步进行训练，在上一个动作将要结束时，提醒下一个动作，启发患者有意识地活动，如泡茶后喝茶。⑤意念运动性失用：设法触动无意识的自发运动，如要让患者刷牙，可将牙刷放在患者手中，通过触觉提示一系列刷牙动作。

3. 记忆力训练

可利用视觉意象方法、首词记忆法、编故事法等帮助记忆的内在记忆法，结合利用笔记本、时间表、地图、闹钟、手表、清单、记号、标签等帮助记忆外在辅助物记忆法。具体操作如下：①建立恒定的每天活动常规，让患者不断地重复和练习；②耐心细声地向患者提问和下命令；③从简单到复杂进行练习，将整个练习分解成若干小部，先一小部一小部地训练，成功后再逐步联合；④利用视、听、触、嗅和运动等多种感觉输入来配合训练；⑤每次训练时间要短，记忆正确时要及时频繁地给以奖励；⑥让患者分清重点，先记住最必需的事，不去记忆一些无关的琐事。

4. 注意力训练

①猜测游戏：取两个杯子和一个弹球，让患者注意看。由训练者将一个杯子扣在弹球上，让其指出球在哪个杯子，反复数次，如无误差，增加难度。②删除作业：在白纸上写汉字、拼音或图形等，让患者用笔删去指定的汉字与拼音或图形，反复多次，无误差后，可增加汉字的行数或词组，训练患者。③时间感：给患者秒表，要求患者按指令开启秒表，并于10s内自动按下停止秒表。以后延长至1min，当误差小于1～2s时改为不让患者看表，开启后心算到10s停止，然后时间可延至2min，当每10s误差不超过1.5s时，改为一边与患者讲话，一边让患者进行上述训练。④数字顺序：让患者按顺序说出或写出0～10的数字，或看数字卡片，让其按顺序排好。

5. 解决问题能力的训练

① 指出报纸中的消息：提问报纸中的各种信息，如标题、日期、名称、分类广告和不同专栏等，让患者回答。②排列数字：给3张数字卡，让患者由低到高排好顺序，或每一次给1张数字卡，让他根据数值大小插进已排好的3张之间等。③问题状况的处理：如丢了钱包怎么办，如何刷牙等。④从一般到特殊的处理：从工具、动物植物、国家、职业、运动等内容中随便指出一项。如食品，让患者尽量想出与食品有关的细项，如回答顺利，可对一些项目给出限制条件，让患者想出这些条件的项目。如运动，可向患者提出哪些运动需要跑步，哪些需要球等。⑤分类：给患者一张上面有30项物品名称的单子，让患者分成3类（食品、家具、衣服），完成后再对各类物品进行细分。⑥做预算：让患者假设每月开支账目（6个月或1年），找出某月最大的基本开支项目及计算各项开支每年的总消耗数等。

（四）运动功能障碍的康复护理措施

详见本章第一节。

（五）言语功能障碍及心理障碍的康复护理措施

对失语患者，坚持由易到难、循序渐进、反复练习、持之以恒的原则。先从患者受损最轻的言语功能着手，如运用姿势性言语、眼神、手势等进行交流；然后再用具体物品、单字、单词、短句进行训练。言语训练时，发音练习要尽早开始。智能训练过程，作业训练应尽早进行。

心理指导：颅脑损伤患者早期多呈昏迷状态，有的甚至长期昏迷，一般都由家属及护理人员观察病情变化，疼痛的刺激及伤后可能导致的伤残甚至死亡的威胁，使患者产生紧张恐惧的心理，应予以心理安慰和鼓励。患者应保证充足的睡眠，提高机体的抵抗力。恢复期患者因大小便失禁，生活不能自理，患者常因此而焦虑、抑郁、烦躁，应安慰鼓励患者树立战胜疾病的信心，培养健康的心理状况，积极加强功能锻炼。

四、康复护理指导

颅脑损伤患者的预后与损伤的程度、康复治疗护理的介入、家庭的支持等众多因素有关。因此，应加强康复护理指导，具体有以下几点。

1. 康复护理观察

注意观察患者的精神状态、生命体征变化、认知功能障碍、言语功能障碍、运动感觉障碍等，以便制订康复计划，同时应注意癫痫的发作及防范。

2. 一般护理

体位排痰护理，皮肤护理，家庭康复指导。保持生活起居、饮食、睡眠的规律性，逐渐培养良好的生活习惯。

3. 功能康复护理

功能康复中应注意维持合理的体位，防止痉挛和挛缩畸形的发生；预防各种并发症的出现，减少后遗症；加强吞咽障碍、构音障碍康复训练的护理指导；注意观察患者不同时期的心理变化，鼓励患者增强康复的信心和勇气，坚持长期、系统、合理的康复训练。

知识拓展

颅脑损伤的基因治疗

中枢神经系统损伤的基因治疗，是一种新的研究方向。动物研究证明，各种神经营养因子对中枢神经系统损伤有治疗作用。利用转基因技术，使中枢神经系统神经营养因子表达达到治疗水平，是治疗创伤性颅脑损伤的另一途径。

基因治疗适于颅脑损伤治疗的基本原理为：①损伤后血-脑屏障开放，为基因转染提供了特异的治疗窗；②创伤性颅脑损伤，不像基因缺陷性疾病，不必要求持久性的基因转移。近来发现，使用阳离子微脂粒介导的神经营养因子基因的转移，一方面因为不像病毒介导基因转移那样有使患者感染上病毒性疾病的可能，另一方面又因技术改进而克服了以前的转染效率不高的缺点等，已被认为是具有潜在前途的治疗新方法。

（刘亚梅）

第三节　小儿脑瘫的康复护理

一、概述

（一）概念

小儿脑瘫又称脑性瘫痪（cerebral palsy，CP），简称脑瘫，是由于发育中胎儿或婴儿脑的非进行性损伤所致的持续性运动和姿势发育异常的一组综合征。脑瘫主要表现为中枢运动功能障碍和姿势异常，病变部位在脑，累及四肢，表现多样，可伴有不同程度的智力障碍、言语障碍、视听觉障碍、感知觉障碍、癫痫及心理行为异常。脑损伤和脑发育缺陷的时间可划分为 3 个阶段，即出生前、围生期和出生后。根据运动障碍的特征、临床表现及瘫痪部位可有如下分型。

按临床表现分为 6 型：①痉挛型；②不随意运动型；③强直型；④共济失调型；⑤肌张力低下型；⑥混合型。

按瘫痪部位分为 5 型：①单肢瘫；②双瘫；③三肢瘫；④偏瘫；⑤四肢瘫。

（二）主要功能障碍

由于脑瘫是脑损伤所致的综合征，其病变部位不同所表现出的临床症状及功能障碍也有所不同。

1. 中枢性运动障碍

（1）痉挛型　此型在脑瘫患儿中最常见，占 50％～60％。临床表现为偏瘫、双瘫、四肢瘫等。特点为运动发育较同龄儿明显落后，肌张力增高，紧张甚至痉挛、僵硬、强直。患儿仰卧位时上肢屈曲、下肢伸展痉挛。患儿俯卧位时竖颈困难，四肢呈屈曲模式。

（2）手足徐动型　此型脑瘫患儿占 20％～25％。表现为难以用意志控制的全身性不自主运动，颜面肌肉、发音和构音器官也受累，因此常伴有流涎、咀嚼吞咽困难、语言障碍。特点是以不自主、无意识运动为主要症状。

（3）共济失调型　此型患儿占发病患儿的 5％左右。表现为平衡障碍，肌张力低下，但无不自主运动。智力以正常者为多，无痉挛，病理反射阳性，可伴有眼球震颤、言语障碍等。

（4）强直型　此型占脑瘫患儿的 5％左右。症状类似痉挛型，但程度更重。全身肌张力增加，呈强直状，肢体僵直，运动严重障碍，常伴有角弓反张。患儿可出现扭转痉挛或强直。肢体无随意运动。常伴有智力低下。

（5）肌张力低下型　一般是痉挛型或手足徐动型脑瘫的早期过渡表现，临床以肌张力低下为显著特征，患儿肢体肌张力低下，关节活动度比正常儿大，抬头无力，坐或站立困难。

（6）混合型　此型患儿约占发病患者的 10％。同时兼有上述两型以上的特点。两种或两种以上症状同时存在时，可能以一种类型的表现为主，也可以大致相同。

2. 伴随障碍

（1）语言障碍　造成语言障碍的主要原因为构音器官运动障碍、语言中枢障碍、构音器官和语言中枢同时存在障碍。

（2）听觉障碍　新生儿重症黄疸所致手足徐动型脑瘫患儿伴有听觉障碍，其程度从高频到低频障碍轻重不等。

（3）视觉障碍　据统计有 20％的脑瘫患儿伴有视觉障碍。最常见的为内斜视、外斜视等眼球协调障碍，其次为眼震、凝视障碍和视神经萎缩等。近视、远视、弱视者亦较多见。

（4）行为障碍　固执任性、情感脆弱、情绪不稳定、易怒、不合群、注意力不集中、兴奋多动、睡眠障碍、性格异常，有自残行为和暴力倾向。

（5）癫痫　以全身性阵挛发作、部分发作、继发性大发作为多。

（6）智能、情绪问题　并发智能低下的情况最多，多动、情绪不稳亦多。

二、康复护理评定

1. 健康状态评估

了解患儿一般情况、身体素质、对康复治疗的承受能力、生长发育情况、父母一般情况及家族史等。运动发育落后：100 天不能抬头，4 个月后拇指内收，手张不开，5 个月后不会伸手抓物，4～6 个月不会笑，不认人，面貌异常，8 个月不会坐，10 个月不会爬，15 个月不会走。

2. 躯体功能评估

如肌力、肌张力、关节活动度、原始反射或姿势性反射、平衡反应、协调功能、站立和步行能力（步态）等。患儿常有下列表现：①直立位下肢内旋伸直，足下垂，双腿交叉呈剪刀状；②从仰卧到坐起，头后倾，下肢伸，足屈，躯干后伸，伸肌张力增高；③仰卧位伸肌张力增高，颈向后伸，下肢伸或交叉，双手拿不到前方正中位，呈角弓反张性躯干伸展；④俯卧位屈肌张力增高，不能抬头，臀抬起，肩着床，四肢屈曲；⑤头向一侧偏时，同侧上肢伸直，对侧上肢屈曲，呈射箭状。

3. 言语功能评估

主要是通过交流、观察或使用量表，评估患儿有无言语功能障碍。

4. 感知、认知功能评估

脑瘫患儿多伴有感觉异常及知觉缺损，可通过温、触、压觉来检查确定障碍状况，也可通过询问家长，得知患儿异常程度。

5. 日常生活活动能力评估

通过观察患儿完成实际生活中的动作情况，以评估其能力。

6. 心理社会及家庭评估

脑瘫患儿常存在精神心理障碍，因此应对患儿的性格特点、情绪、行为、反应能力进行评估，同时还要评估患儿家长对患儿患病的反应、认识程度。家长的情绪和反应会影响患儿，使患儿处于紧张、个性固执、孤僻、有自卑感，并常伴有学习和社交困难。

7. 智能评估

患儿合并智力落后将会影响康复护理效果，因此进行智力评定有利于制订具有针对性的康复护理措施。

三、康复护理措施

小儿脑瘫的康复护理措施主要是对患儿所处的环境、睡眠、饮食、抱姿、移动方式等进行指导和教育。

1. 康复环境

在进行运动治疗时，首先为患儿提供一个舒适温馨、宽敞、整洁、安全的环境，让患儿对陌生环境的恐惧消失。患儿床应选择带有护栏的多功能床，房间内设无障碍设施，方便患儿及轮椅出入，通道应安装扶手、呼叫器，地面应防滑，以保障患儿的安全。

对患儿及家属态度要热情，细心讲解脑瘫的相关知识，讲解治疗时的注意事项以及脑瘫经过积极治疗后的预后效果，争取获得患儿及其家属对治疗的积极配合。同时，在实施运动治疗时由于运动量大，消耗能量加大，所以需要家长给患儿及时补充各种所需营养，增强患儿体质，确保患儿治疗质量。由于多数脑瘫患儿长期缺少锻炼及体质较差，所以治疗师在实施各项治疗时，动作要轻柔，以免对患儿造成再次损伤，在治疗结束后要仔细观察患儿反应。

2. 饮食护理

首先必须考虑的是进食时的姿势与肢位，特别是患儿头部的控制，根据患儿自身特点来选择最适合患儿的进食体位：①抱坐喂食；②面对面进食；③坐位进食；④坐在固定椅子上进食；⑤侧卧位进食；⑥俯卧位进食。对于全身屈肌肌张力较高的患儿，患儿倾斜于三角垫上45°，双肩尽量前伸，两腿分开。

喂饮时应注意，勺进入口腔的位置要低于患儿的口唇，从口唇的中央部位插入。喂食者应避免从患儿头的上方或侧方喂饮，防止引起患儿的头部过度伸展和向一侧回旋。

3. 睡眠体位

正确的睡眠体位对抑制脑瘫患儿的异常姿势、促进正常姿势的发育至关重要。脑瘫患儿由于受到紧张性颈反射的影响，头部很难摆在正中位，常常是倾向一侧，易发生脊柱关节变形。

下肢肌张力较高的患儿在睡眠时应将其双腿分开，侧卧仰卧均可，但双腿之间要夹一小软枕头，以免双下肢过紧引起内收肌张力过高；手足徐动型患儿睡眠易惊，应保持侧卧位，双上肢屈曲并抱在一起，双下肢也呈屈曲状；偏瘫的患儿应保持患侧在上的侧卧位或仰卧位，以免患侧长期受压引起循环障碍或肢体麻木。俯卧位可以帮助患儿睡得更好。

（1）痉挛型脑瘫患儿　采用侧卧的睡眠体位。此卧位有利于降低肌张力，促进动作的对称，改善痉挛。

（2）痉挛型屈曲严重的患儿　取俯卧位睡眠。在患儿胸前放一低枕，限制其双臂向前伸出。

（3）身体和四肢以伸展为主的脑瘫患儿　除了上述侧卧位，也可采用仰卧位，但必须将患儿放置在恰当的悬吊床内，保持头部在中线位置。为避免患儿的视野狭窄和斜视，可在悬吊床上方悬挂一些玩具，吸引患儿的视线。同时，应将患儿双手放在胸前，以利于患儿手功能的恢复。

4. 抱姿指导

不同类型的患儿其抱法也不尽相同。对于痉挛型脑瘫患儿，特别是伸展性痉挛的患儿应采取屈曲抱姿；对双下肢内收肌肌张力高的患儿应注意保持下肢的外展，也就是说双腿分开骑跨在抱者的髋部，让患儿把头枕在抱者的肩上；手足徐动型患儿由于出现不随意运动，所以抱这类患者时，应将患儿的双手合在一起，双侧腿靠拢，关节屈曲尽量靠近胸脯，把患儿维持这一姿势后，把他抱在胸前或身体的一侧；肌张力低下型患儿，由于身体像"软面条"一样无力，抱这类患儿时，除了帮助把双腿屈曲头微微下垂外，最重要的是给他一个很好的依靠。如果抱的姿势不正确将影响患儿的康复效果。

（1）易出现角弓反张的痉挛型患儿的抱法　让患儿双上肢放在抱者的双肩上，尽可能地环绕抱者的颈部，将患儿两下肢分开置于抱者的腰部，可降低下肢肌张力（图5-4）。

（2）伸展占优势患儿的抱法　使患儿头部呈前屈姿势，双上肢向前方，伸出后从仰卧位抬起身体，此姿势有利于患儿的髋关节、膝关节屈曲（图5-5）。

（3）手足徐动型患儿或双腿交叉患儿的抱法　使患儿的髋关节充分屈曲，同时用上臂抑制患儿双上肢，防止肩与上肢向后方用力，用胸部抵住患儿头部，防止头颈后仰。此姿势不宜时间过长，可在此姿势下左右摇晃患儿（图5-6）。

（4）重度角弓反张患儿侧卧位抱起方法　使其头部、肩部、髋关节及膝关节呈屈曲姿势（图5-7）。

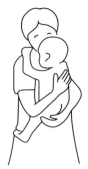

图 5-4 易出现角弓反张的痉挛型患儿的抱法

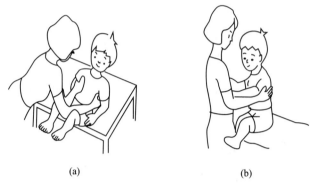

(a)   (b)

图 5-5 伸展占优势患儿的抱法

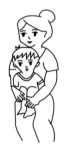

图 5-6 手足徐动型患儿或双腿交叉患儿的抱法

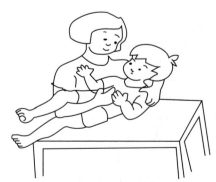

图 5-7 重度角弓反张患儿侧卧位抱起方法

（5）屈曲占优势患儿的抱法　一手扶持患儿上肢的上臂，另一手扶持骨盆部位，可防止两下肢交叉（图 5-8）。

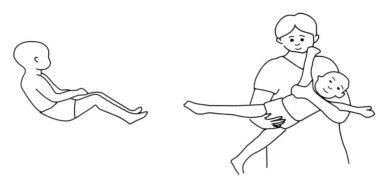

图 5-8　屈曲占优势患儿的抱法

（6）手足徐动型及肌张力低下型患儿的抱法　在髋关节屈曲的状态下，促进头与脊柱的伸展，保持姿势对称（图5-9）。

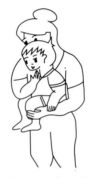

图 5-9　手足徐动型及肌张力低下型患儿的抱法

（7）对年长儿、体重较大的患儿的抱法　采用两人同时抱法，一人背向患儿，肩负其前臂，握住患儿双手，令其双上肢前伸；另一人面向患儿，双臂分别夹住患儿双足于腋下或用肘部将其双足固定于两侧躯干，用手托住患儿髋关节，拇指向下推压骨盆，使患儿的髋关节充分伸展（图5-10）。

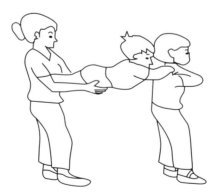

图 5-10　对年长儿、体重较大的患儿的抱法

5. 穿、脱衣服的护理

（1）衣服的穿脱　穿套头衫或背心时，先穿患侧再穿健侧，脱衣时应先脱健侧后脱患侧。如对襟衣服，可先将其下面的纽扣扣好，根据患儿的情况，上面的纽扣留1～2个不扣，然后按照套头衫的脱、穿方法进行。

（2）裤子的穿脱　取坐位，先将患侧或功能较差的下肢套入裤筒，再穿另一侧，然后躺下，边蹬健足，边向上提拉裤子到腰部并系好。脱法与穿法相反。对于下肢障碍较重的患儿，也可取坐位，双腿套上裤子后，转右侧半卧位，提拉左侧的裤筒，转左侧半卧位时，提拉右侧裤筒，左右交替进行。脱法与穿法相反。

6. 洗浴的护理

为患儿洗浴时应注意不加重异常姿势，体位舒适，使患儿有安全感。为患儿进行洗浴时应注意：调节浴室温度在27℃左右，水温38～39℃；室内应设有防滑地面、扶手等安全措施；准备好患儿的洗浴备品；应精心设计浴盆，如浴盆底要倾料，以便能支撑患儿的背部，或者准备一个可固定于浴盆上的防滑枕，使患儿可以躺卧于浴盆中；对重症痉挛型患儿洗浴，可以将一个充半量的气的大球放于浴盆中，患儿可坐其上或俯卧其上进行洗浴。不能取坐位的患儿可在浴盆中放一块木板洗浴。

7. 脑瘫患儿的情绪、心理障碍的护理

脑瘫患儿由于身体缺陷和周围环境的影响，常常表现为自闭、少语、自信差，甚至自我否定。因此，创造积极的情绪、心理环境，不仅能帮助患儿尽快树立起自信心，更能促进他们在躯体功能、认知、智力、言语表达等方面的恢复。心理康复要针对不同年龄阶段的患儿给予不同的治疗方法。

（1）婴儿期　要帮助家人认识到孩子的运动障碍，满足婴儿更多的需求，促进婴儿潜能的发展。

（2）幼儿期　此期患儿处于积极探索阶段，是运动和智力发育最快、最佳阶段，康复人员和家长应理解在此阶段患儿容易出现的不良情绪，多以抚摸、温柔的语言传递情感。

（3）学龄前期　孩子有了初步的感知，基本理解简单的概念，想象力丰富。在此阶段，应帮助他们认识自己的身体状况，多与正常儿童交往，给予其精神上的最大支持。

（4）青少年期　这一时期，自我意向、自我价值是最重要的问题。帮助其建立独立活动、就业等的能力是此期的重点。

> **知识拓展**
>
> **脑瘫的基本治疗原则**
>
> 早期诊断和早期干预治疗，对于轻中度脑性瘫痪病例正常化率可以达到90％以上。
>
> 运动训练所进行的肌肉活动和多种功能训练，诱导和发展高级的自动反应，调节神经反射，改变神经体液因素，使人体的多种机能产生相应的影响和改变。一段时间的运动训练后，常可逆转原来失调的机能状态，重获较好的运动能力。
>
> 主动运动是在没有辅助情况下患儿自己完成的运动。主动运动过程中，患儿不仅可以提高肌力，降低肌张力，纠正异常姿势，改善局部和全身机能；同时治疗过程中的趣味游戏可引导患儿主动参与、主动训练，可增添患儿在治疗中的乐趣，并明显提高临床康复效果，预防心理障碍的发生。

四、康复护理指导

脑瘫患儿的智力水平低于正常儿童。因此，早期应培养脑瘫患儿的基本活动技巧、学习生活能力及较强的社会适应能力；向患儿家长介绍脑瘫致病因素、临床表现、治疗方法，预防措施；指导患儿家长如何控制脑瘫患儿的异常姿势、如何保持患儿正确进食姿势、对患儿的正确抱姿及正确的睡眠体位；指导父母和家庭其他成员正确护理患儿。

（1）选择穿脱方便的衣服，并注意体位。穿脱衣训练顺序：当成人帮助患儿脱衣时患儿予以合作—患儿自己脱衣—给模拟娃娃穿衣—患儿自己穿。同时加强患儿对上衣、下衣、鞋袜的认知训练。

（2）注重培养患儿生活自理能力。根据患儿年龄进行日常生活活动能力的训练。

（3）伴听力语言障碍者按正常小儿语言发育的规律进行训练，多给患儿丰富的语言刺激，鼓励其发声，矫正其发声异常，并持之以恒，以增强患儿对社会生活的适应能力。

（4）鼓励患儿与正常儿童一起参加集体活动，多鼓励表扬患儿，调动其积极性，防止其产生孤独及自卑心理。

（5）由于该疾病属终身性疾病，不可能在较短时间内达到痊愈。为使患儿在生活上能够自理，这就需要从患儿的饮食、穿戴、洗刷、如厕等各种日常生活自理能力开始训练，然后再转移到移动训练，最终达到由原来的代替护理逐步转变为自我护理，取得生活上的部分或大部分自理，以提高生存质量。

（刘亚梅）

第四节　周围神经病损的康复护理

一、概述

1. 概念

周围神经（peripheral nerves）由神经节、神经干、神经丛及神经终末装置组成，分为脑神经、脊神经和自主神经。从脑和脊髓伸出成对的脑神经和脊神经，使身体各处的感受器和中枢神经系统联系起来；大脑发出的部分传出神经分配到心、肺、消化道及其他脏器，分为交感神经和副交感神经。周围神经病损（peripheral neuropathy）是指周围神经干或其分支因病损导致其支配区域组织的运动、感觉或自主神经的结构或功能障碍。

2. 病因

常见原因包括系统性疾病（如糖尿病或麻风病）、维生素缺乏、药物治疗（如化疗等）、外伤性损伤、过量饮酒、免疫系统疾病、腹腔疾病或病毒感染。它也可以是遗传的或特发性的。

3. 分类

传统分为神经痛和神经病两大类。

（1）神经痛　是指受累的感觉神经分布区发生剧痛，而神经传导功能正常，神经组织无明显变化，如三叉神经痛。

（2）神经病　泛指周围神经的某些部位由于炎症、中毒、缺血、营养缺乏、代谢障碍、外伤等引起的一组疾病和损伤。属炎症性质者习惯上称为神经炎，而周围神经丛、神经干或其分支受外力作用而发生损伤（如挤压伤、牵拉伤、挫伤、撕裂伤、锐器伤、火器伤、医源性损伤等）称为周围神经损伤。

还有其他分类方法，如按功能分类、按解剖学分类、按受损神经数目和分布分类、按损伤部位分类和病因分类。

4. 主要功能障碍

（1）运动功能障碍　神经完全损伤后，损伤神经所支配的肌肉呈弛缓性瘫痪，主动运动、肌张力和反射均消失。随着病程延长肌肉逐渐发生萎缩。在运动神经不完全损伤的情况下，多数表现为肌力减退。病损后的神经恢复或手术修复后，肌力可能将逐渐恢复。当周围神经完全损伤时，由于与麻痹肌肉相关的正常肌肉的牵拉作用，使肢体呈现特有的畸形。如腕部尺神经损伤后，呈现典型的爪形指畸形。

（2）感觉功能障碍　周围神经损伤后，其支配区的触觉、痛觉、温度觉、振动觉和两点辨别觉可完全丧失或减退，表现为麻木、刺痛、灼痛等。由于各皮肤感觉神经有重叠分布，所以其支配区的皮肤感觉并不是完全丧失，而是局限于某一特定部位，成为单一神经分布区。在神经不完全损伤的情况下，神经支配区的感觉丧失的程度不同。在神经恢复的过程中，上述感觉恢复的程度也有所不同。

（3）自主神经功能障碍　周围神经损伤后，膀胱可出现失禁或尿潴留；胃肠道可出现吞咽困难、腹痛、恶心、呕吐、吸收不良、大便失禁、腹泻或便秘；心血管系统可出现心律失常、直立性低血压及运动时心率增加等；呼吸系统可出现与呼吸和气体交换调节相关的信号传递异常；骨骼系统可发生骨质疏松。其他营养变化有皮肤变薄、皮纹变浅、皮肤发滑发亮、指甲增厚变脆，由于皮脂分泌减少，皮肤干燥、粗糙，有时会出现水疱或溃疡。

二、康复护理评定

针对周围神经病损的患者，康复评定包括肌力评定、肌张力评定、关节活动范围测量、平衡与协调能力评定、步态分析、感知觉功能评估及日常生活活动能力评估等（详见第三章）。由于康复护理的特殊性，因此应在康复评定的基础上，对患者进行康复护理评定。具体内容如下。

1. 伤口及局部血液循环评定

对伤口类型、部位、大小，伤口处有无渗液，周围皮肤情况，温度，疼痛情况，有无感染迹象以及瘢痕生长情况等方面进行评定。

2. 运动评定

（1）视诊　皮肤是否完整、肌肉有无萎缩和挛缩、肢体有无畸形、步态和姿势有无异常。

（2）运动功能评定　根据病史、检查材料以及康复评定内容，评估其运动功能。

（3）运动功能恢复评定　英国医学研究院神经外科学会将周围神经损伤后的运动功能恢复情况分6级（表5-4），这种评定方法适用于高位神经损伤。

表5-4　周围神经损伤后运动功能恢复等级

恢复等级	评价标准
0级	肌肉无收缩
1级	近端肌肉可见收缩
2级	近、远端肌肉均可见收缩
3级	所有重要肌肉均能做抗阻力收缩
4级	能进行所有运动，包括独立的和协同的
5级	完全正常

3. 感觉评定

（1）感觉功能评定　根据病史、检查材料，对患者的触觉、痛觉、温度觉、压觉、两点辨认觉、图形辨别觉、皮肤定位觉、位置觉、运动觉等进行评估。当神经不完全损伤时，神经支配区的感觉丧失程度不同。

（2）感觉功能恢复评定　英国医学研究院神经外科学会将周围神经损伤后的感觉功能恢复情况分6级（表5-5）。

表 5-5　周围神经损伤后感觉功能恢复等级

恢复等级	评价标准
0级	感觉无恢复
1级	支配区皮肤深感觉恢复
2级	支配区浅感觉触觉部分恢复
3级	皮肤痛觉和触觉恢复，且感觉过敏消失
4级	感觉达到S3水平外，两点辨别觉部分恢复
5级	完全恢复

4. 日常生活活动能力评定

结合康复评定中改良 Barthel 指数的评定结果，根据患者的表现，对患者的日常生活能力作出评定。

5. 电生理学评定

结合包括神经肌电图、直流-感应电检查或强度-时间曲线检查、神经传导速度测定等在内的周围神经电生理学检查，对神经损伤的部位、程度和损伤神经恢复情况作出客观、准确的判断。

三、康复护理方法

1. 原则与目标

（1）原则　损伤早期的康复主要是去除病因，消除炎症和水肿，减少对神经的损伤，预防挛缩、畸形的发生，为神经再生打好基础。恢复期的重点在于促进神经再生、保持肌肉质量、增强肌力、促进感觉功能恢复、提高日常生活活动能力。

（2）目标

① 短期目标：主要是及早消除炎症、水肿，促进神经再生，预防肢体发生挛缩畸形。

② 长期目标：使患者最大限度地恢复原有功能，恢复正常日常生活和社会生活，重返工作岗位或从事力所能及的工作，提高患者的生活质量。

2. 康复护理措施

（1）休息与体位　抬高患肢，弹力绷带加压，患肢做轻柔的向心性按摩；指导患者正确使用矫形器和石膏托等，将受损肢体的关节保持功能位，预防畸形挛缩。如垂腕时，将腕关节固定于背伸20°～30°。

（2）受伤部位的保护　因病损神经所支配部位皮肤、关节感觉不同程度丧失，易继发外伤，一旦发生创伤，伤口愈合能力较低，所以对受损部位应该加强保护。教会患者每天清洁皮肤、护理皮肤的方法，维持皮肤的柔软及弹性；经常检查皮肤有无压痛及过度使用皮肤的炎症；慎重选择物理因子疗法，避免造成感觉丧失部位的烫伤。

（3）物理因子治疗　应用热敷、温水浴、紫外线、红外线、超短波、微波等方法改善局部血液循环，减轻组织水肿和疼痛；应用神经肌肉电刺激疗法（NES）延迟所支配区域肌肉萎缩的发展。

（4）运动疗法　受损肢体各关节从早期开始应做各方向的被动活动，维持受损各关节的活动范围。根据肌力评定的结果，逐级增加受损肢体各部位的肌肉力量：在 0～1 级时，进行助力运动；2～3 级时，可进行范围较大的助力运动、主动运动及器械性运动；3～4 级时，可进行抗阻练习。同时进行速度、耐力、灵活度、协调性和平衡性等方面的训练。

（5）治疗性作业活动疗法　根据受损神经所支配区域的肌力、耐力情况，设计适合患者的治疗性作业活动。如上肢周围神经病损者可进行编织、打字等活动；下肢周围神经病损者可进行踏缝纫机等活动。随着神经再生，肌力恢复，逐渐增加活动难度，且应尽可能设计需两侧肢体参与的作业活动。

（6）日常生活活动能力训练　练习洗脸、梳头、穿衣、吃饭及行走等日常生活活动能力，可采用适应性技术及辅助装置，提高患者自理程度。

（7）感觉功能训练　应用非手术疗法和手术疗法治疗周围神经病损后出现的局部麻木感、灼痛；采用脱敏疗法治疗神经再生时常出现的感觉过敏；在促进神经再生的治疗基础上，采用感觉重建方法帮助患者感觉的恢复。

（8）心理护理　可通过宣教、咨询、示范等方式消除或减轻患者的心理负担，使其发挥主观能动性，积极地进行康复治疗；也可配合作业治疗师通过作业活动改善患者的心理状态。

四、常见周围神经病损的康复护理

1. 臂丛神经损伤

臂丛神经损伤并不少见，其康复基础是尽可能使残留的功能发挥最大效益，同时充分利用正常部位的潜在功能。

（1）增加患者及家属对疾病的认识教育，使其了解治疗过程、难度以及预后，让患者积极面对疾病，克服消极、自卑心理，增强康复的信心。

（2）通过抬高患肢、应用支具及弹力绷带、气压疗法以及向心性按摩等方法控制肿胀。

（3）适度进行患肢的被动运动、主动助力运动和主动运动保持肌肉的张力和关节的活动度，防止挛缩和关节僵硬。

（4）全臂型损伤者，如功能不能恢复，应训练健肢的代偿功能。

2. 桡神经损伤

高位损伤时，产生完全的桡神经麻痹，上肢各伸肌皆瘫痪；肱三头肌以下损伤时，伸肘力量尚保存；肱桡肌以下损伤时，部分旋后能力保留；前臂区损伤时，各伸指肌瘫痪；腕骨区损伤时，只出现手背区感觉障碍。

桡神经损伤后，因伸腕、伸指肌瘫痪而出现"垂腕"，指关节屈曲及拇指不能外展，可使用支具使腕背伸 30°、指关节伸展、拇外展，以避免肌腱挛缩，并进行受累关节的被动运动，避免关节僵硬。

3. 正中神经损伤

正中神经在上臂受损时，可出现"猿手"畸形，拇指不能对掌、桡侧三个半指感觉障碍；损伤平面位于腕关节时，出现拇指不能对掌、大鱼际萎缩及桡侧三个半指感觉障碍。根据损伤程度，选择被动运动或主动运动维持关节活动范围和肌肉力量；使用支具将受累关节固定在功能位置，例如配戴对指夹板，预防拇指指蹼挛缩，并提供对指抓握功能；进行感觉再训练，用视觉来保护感觉丧失。

腕管综合征

正中神经在腕横韧带下受压，产生腕管综合征，也可因外伤、遗传性或解剖异常、代谢障碍所引起，或继发于类风湿关节炎。对于任何年轻人或中年人主诉夜间手感觉异常者，均应考虑此病。在优势手常感疼痛麻木、大鱼际肌无力，叩击腕横韧带区常引起感觉异常（Tinel 征）。康复措施适用于拒绝手术或病程慢而重的病例，目标在于克服拇指外展无力、疼痛和感觉丧失。

4. 尺神经损伤

使用关节折曲板，防止小指、环指和掌指关节过伸畸形，使掌指关节屈曲至 45°。也可配戴弹簧手夹板，使蚓状肌处于良好位置，从而使屈曲的手指处于伸展状态。进行感觉再训练，用视觉来保护感觉丧失。

5. 坐骨神经损伤

教会患者正确配戴足托或矫形鞋，以防止膝、踝关节挛缩，以及足内、外翻畸形。

6. 腓神经损伤

腓神经损伤在下肢神经损伤中最多见。康复时，教会患者正确配戴足托或矫形鞋，将踝保持 90°，如神经断裂，应尽早手术缝合，不能缝合者，可行足三关节融合术及肌腱移植术。

7. 糖尿病性周围神经病变

糖尿病性周围神经病变是糖尿病最常见的慢性并发症，多发于有糖尿病病史 10 年以上的患者，并逐渐加重。可出现发自肢体深部的钝痛、刺痛或烧灼样痛，夜间尤甚；双下肢袜套样的感觉减退或缺失，跟腱和膝腱反射减退或消失；深感觉障碍，出现步态不稳、易跌倒等感觉性共济失调等症状；直立性低血压；消化系统的吞咽困难、食管排空延迟、腹泻和便秘交替症状；泌尿生殖系出现勃起功能障碍、排尿无力、残余尿多和尿潴留。

（1）严格控制血糖　合理饮食、适量运动、联合降糖药、结合胰岛素治疗，均可以防止、延缓临床症状。但要预防低血糖的发生。

（2）肢体保护　指导患者自我皮肤护理，如剪趾甲、保持足底潮湿、避免外伤、不穿过紧的鞋，每天观察足部皮肤的颜色、温度等情况。

五、康复护理指导

1. 健康教育

（1）疾病相关知识教育　在周围神经病损早期就应该从解剖结构上向患者作出解释，使患者正确认识周围神经病损，了解临床治疗过程及后期预后。

（2）康复过程教育　让患者认识到康复医师、康复治疗师和康复护士在整个周围神经病损当中所负责的方面，遇到相关问题可以及时向专业人员寻得帮助，并在整个康复过程中积极主动参与治疗。

（3）自我安全管理教育　周围神经病损患者常有感觉丧失，失去了对疼痛的保护机制，无感觉区容易被灼伤或撞伤，导致伤口愈合困难。因此让患者学会在日常生活当中进行自我安全管理尤为重要。例如，教育患者不要用无感觉的部位去接触危险物品、有感觉缺失的手要戴手套保护等。

2. 日常生活指导

指导患者进行日常生活活动，在运动功能恢复期，不使用代偿性训练，以日常生活活动作为作业活动方式，将康复训练贯穿于日常生活中；运动功能无法恢复时，使用代偿性训练并指导患者改变生活方式，如单手穿衣、进食等。在此过程中，正确使用矫形器，避免造成肢体畸形，并注意感觉障碍部位的保护，使患者取得最大程度日常生活自理。

3. 心理健康指导

周围神经病损所带来的肢体失用，往往给患者的身心带来巨大创伤，他们常处于抑郁状态。护士可通过谈话对患者进行心理疏导，鼓励并激发患者生活信心，同时配合作业治疗师使患者参与集体或社会活动，改变自我封闭状态，克服消极、自卑心理，增强康复信息。

（胡文清）

第五节　脊髓损伤的康复护理

脊髓损伤（spinal cord iniury，SCI）是严重的致残性疾病，常发生在青壮年人群中。据国外统计 SCI 患者一生的治疗康复费用平均在 75 万美元以上，在美国每年对 SCI 患者的治疗费用超过 60 亿美元，如此昂贵的治疗费用及劳动力的丧失给个人及家庭带来巨大的影响，给社会带来沉重的负担。康复护理是脊髓损伤综合治疗策略的重要组成部分，是促进脊髓损伤患者功能改善、提高生活质量、回归家庭和社会必不可少的方法。

一、概述

1. 概念

脊髓损伤是由于各种原因引起的脊髓结构、功能损害，造成损伤平面以下运动、感觉、自主神经功能的障碍。颈脊髓损伤造成四肢瘫痪时称四肢瘫，胸段以下脊髓损伤造成躯干及下肢瘫痪而未累及上肢时称截瘫。颈脊髓损伤是最常见的 SCI，所占比例超过 50%，其次是胸腰段。脊髓损伤是一种严重致残性的疾病。按照神经损伤的程度，脊髓损伤可分为完全性脊髓损伤和不完全性脊髓损伤。按照损伤的病因，脊髓损伤可分为外伤性脊髓损伤和非外伤性脊髓损伤。

脊髓就如同脑干与身体四肢之间传递信息的高速公路，大脑通过脊髓将运动指令传递到四肢躯干，四肢躯干通过脊髓将感觉信息反馈给大脑。脊髓的活动受脑的控制，具有反射、传导、运动和调节功能。脊髓一旦发生损伤，可出现运动功能障碍、感觉功能障碍、神经源性膀胱、神经源性肠道、自主神经功能障碍等，也可能出现皮肤压疮、尿路感染、痉挛状态、疼痛、关节挛缩、深静脉血栓、骨化性肌炎、呼吸系统感染及骨质疏松等并发症。国外文献报道，脊髓损伤男女比率为（3~4）∶1，且以青壮年男性占主体。主要是因为男性比女性的社会活动更频繁，常接触危险的工作。国外的调查显示，脊髓损伤的年龄分布存在双峰特点，即 20~50 岁出现高峰及 70~80 岁出现高峰，其中老年人跌倒是造成老年高峰的主要原因。发达国家外伤性脊髓损伤的发病率比发展中国家高。脊髓损伤呈现出高发生率、高致残率的特点。不仅给患者本人带来身心的严重损伤，还给家庭和社会带来巨大的经济负担。随着现代医学和护理技术的发展，康复护理已介入脊髓损伤急性期的康复护理，同时还是脊髓损伤恢复期的主要护理手段。

2. 发病病因

（1）外伤性脊髓损伤　脊柱和脊髓受到外力的作用时，造成脊髓的结构和功能的损伤。包括交通事故、高空坠落、砸伤、运动损伤、暴力伤等。

（2）非外伤性脊髓损伤　包括脊髓病变的椎管狭窄、脊髓炎、感染、肿瘤等原因所引起的脊柱、脊髓的病变。

3. 主要功能障碍

（1）运动障碍　表现为肌力、肌张力、反射的改变。肌力改变主要表现脊髓损伤平面以下肌力减退或消失，造成运动功能障碍；肌张力改变主要表现为脊髓损伤平面以下肌张力的增强或降低，影响运动功能；反射功能的改变主要表现为脊髓损伤平面以下反射消失、减弱或亢进，出现病理反射。通常把四肢、躯干部分或全部损伤称为四肢瘫。把涉及双下肢及躯干的部分或全部的损伤称为截瘫。

（2）神经源性膀胱　由于神经系统损伤或疾病引起膀胱的储存和或排空机制发生障碍，称为神经源性膀胱。骶上脊髓损伤的患者由于逼尿肌反射亢进伴逼尿肌-括约肌失去协调，多表现为尿失禁，有残余尿量。骶部脊髓损伤通常会导致高顺应性无收缩膀胱，临床表现为尿潴留。外周神经损伤的患者尿流动力学表现为膀胱的感觉减退、膀胱过度膨胀，逼尿肌收缩力降低，临床多表现为尿潴留，膀胱过度膨胀会出现尿失禁。

（3）神经源性肠道　由于神经系统损伤或疾病因素所导致大便失禁或排便困难的肠道功能障碍，称为神经源性肠道。下运动神经损伤的患者盆底肌肉控制能力丧失，外括约肌无力，临床上以排便困难为主，在用力使用腹压下会出现大便失禁现象。上运动神经损伤的患者胃肠蠕动减少，临床多表现为排便困难。

（4）感觉障碍　主要表现为脊髓损伤平面以下的感觉（痛温觉、触压觉和本体觉）减退、消失或感觉异常。可表现为麻、痛、感觉完全丧失及感觉过敏等。

（5）自主神经调节障碍　表现为排汗功能和血管运动功能障碍，出现高热、心动过缓、直立性低血压、皮肤脱屑及水肿、指甲松脆和角化过度等。自主神经过反射损伤平面一般在 T_6 以上。

（6）临床并发症　脊髓损伤后常见并发症包括呼吸系统感染、泌尿系统感染、压疮、深静脉血栓形成、异位骨化、骨质疏松、关节挛缩等。

★ 考点提示：脊髓损伤的主要功能障碍

二、康复护理评定

1. 脊柱损伤的评定

要根据外伤后及手术后的脊柱 X 线、CT、MRI 表现判断脊柱损伤节段、损伤程度以及手术后脊柱的稳定性。脊柱稳定性的判断对康复治疗计划的制订有直接影响。并非所有脊髓损伤患者都有脊柱骨折，骨折程度和脊髓损伤程度也并不完全呈正相关。

2. 损伤平面的评定

脊髓损伤神经功能的评定目前采用脊髓损伤神经学分类国际标准（international standards for neurological classification of spinal cord injury，ISNCSCI），该标准由美国脊髓损伤协会（American Spinal Injury Association，ASIA）和国际脊髓损伤学会（International Spinal Cord Society，ISCoS）制定。该标准描述了脊髓损伤的查体方法（即国际标准查体方法）及美国脊髓损伤协会（ASIA）残损分级。脊髓损伤的平面是指脊髓具有身体两侧正常的感觉和运动功能的最低脊髓节段，又称神经平面。感觉平面指身体两侧具有正常感觉功能的最低脊髓节段，通过检查身体两侧各自 28 个皮节的感觉关键点确定；运动平面指身体两侧具有正常运动功能的最低脊髓节段，通过检查身体两侧各自 10 个肌节的运动关键肌确定（表 5-6）。实际上，感觉、运动检查正常的神经节段在身体两侧常常不一致。因此，在确定神经平面时，依据右侧感觉、左侧感觉、右侧运动和左侧运动 4 个平面来区分。感觉平面和运动平面可以不一致，左右两侧也可能不同。神经平面的综合评定以运动平面为主要依据，但 $C_1 \sim C_4$、$T_2 \sim L_1$ 无法评定运动平面，所以用感觉平面来确定神经平面。

表 5-6 运动关键肌及感觉关键点

	运动关键肌	感觉关键点
C_2		枕骨粗隆
C_3		锁骨上窝
C_4		肩锁关节顶部
C_5	肱二头肌	肘前窝的外侧面
C_6	腕伸肌	拇指近节背侧皮肤
C_7	肱三头肌	中指近节背侧皮肤
C_8	中指末节指屈肌	小指近节背侧皮肤
T_1	小指外展肌	肘前窝的内侧面
T_2		腋窝顶部
T_3		第 3 肋间隙
T_4		第 4 肋间隙(乳线水平)
T_5		第 5 肋间隙(在 $T_4 \sim T_6$ 的中点)
T_6		第 6 肋间隙(剑突水平)
T_7		第 7 肋间隙(在 $T_6 \sim T_8$ 的中点)
T_8		第 8 肋间隙(在 $T_6 \sim T_{10}$ 的中点)
T_9		第 9 肋间隙(在 $T_8 \sim T_{10}$ 的中点)
T_{10}		第 10 肋间隙(脐)
T_{11}		第 11 肋间隙(在 $T_{10} \sim T_{12}$ 的中点)
T_{12}		腹股沟韧带中点
L_1		T_{12} 至 L_2 距离的一半(L_2 在股前之中点上)
L_2	髂腰肌	股前部中点
L_3	股四头肌	股骨内髁
L_4	胫前肌	内踝
L_5	趾长伸肌	第 3 跖趾关节足背侧
S_1	腓肠肌	足跟外侧
S_2		腘窝中点
S_3		坐骨结节
$S_{4 \sim 5}$		肛周区

（1）感觉平面的确定　感觉检查包括轻触觉和针刺觉。每个脊髓节段神经的感觉神经根轴突支配相应部位的皮肤区域，称之为皮节。感觉平面评定是通过检查身体两侧各 28 个皮节的关键点（$C_2 \sim S_{4 \sim 5}$）。关键点为相应皮节区域内的容易定位的骨性解剖标志点。每个关键点检查针刺觉和轻触觉两种感觉。针刺觉检查时常用一次性安全针。轻触觉检查时用棉花。分别以面颊部的正常感觉作为参照，按 3 个等级评分，即感觉缺失为 0 分，感觉异常（部分障碍或感觉改变，包括感觉过敏）为 1 分，感觉正常为 2 分。在针刺觉检查时，不能区别钝性和锐性刺激的感觉应评为 0 分。如关键点部位石膏固定、烧伤、皮肤破损、截肢或患者无法感知面部感觉时，记录"NT"（无法检查）。可疑的情况下，建议以 10 次中 8 次答案正确作为衡量标准。正常者两侧感觉总积分为 112 分。

（2）运动平面的确定　每个脊髓节段神经的运动神经根轴突所支配的相应一组肌群称为肌节。运动平面评定是通过检查两侧 10 对肌节（$C_5 \sim T_1$ 及 $L_2 \sim S_1$）对应的肌肉（关键肌）

功能来完成。评定时对左、右两侧的关键肌采用徒手肌力检查法（MMT）测定肌力，按照从上到下的顺序，使用标准的仰卧位及标准的肌肉固定方法。每一关键肌所得分与测得的肌力级别相同，从 0 分至 5 分。如测得肌力为 1 级则评 1 分，肌力为 5 级则评 5 分。最高分左侧 50 分，右侧 50 分，共 100 分。评分越高，肌肉功能越佳，据此可评定运动功能。如患者存在导致无法分级的严重疼痛、截肢、制动或关节挛缩导致关节活动度受限大于正常值的 50% 则无法检查，记录为"NT"。

运动平面应根据肌力至少为 3 级的那块关键肌来确定，要求该平面以上的节段支配的关键肌肌力必须是 5 级。因为，每个节段的神经支配一块以上的肌肉，同样大多数肌肉接受一个以上的神经节段支配（通常为两个节段），用一块关键肌代表一个脊神经节段支配目的是简化检查。我们可以认为一块肌肉在丧失一个神经节段支配但仍有另一神经节段支配时肌力减弱。例如，C_7 支配的关键肌无任何活动，C_6 支配的肌肉肌力为 3 级，若 C_5 支配的肌肉肌力为 5 级，那么该侧的运动平面在 C_6。对于临床应用徒手肌力检查法无法检查的肌节，如 $C_1 \sim C_4$、$T_2 \sim L_1$ 及 $S_2 \sim S_5$，运动平面参考感觉平面来确定。

3. 损伤程度的评定

脊髓损伤分级采用 ASIA 损伤分级（表 5-7），神经损害分为完全性脊髓损伤和不完全性脊髓损伤。判定的指标是脊髓的最低平面 $S_4 \sim S_5$ 有无感觉和运动功能的保留。

（1）完全性脊髓损伤　在脊髓损伤平面以下最低位骶段（$S_4 \sim S_5$）的感觉、运动功能完全丧失，称完全性脊髓损伤。骶部的感觉功能包括肛门皮肤、黏膜交界处感觉及肛门深压觉；运动功能是肛门指检时肛门外括约肌的自主收缩。

（2）不完全性脊髓损伤　最低骶段（$S_4 \sim S_5$）有感觉功能和（或）运动功能部分保留。早期不完全性脊髓损伤的患者比完全性脊髓损伤患者的运动功能恢复预后更好。

表 5-7　ASIA 损伤分级

分级	损伤程度	运动感觉功能状况
A	完全性损伤	$S_4 \sim S_5$ 无感觉和运动功能
B	不完全性损伤	损伤平面以下包括 $S_4 \sim S_5$ 有感觉但无运动功能
C	不完全性损伤	损伤平面以下的运动功能保留，该平面以下超过一半关键肌<3 级
D	不完全性损伤	损伤平面以下运动功能保留，该平面以下超过一半关键肌≥3 级
E	正常	感觉和运动功能正常

（3）部分功能保留区　该项评定只适用于完全性脊髓损伤的患者。指在神经平面以下保留不超过 3 个节段的神经支配的皮节和肌节平面有部分感觉和运动功能，并且（$S_4 \sim S_5$）必须无感觉和运动功能保留。

（4）脊髓休克评定　当脊髓和高位中枢离断后，脊髓暂时丧失反射活动能力进入无反应状态的现象称为脊髓休克。脊髓休克时，损伤平面以下脊髓支配的骨骼肌紧张性减低或消失，外周血管扩张，发汗反射消失，膀胱充盈，直肠粪便积聚。球海绵体-肛门反射是判断脊髓损伤患者休克期是否结束的指征之一。出现反射表示脊髓休克期结束，反之还在休克期。但是需要注意的是有极少数正常人不出现该反射，圆锥损伤的患者也不出现该反射。脊髓休克期结束的另一指征是损伤平面以下出现感觉、运动或肌张力升高与痉挛。

4. ADL 评定

常用的脊髓损伤患者 ADL 评定方法有 Barthel 指数和功能独立性评定（functional independence measure，FIM）。对于四肢瘫患者建议使用四肢瘫功能指数（quadriplegic index of function，QIF）来评定，该方法能反映出四肢瘫患者训练过程中微小但重要的 ADL 方面的进步。QIF 内容包括转移、梳洗、洗澡、进食、穿脱衣物、轮椅活动、床上活动、膀胱功能、直肠功能、护理知识共 10 项，评分采用 0～4 分的 5 级制，每项最高分为 4 分。

5. 痉挛的评定

目前临床多采用改良的 Ashworth 量表。

6. 关节活动度评定

测量患肢的主动与被动关节活动度，了解有无关节挛缩。

7. 心理社会评定

脊髓损伤后患者因有不同程度的功能障碍，会产生严重的心理负担及社会压力，对疾病的康复产生直接影响，可采取相应的量表来评定患者的焦虑和抑郁状态。

8. 其他评定

对脊髓损伤的患者，还需进行心肺功能评定、膀胱功能评定、性功能评定以及预后的评定。

9. 临床检查

① 下肢血管彩超：评定下肢是否有深静脉血栓；②X 线脊柱正、侧位片：观察骨折、脱位及移位情况；③血、尿常规检查：评定患者是否有感染；④泌尿系彩超：观察膀胱、输尿管、肾盂的情况；⑤CT、MRI 检查：可显示脊髓受压椎管内软组织情况。

三、康复护理措施

脊髓损伤患者因损伤的平面、损伤的程度不同，每个患者具体的康复目标是不同的。对于完全性脊髓损伤，脊髓损伤平面确定后康复目标基本确定（表 5-8）；对于不完全脊髓损伤来说，则需根据残存肌力功能修正上述康复目标。在制订康复目标时，首先是重获日常生活活动能力和独立解决问题的能力，也应注意社会适应能力和就业能力的恢复。

脊髓损伤的康复护理原则包括急性期康复护理和恢复期康复护理。急性期康复护理主要在临床抢救措施结束，患者生命体征和病情基本稳定、脊柱稳定即可开始康复训练，主要是处理并发症、防止失用综合征，为后续的康复护理创造有利条件。恢复期康复护理主要是针对患者存在的康复问题给予相应的康复护理措施，提高患者的生活自理能力，尽早回归家庭，回归社会。

表 5-8　完全性脊髓损伤的平面和康复基本目标

脊髓平面	康 复 目 标
C_4	用口棍或气控开关控制环境控制系统(ECU)，用颏控或气控开关控制电动轮椅
C_5	用辅助工具自己进食；利用手摇杆控制电动轮椅；在他人帮助下完成从床到椅等的转移
C_6	自己穿衣；利用加大摩擦力的手轮圈，用手驱动轮椅；独立进行某些转移动作
$C_7 \sim T_2$	独立自由地使用轮椅；独立进行各种转移；独立进行大小便的处理
$T_3 \sim T_{12}$	除 $C_7 \sim T_2$ 功能外，借助支具和拐杖进行站立和治疗性步行
$L_1 \sim L_2$	除 $T_3 \sim T_{12}$ 功能外，借助支具和拐杖进行家庭功能性步行
$L_3 \sim L_5$	除 $L_1 \sim L_2$ 功能外，借助支具和手杖进行社区实用性步行

1. 急性期康复护理

急性期指的是脊髓损伤后 6～8 周，此阶段脊柱还不稳定，咳嗽、咳痰无力。护理此阶段的主要任务是预防并发症，其次是配合康复治疗师做好患者床边的瘫痪肢体的被动活动，主要目的是改善患者全身状况、增强抵抗力、预防感染，防止失用综合征及并发症，如预防肌肉萎缩、骨质疏松、关节挛缩、预防肺部感染等，为今后的康复治疗创造条件。训练内容包括以下几个方面。

（1）正确的体位摆放　患者卧床时应注意保持肢体处于正确的功能位置。这样有助于保持骨折部位稳定、预防压疮和关节挛缩、抑制痉挛。

① 仰卧位：四肢瘫的患者取平卧位，耳部两旁使用毛巾卷固定，防止左右摆动，尤其是脊髓损伤休克期，损伤部位性质不明确时。两侧上肢外展，掌心向下，腕背伸20°～30°，手下放置小枕头。两大腿外侧沿髋部至膝部垫长毛巾卷，防止髋过度外旋。足部垫U形垫，同时也可以在足跟部贴泡沫敷料进行保护，防止足跟部压疮形成。足下放置软枕，防止足下垂。切忌在足心放置硬物，以免诱发下肢的伸肌模式的反射活动。当患者出现下肢伸肌严重痉挛时，将下肢膝下垫软枕，保持膝关节屈曲状态，对抗伸肌痉挛。其次可以采用侧卧位对抗痉挛。截瘫患者下肢摆放同四肢瘫患者一样。

② 侧卧位：双肩均前伸，一侧肩胛骨贴于床，肘屈曲旋后，上方的前臂放在胸前的枕头上，腕关节自然伸展，手指自然屈曲。躯干后倚靠枕头支持。位于下方的髋、膝关节伸展，上方髋、膝关节微屈放于枕头上。避免踝关节处于跖屈内翻位。

（2）被动活动　患者处于急性期时，对瘫痪肢体进行关节被动运动训练，每天1～2次，每一关节在各轴向活动20次即可，以防止关节挛缩和畸形的发生。对于下胸段和腰椎骨折患者，早期进行被动屈髋、屈膝时应在无痛范围，髋屈曲不超过90°，以降低对腰椎后凸的应力。每个肢体从近端到远端，每个关节都要进行数次的全范围的活动。外伤和脊柱稳定性差的患者禁止做脊柱屈曲和扭转的动作。四肢瘫患者的头颈部和双肩禁止做牵伸运动。截瘫的患者禁止做会加重胸椎、腰椎损伤的活动。

（3）主动活动　根据患者残存肌力状况选择不同的肌力训练方法，循序渐进，逐渐由被动训练过渡到主动训练。主动训练包括以下几种。

① 助力运动：肌力小于3级的肌群可采取助力运动或在悬吊装置下进行肢体减重运动，提高肌力。

② 抗阻运动：肌力大于3级的肌群需进行抗阻力的运动，可用沙袋、滑轮提供阻力，或采取渐进性抗阻训练。

③ 等速肌力运动：肌力大于3级的肌群可用等速肌力仪器来训练，可较快提高肌力。

（4）坐起和直立训练　对脊髓损伤后脊柱稳定性良好者应早期（伤后/术后1周左右）开始坐位训练，每日2次，每次30～120min。开始时将床头抬高或摇起30°，如无不良反应，则每天将床头上升15°，一直到90°。一般情况下，从平卧位到直立位需1周的适应时间，适应时间长短与损伤平面相关。患者经过坐起训练后无直立性低血压等不良反应即可考虑进行站立训练。应用起立床，角度从倾斜20°开始渐增，直到达到90°，如有不良反应发生，应及时降低起立床的高度。训练时应保持脊柱的稳定性，配戴颈托、胸腰椎矫形器、腰围等训练起立和站立活动。

（5）体位变换　一般2h变换一次，使用特殊床垫的患者可适当延长变换体位的时间。变换体位时注意保持脊柱的稳定性，防止骨折移位，造成脊髓二次损伤，尤其是高位脊髓损伤的患者，必须有2～3人进行轴线翻身，避免推、拉、拖等动作。翻身后检查皮肤和管道，防止发生压疮和管道受压。对卧床患者应定时变换体位，一般每2h翻身一次，以防止压疮形成。

（6）呼吸及排痰训练　颈髓和高位胸髓损伤的患者伤后存在不同程度的呼吸功能障碍，影响呼吸肌的运动，容易发生肺炎和肺不张，严重者呼吸衰竭。呼吸训练包括呼吸肌训练、腹式呼吸训练、辅助咳嗽训练、胸背部叩击和体位引流排痰训练。进行体位引流排痰训练时还需配备抢救器械，以防痰液窒息所致的呼吸骤停。对颈髓损伤、呼吸肌麻痹的患者应训练其腹式呼吸运动、咳嗽、咳痰能力以及进行体位排痰训练，预防呼吸系统并发症并促进呼吸功能。

（7）膀胱护理　在除外泌尿外科器官损伤的情况下，最初数天内并不需要特殊的泌尿外科处理，一般只需留置气囊尿管监测患者的尿量即可。尿管持续开放不夹闭，以预防膀胱过度充盈。每天饮水量在 2500ml 以上，预防尿路感染和导尿管堵塞的发生。待病情平稳，不需要大量输液的情况下，即使脊髓休克期未过也可拔除留置导尿管行间歇性导尿，预防因留置尿管时间过长所导致的尿路感染。一旦患者病情稳定，应尽快进行间歇性导尿，最初采用间歇性导尿的目的是使膀胱间歇性扩张，有助于膀胱反射性收缩的恢复。间歇性导尿前应进行尿常规、肾功能、尿流动力学、泌尿系 B 超检查，在无感染、无肾积水、24h 尿量在 2000ml 以内方可进行。开始时每 6h 导尿一次，可以根据导出尿量进行适当的增减，每次导出尿量最好不要超过 500ml。

（8）肠道护理　脊髓损伤后应至少禁食 48h，使用质子泵抑制剂预防应激性溃疡。肠鸣音恢复后，进食清淡饮食或给予肠内或肠外营养。生命体征平稳后进行饮食调整，增加膳食纤维和水分的摄入，注意均衡饮食，补充油脂。注意每天早餐后 30min 进行腹部按摩，方向为升结肠—横结肠—降结肠—乙状结肠—直肠。必要时辅以润滑剂、缓泻剂与灌肠等方法处理。尽量延续患者伤前的排便习惯，避免长期使用药物。

（9）压疮的预防　评定患者的压疮风险因素，目前使用较多的为 Braden 压疮风险评估表，根据得分情况建立翻身卡，使用气垫床，骨隆突处贴泡沫敷料保护，定时翻身，班班交接。床铺保持整洁、无碎屑，翻身时避免拖、拉、拽动作。注意营养的补充，纠正低蛋白，提高皮肤抵抗力。

（10）其他　下肢给予气压治疗，每天 2 次，预防下肢深静脉血栓的形成。

2. 恢复期康复护理

患者骨折部位稳定、神经损害或压迫症状稳定、呼吸平稳后即可进入恢复期康复护理。此期也同时进行上述关节被动活动、体位变换、呼吸及排痰训练等。

（1）肌力训练　完全性脊髓损伤患者肌力训练的重点是肩和肩胛带的肌肉，特别是背阔肌、内收肌、上肢肌肉等。根据肌力级别采用抗阻运动、助力运动、功能性电刺激等。肌力训练的目标是使肌力达到 3 级以上。脊髓损伤患者为了应用轮椅、拐杖、助行器等，需重视训练肩带肌肉力量，包括上肢支撑训练、肱二头肌和肱三头肌训练及握力训练。使用低靠背轮椅者，还需加强腰背肌训练。

（2）牵伸训练　主要牵伸下肢的腘绳肌、内收肌和跟腱。牵伸腘绳肌是为了使患者直腿抬高大于 90°，以实现独立长坐位。牵伸内收肌是为了避免患者因内收肌痉挛而造成会阴部清洁困难。牵伸跟腱是为了防止跟腱挛缩，以利于步行训练。

（3）垫上训练　垫上翻身、移动等训练是日常生活动作的基础，需在治疗师辅助及指导下进行练习。①翻身训练：利用两上肢从一方做大幅度摆动，靠其惯性使躯干旋转，四肢瘫患者需要灵活地使用颈部的旋转和伸展；②垫上移动训练：包括卧位移动及坐位移动；③手膝位负重及移行训练。

（4）转移训练　转移是脊髓损伤患者必须掌握的技能。包括帮助转移和独立转移。帮助转移可以分 3 人帮助、2 人帮助、1 人帮助。独立转移是指患者独立完成转移动作，包括卧位与坐位、床与轮椅、轮椅与坐便器、轮椅与汽车、轮椅与地面之间等的转移。在转移训练时可以借助一些辅助器具，如滑板。训练过程中应注意保护患者安全。

（5）坐位训练　在长坐位（膝关节伸直）和端坐位（膝关节屈曲 90°）两种姿势下进行。进行坐位训练前患者的躯干需有一定的控制能力或肌力，双侧下肢各关节活动范围，特别是双侧髋关节活动范围需接近正常。实现长坐位才能进行穿脱衣、裤、袜、鞋的训练。坐位平衡的训练包括静态坐位平衡训练和动态坐位平衡训练。

（6）轮椅训练　脊髓损伤患者伤后 2～3 个月脊柱稳定性良好，坐位训练已经完成，可以开始进行轮椅训练。上肢力量及耐力是良好轮椅操纵的前提，包括向前驱动和向后驱动、左右转动训练、前轮翘起行走和旋转训练、上斜坡和跨越障碍训练、上下楼梯训练等。需注意的是患者坐轮椅每 30min 就必须要进行减压练习，防止压疮发生。

（7）步行训练　根据损伤平面的不同，患者的步行训练包括站立、治疗性步行、家庭功能性步行、社区实用性步行四方面。步行训练包括平行杠内步行训练和拐杖步行训练。完全性脊髓损伤患者步行的基本条件是上肢具备足够的支撑力和控制力，不完全性脊髓损伤患者则需要根据残存的肌肉力量来确定步行能力。目前减重步行训练装置的应用以及助动功能步行器 ARGO 的出现使脊髓损伤患者步行训练得到更大改善。

（8）膀胱护理　如患者脊髓休克期已过，拔除留置导尿管，评定膀胱功能状态，保证储尿期和排尿期膀胱内压力安全。给予膀胱容量与压力测定，建立饮水计划，实行间歇性清洁导尿。每天记录排尿日记，观察患者间歇性清洁导尿的量及时间是否合适，及时调整间歇性导尿的时间和频次，必要时辅以药物治疗来减低膀胱内的压力，保证上尿路的安全。间歇性清洁导尿尽可能使用一次性亲水导尿管，减少摩擦系数来减轻尿道的损伤，减少液状石蜡润滑剂的使用。

（9）肠道护理　患者急性期过后，脊柱稳定，活动量增加，能减轻肠道功能障碍患者的排便状况。上运动神经元损伤的神经源性肠道患者的护理程序是：先排空膀胱，将患者转移至坐便器上，然后检查大便，插入刺激药物等待 5～15min，继而开始重复手指直肠刺激，直到粪便排出，每周 3 次。下运动神经元损伤的神经源性肠道患者因为损伤到圆锥和马尾，肛门张力低，球-肛门反射消失，盆底肌肉力量下降，护理需要手指直肠刺激，每天 2 次，早饭和晚饭后进行手动排泄。

（10）ADL 训练的护理　脊髓损伤患者特别是四肢瘫患者，ADL 训练尤为重要。ADL 的提高可以增强患者的自信心，减轻辅助者的负担。指导和协助患者进行床上的洗漱、吃饭、穿衣、转移等活动，具备转移能力的患者，指导其进行如厕、洗澡的训练。训练前排空大小便，训练后观察患者的整体耐受情况，及时调整训练内容。不具备手的抓握功能的患者，需要借助辅助用具来完成。

（11）矫形器的使用　辅助器械的应用是脊髓损伤康复护理的重要组成部分。无论是暂时使用还是长期使用，均应与其他康复手段密切配合，以期达到最佳的康复效果。

①上肢支具及自助具：自助具能改善功能，帮助患者省力、省时地完成一些原来无法完成的日常生活活动，增加生活独立性，包括进食、书写自助具等。支具主要有稳定与支持功能、保护和矫正畸形及助动功能。

②下肢支具：又称为截瘫矫形器，是用于辅助截瘫患者站立及行走的支具。目前，主要可分为两种类型，即无助动功能步行矫形器和助动功能步行矫形器或往复式步行矫形器。

（12）心理护理　脊髓损伤患者由于身体部分功能障碍，给患者在精神上带来了难以描述的痛苦。护理人员要鼓励患者表达内心感受，通过交流了解患者的疑虑，并向患者做合理的讲解，帮助并鼓励患者积极地面对现实，增强信心。

（13）并发症的护理

①压疮：定时翻身，以尽可能减少压迫强度，缩短受压时间。训练患者自己每天用镜子检查易发部位（如骶部、双足跟等）的皮肤情况，一旦发现颜色变红，就立即停止压迫局部的体位。

②下肢深静脉血栓：经常观察皮肤的颜色、温度，有无肿胀，肢端动脉搏动情况，测量肢体的周径。避免在下肢的静脉输液。指导患者每天做下肢的被动活动、被动踩车、气压治疗。使用压力袜或弹力绷带，增加静脉回流。

③痉挛：多采用被动的牵伸、按摩、抗痉挛的手法，抗痉挛药物的使用，局部肉毒毒

素的注射等。

④ 异位骨化：多发生于损伤平面以下的大关节周围，以髋关节为最多见，其次为膝关节。发病机制不明，有学者认为可能与过度被动活动有关。治疗措施有：应用消炎镇痛药、冷敷；若骨化限制关节活动，则需手术。护理上注意被动活动时要轻柔，避免关节和肌肉组织的牵拉而造成疼痛，加重异位骨化的发展。

⑤ 疼痛：护理上注意观察疼痛的发作时间、部位、性质及有效的镇痛方法，及时向医生汇报，并观察治疗后的效果。同时做好患者的心理护理，坚持治疗。

⑥ 自主神经反射亢进：指 T_6 以上脊髓损伤患者对内脏的恶性刺激和来自损伤水平下的其他不良刺激而发生的高血压、心动过缓（或过快）、大汗、面部潮红和头痛等症状的阵发性综合征，需紧急处理。可能的诱因有直肠膀胱充盈、插尿管、压疮、感染、膀胱结石、趾嵌甲、矫形器或衣物过紧等。应立即抬高床头或采用坐位，以减少颅内压力，监测血压、脉搏；并检查和排除一切可能的诱因。

四、康复护理指导

脊髓损伤是一个长期护理的过程，因此脊髓损伤患者的康复教育是其掌握康复基本知识、方法、技能的重要途径，是患者学会自我管理、回归家庭和社会的根本保障。

1. 饮食护理

注意饮食调节，制订合理膳食计划，保证维生素、膳食纤维、钙及各种营养物质的合理摄入。

2. 自我护理

① 教会患者和家属在住院期间完成"替代护理"到自我护理的过渡。重点是教育患者学会如何自我护理，避免发生并发症。②掌握大小便管理方法，学会自己处理大小便，高位颈髓损伤患者的家属要学会协助他们处理大小便问题。③制订一个长期的康复训练计划，教育家属掌握基本康复知识和训练技能。同时还要告知患者训练时注意安全，防止意外损伤。配合社区康复机构，帮助家庭和工作单位进行环境设施改造，使患者能顺利地回归家庭和社会。

3. 药物护理

指导患者遵医嘱服药，定期复查调整剂量，不可擅自停用或减量，尤其是抗焦虑药、抗抑郁药和抗痉挛药的使用。

4. 心理护理

教育患者培养良好的心理素质，正确对待自身疾病，以良好的心态去面对困难和挑战，以积极乐观的态度面对困难和挑战，学会寻找相关社会团体的帮助，回归家庭和社会。

（范　飞）

思考题

一、名词解释

1. 脑卒中
2. 言语功能障碍
3. 颅脑损伤
4. 小儿脑性脑瘫
5. 周围神经病损
6. 脊髓损伤

7. 神经源性膀胱

二、填空题

1. 脑卒中的主要功能障碍包括_____、_____、_____、_____等。
2. 颅脑损伤后功能障碍表现有_____、_____、_____、_____、_____等。
3. 脑瘫患儿的伴随障碍有_____、_____、_____、_____等。
4. 周围神经损伤后主要功能障碍有_____、_____和自主神经功能障碍。
5. 周围神经损伤早期的康复护理原则主要是_____，消除_____和_____，减少对神经的损伤，预防挛缩、畸形的发生，为神经再生打好基础。
6. 确定 C_5 平面损伤的关键肌的是_____。

三、简答题

1. 脑卒中弛缓期的护理应注意哪些方面？
2. 失用综合征的临床表现有哪些？
3. 颅脑损伤后应从哪些方面进行康复护理评定？
4. 简述脑瘫患儿的临床分型。
5. 简述不同患病类型脑瘫患儿的抱姿。
6. 简述脊髓损伤的康复护理指导。

四、病例分析

1. 患者，女性，62 岁，退休工人。主诉：脑出血后左侧肢体功能障碍 2 个月，为进一步治疗入住康复科。既往"高血压"病史 8 年，"冠心病"病史 1 年。查体：T 36.2℃，P 86 次/分，Bp 140/80mmHg，R 18 次/分，神情，言语不清，特征为说话缓慢费力，左上肢肌张力增高，肘关节大部分范围都紧张，坐位下可主动屈膝大于 100°，可抗阻独立站立，能独立行走。Barthel 指数评分为 55 分。

根据以上症状，请问：

（1）该患者目前存在哪些方面的功能障碍？

（2）简述该患者的左上肢改良 Ashworth 分级、Brunnstrom 分期及 ADL 能力评估。

2. 患者，男性，35 岁，主因脑外伤后 2 个月，言语对答切题，四肢肌力 5 级，不能按指令出示手指，也不能模仿治疗师所做手指动作，能说出钢笔的作用，但不能用钢笔写字。

请根据以上症状，请问：

（1）该患者主要存在的功能障碍问题是什么？

（2）针对该患者目前症状应采取的康复护理措施有哪些？

3. 患儿，男性，4 岁，主诉：不会爬，不会站，足尖着地，交叉步态。7 月早产，出生体重 2kg，羊水早破，脐带绕颈，妊娠期食欲缺乏，出生后 2 天哭声乏力。CT：新生儿缺血缺氧性脑病后遗症。3 个月竖头，1 岁可靠墙站立，但始终不会爬不会走，无自发言语。

根据以上资料，请问：

（1）该患儿最可能的临床诊断是什么。

（2）该患儿需进行的评估及护理措施有哪些？

4. 患者，女性，47 岁，双下肢无力伴大小便障碍 27 天。神志清，生命体征平稳，留置导尿。查体：双上肢肌力 5 级，左侧屈髋肌力 1 级，伸膝 1 级，右侧屈髋肌力 2 级，伸膝肌力 2 级，余关键肌肌力 0 级；感觉平面自 T_{12} 开始减退，骶部感觉及运动存在，球-肛门反射阳性。

请问：

（1）该患者目前最可能的临床诊断是什么？

（2）该类患者相应的护理措施有哪些？

骨关节病损的康复护理

第六章

【学习目标】

1. 掌握各类骨关节病损的概念，颈椎病的临床分型，各类骨关节病损的康复护理评定方法和康复护理措施。

2. 熟悉各类骨关节病损的主要功能障碍、康复护理指导及健康教育。

3. 了解各类骨关节病损辅助检查的方法与意义。

案例导入

患者，男性，37 岁，IT 从业人员，主诉：颈背部疼痛 6 年，加重伴右上肢放射痛 8 天。患者于 6 年前长时间伏案工作后出现颈背部疼痛，疼痛无放射感，自行按摩颈项部或休息后可缓解。8 天前患者长时间使用电脑后出现颈背部疼痛加重，疼痛向右上肢放射，并伴右手酸麻胀痛。

查体：颈部外观正常，左侧屈受限，$C_{4\sim7}$ 棘上及棘旁压痛，疼痛向右上肢放射。伸颈、屈颈试验阳性，压顶试验阳性，后伸旋转试验阳性，右侧臂丛神经牵拉试验阳性。辅助检查：颈椎 X 线平片示颈椎曲度变直，椎体序列不整，$C_{5\sim6}$ 椎间隙变窄，颈椎不稳。

思考问题：

1. 该患者的诊断依据是什么？

2. 康复评定内容有哪些？

3. 康复护理措施有哪些？

第一节　颈肩腰腿痛的康复护理

颈肩腰腿痛是临床常见病、多发病，多以慢性疼痛为主，呈反复发作。据统计，人在一生中，几乎 100％ 有颈腰痛的体验，该类疾病给患者带来很大痛苦，严重者影响到生活和工作能力。有数十种疾病可引起颈肩腰腿痛，但最常见的是颈椎病、肩关节周围炎和腰椎间盘突出症。

一、颈椎病

颈椎病（cervical spondylosis，CS）是由于颈椎间盘退行性改变及其继发性椎体、椎间关节、韧带、肌肉、筋膜等退行性改变而导致神经根、椎动脉、交感神经、脊髓受累而引起的一系列临床综合征。

（一）概述

1. 临床分型

根据临床表现不同，颈椎病通常分为以下类型。

（1）颈型　为颈椎病早期型；表现为颈项强直、疼痛，可发展到整个颈肩背疼痛。

（2）神经根型　常有外伤、长时间伏案工作和睡姿不当的病史；主要表现为颈部活动受限，颈肩部疼痛，或伴上肢放射性疼痛或麻木。

（3）脊髓型　由于椎间盘突出，颈椎后缘骨质增生，黄韧带肥厚、钙化，致椎管狭窄，硬膜囊和脊髓受压；表现为颈肩痛伴有四肢麻木、肌力减弱，严重者可发展至瘫痪、大小便障碍。

（4）椎动脉型　由于骨质增生导致颈椎横突孔狭窄，可刺激或压迫椎动脉；颈椎退变后稳定性降低，椎间关节过度移动时可牵拉椎动脉；刺激颈部交感神经，反射性地引起椎动脉痉挛。以上原因可导致椎基底动脉供血不足，症状表现为发作性眩晕、头痛，伴恶心、耳鸣等。

（5）交感神经型　由颈椎退变引起的结构变化刺激颈段交感神经，从而出现的一系列症状，主要表现为头痛、视物模糊、眼窝胀痛、心慌、心前区疼痛、肢体发凉、多汗或少汗等。

2. 主要功能障碍

（1）疼痛与麻木　可出现颈肩背和上肢的疼痛和麻木。颈型、神经根型颈椎病最为常见。

（2）眩晕　为椎动脉型颈椎病的典型表现，特点是起病突然，常于头转动时发生，严重时可出现晕厥。

（3）运动障碍　主要见于脊髓型颈椎病。主要表现为上肢肌力减退不能提取重物，手的精细动作欠灵活；下肢沉重、行走不便，甚至不能行走等肢体运动障碍。

（4）肌力改变　上肢肌肉萎缩，手握力减弱，肱二头肌、肱三头肌腱反射减弱等表现多见于神经根型颈椎病。下肢肌力减弱、肌张力增高、腱反射亢进等多为脊髓型颈椎病的表现。

（二）康复护理评定

1. 疼痛的评定

采用视觉模拟评分法（visual analog scale，VAS）评定疼痛的程度。

2. 颈椎活动范围的评定

采用角度尺对颈椎屈曲、伸展、侧屈和旋转的角度进行具体测量。

3. 颈椎功能的评定

可采用颈椎功能障碍指数（the neck disability index，NDI）评定颈椎的功能情况；或按不同临床类型，采用神经根型颈椎病症候测评量表、椎动脉型颈椎病功能评定量表、脊髓型颈椎病功能障碍评定（JOA）来评定。

知识拓展

颈椎功能障碍指数

颈椎功能障碍指数（neck disability index，NDI）共 10 个项目，包括：颈痛及相关的症状（疼痛的强度、头痛、集中注意力和睡眠）和 ADL（个人护理、提起重物、阅读、工作、驾驶和娱乐）两部分，由受试对象根据自己的情况填写。每个项目最低得分为 0 分，最高得分为 5 分，分数越高表示功能障碍程度越重；按以下公式计算受试对象颈椎功能受损的程度：

受试对象颈椎功能受损指数/％＝(每个项目得分的总和/受试对象完成的项目数×5)×100

具体分数与功能的相关性如下：

0～4 分——无功能丧失；5～14 分——轻度功能丧失；15～24 分——中度功能丧失；25～34 分——严重功能丧失；＞34 分——功能完全丧失。

（三）康复护理措施

1. 纠正不良姿势

长期伏案工作或使用电脑操作的人员，要合理调整头部与工作面或电脑屏幕的距离，切忌过度和长时间扭曲颈部，并在每工作 1h 左右，起身活动颈肩部，放松颈椎两侧及肩周紧张的肌肉操作电脑正确姿势见图 6-1。

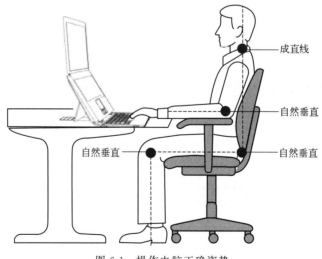

图 6-1　操作电脑正确姿势

2. 药物治疗

非甾体抗炎药是治疗疼痛常用的药物，严重者可合理选用激素类药物；早期神经根水肿引起的剧烈疼痛，可用甘露醇脱水。颈型颈椎病可口服盐酸乙哌立松片等降低肌紧张。椎动脉型颈椎病可使用改善血液循环的药物改善局部血供。

3. 颈椎牵引

颈椎关节间隙变小时，牵引疗法是对颈椎病较为有效且应用广泛的一种治疗方法，但必须掌握牵引力的角度（方向）、重量和牵引时间，才能取得最佳治疗效果。通常用枕颌吊带牵引法，或病情较重或不能坐位牵引时改用卧式。如病变主要在上颈段，牵引角度宜采用 $0°\sim10°$，如病变主要在下颈段，牵引角度应稍前倾，可在 $15°\sim25°$，同时注意结合患者是否舒适来调整角度，重量一般以患者自身体重的 $10\%\sim20\%$ 为原则。牵引时间一般 $20\sim30min$ 为宜，每天 1 次，$10\sim15$ 天为 1 个疗程。

4. 物理治疗

物理治疗在颈椎病的治疗中，主要有以下作用：①消除神经根及周围软组织的炎症、减轻水肿；②改善脊髓、神经根及颈部的血液供应和营养状态，促进神经和肌肉功能的恢复；③缓解颈部肌肉痉挛等。

常用的方法有：直流电离子导入疗法，低、中频电疗法，高频电疗法，磁疗法，超声波疗法，蜡疗法，激光治疗等。

5. 推拿疗法

推拿疗法是颈椎病治疗中广泛应用的手段，能够松解椎周挛缩粘连的肌肉软组织，并纠正颈椎解剖位置的异常，使颈椎错位得以复位，有利于颈椎恢复正常的生理曲度及序列，改善血液循环，增加局部的血液供应，相对操作简便且疗效显著。

6. 配戴颈托

合适的颈托可使颈椎舒适地固定于适当位置，限制颈椎过度活动，减轻头部负荷，维持正常生理曲度，并有一定的牵张作用，可减轻神经根和椎动脉的受压症状。使用的时间应在急性期过后，症状基本消失时解除。为避免使颈部周围肌肉萎缩，加重颈椎不稳，不应长时间配戴颈托。

7. 关节松动技术

主要适用于神经根型颈椎病，常用的手法有拔伸牵拉、旋转颈椎、松动棘突、横突及椎间关节等。

8. 注射疗法

颈段硬膜外腔注射疗法（采用低浓度的局部麻醉药加皮质激素阻断感觉神经及交感神经在椎管内的刺激点，也可抑制椎间关节的创伤应激），适用于神经根型颈椎病、交感神经型颈椎病，包括颈椎间盘突出症。

（四）康复护理指导

1. 避免诱发因素

颈椎病是一种慢性病，平时应加强预防。诱发因素除外伤外，还有过度疲劳、不良姿势、受凉等。反复落枕造成颈椎不稳，并促使颈椎退变，易发生颈椎病。一旦发生落枕，应及时治疗。

2. 防止外伤

避免各种生活意外和运动损伤，如乘车中打瞌睡，在急刹车时，极易造成颈椎损伤。

3. 矫正不良姿势

要注意纠正生活和工作中的不良姿势。避免长时间低头或固定一个方向工作，在工作1h后应活动颈肩部，改变一下体位。

4. 选择合适的枕头

合适的枕头对预防和治疗颈椎病十分重要。枕头高度应结合个人体型而定，保证在睡眠时颈部的生理弧度。仰卧时，枕头的高度和自己拳头的高度一样；侧卧时，枕头高度应与一侧肩宽等高。枕芯填充物不要过软或过硬。常见不适宜用枕见图 6-2。

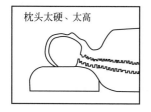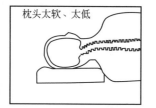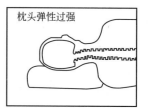

图 6-2　常见不适宜用枕

5. 重视青少年颈椎健康

由于青少年长时间的看书学习，对颈椎的健康造成了极大危害，从而出现颈椎病发病低龄化的趋势。建议重视颈椎健康，树立科学学习、健康学习的理念。

6. 颈椎病保健操

加强颈肩部肌肉的锻炼，可缓解疲劳，利于颈段脊柱的稳定性，预防和改善颈椎病的症状。保健操的主要动作包括：①颈部前屈、后伸；②颈部向左、右侧侧屈；③向左、右侧转颈。每天 1～2 次，每个动作重复 5～8 次。练习时，动作宜轻松平稳；练习后如觉疼痛加重或眩晕，提示动作过快或幅度过大，可适当减慢速度或减小幅度；有眩晕症状者头部活动应缓慢（图 6-3）。

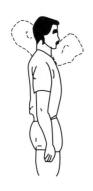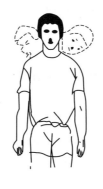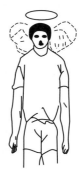

图 6-3　颈椎病保健操

二、肩关节周围炎

（一）概述

肩周炎（scapulohumeral periarthritis）是肩关节周围炎的简称，多发生于 50 岁左右的中老年人，俗称"五十肩"，亦称"冻结肩"。肩周炎是肩周肌肉、肌腱、滑囊和关节囊等软组织的慢性炎症，导致关节内外粘连，阻碍肩关节活动的退行性变。其确切病因至今尚不十分清楚。一般认为，肩关节周围组织退行性变，在受凉、慢性劳损、扭伤等外因的作用下，导致肩关节周围肌肉、肌腱、滑膜、韧带及关节囊等软组织发生慢性无菌性炎症，其结果导致关节内外广泛粘连，肩关节活动功能逐渐受限，直至盂肱关节活动范围完全丧失，形成冻结肩。本病的病程大致可分三个阶段，即早期（疼痛期）、冻结期（粘连期）和恢复期（解冻期）。大多缓慢起病，病程较长。临床表现如下。

（1）疼痛　是肩周炎早期最主要的临床表现，是患者就诊的主要原因，常在活动时、夜间疼痛加重,甚则夜不能寐。

（2）活动受限　是肩周炎的典型体征,以外展上举和后伸受限明显,是由于肩关节周围肌肉、肌腱、滑囊和关节囊等软组织粘连所致。

（3）肌力减弱　病程长者可出现肩关节周围、上臂的肌力减弱甚至肌肉萎缩,是由于肩关节活动受限所导致的失用性萎缩。

（二）康复护理评定

1. 疼痛的评定

采用视觉模拟评分法评定疼痛的程度。

2. 肩关节活动范围的评定

采用角度尺对肩关节前屈、后伸、外展及内外旋转的角度进行具体测量。

3. 综合性评定

采用 Constant-Murely 法,此法是一个全面、科学而又简便的方法。总分为 100 分,共包括四个部分,即疼痛:15 分;日常生活活动:20 分;关节活动度:40 分;肌力:25 分。

（三）康复护理措施

1. 生活护理

工作要劳逸结合,注意局部保暖。

2. 药物治疗

早期疼痛明显者,需用三角巾悬吊,并可酌情服用非甾体抗炎药,以消炎镇痛,缓解肌肉痉挛,还可配合外用药,如双氯芬酸（扶他林）软膏、麝香壮骨膏等。

3. 物理治疗

物理治疗的作用:改善局部血液和淋巴液循环,加强代谢,消除水肿,促进炎症吸收,缓解肌肉痉挛,从而减轻和消除疼痛。根据不同病期选用低中高频电疗、超声波、间动电、红外线、温热磁疗、蜡疗以及直流电药物离子导入疗法等。

4. 运动疗法

（1）Condman 钟摆运动（图 6-4）　适用于肩周炎早期的自我治疗。患者向前体屈 90°,健侧手支撑在椅背,患侧上肢下垂,并手持重物,并向前后、内外摆动,或做"划圈"样摆动;活动幅度由小到大,逐步增加负重（1kg→3kg→5kg）;每天 1～2 次,每次 15～30min。还有爬墙及侧爬墙练习。

（2）肩周炎保健操（图 6-5）　①前上举:双臂伸直,健侧手握住患侧手,经身体前方上举;②摸背:患侧手在身体后方逐步向上移动,必要时须健侧手协助完成;③爬墙:面向或侧向墙站立,患侧上肢伸直上举或外展,手指尽量向上爬至最高点处,保持数秒;④体操棒练习:双手持木棒,健侧手帮助患侧手,使患肩做前屈、后伸、外展等动作。还可利用吊环、绕环、肩梯、拉力器等训练肩关节。

5. 关节松动术

关节松动术通过对肩关节的摆动、滚动、滑动、旋转、分离和牵拉等,起到缓解疼痛、促进关节液流动、松解组织粘连的作用。根据病变程度,采用不同分级手法。关节松动术每次治疗 20min,每日或隔日 1 次,5 天 1 个疗程;治疗后患者多进行肩部的主动活动。

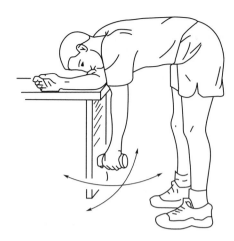

图 6-4　Condman 钟摆运动

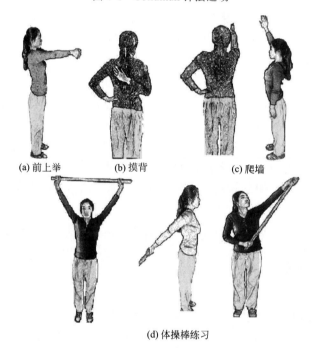

(a) 前上举　　　　(b) 摸背　　　　　　(c) 爬墙

(d) 体操棒练习

图 6-5　肩周炎保健操

6. 注射疗法

注射疗法具有消炎止痛、消除组织水肿的作用，可用于肩周炎的急、慢性期疼痛较明显时。注射疗法之前，要仔细寻找压痛点。一般在肱二头肌长头腱（结节间沟）、短头腱（喙突）及冈上肌、肩胛骨内侧缘、肩胛下角、三角肌内外缘等，都是局部注射的主要位置。

7. 针灸治疗

针灸治疗选择肩部的穴位，每次选择 4～6 个穴位，每天 1 次，10 次为 1 个疗程。起到活血止痛的作用。

8. 推拿治疗

推拿治疗通过在肩部实施按揉、弹拨、点压、摇晃等手法进行治疗，具有松解粘连、缓解肌肉痉挛、镇痛的作用。

（四）康复护理指导

1. 良肢位

仰卧位时在患肩下放一薄枕，使肩关节呈水平位；该体位可使关节及周围肌肉、韧带获得最大的放松与休息。健侧卧位时，在患者胸前放置一普通枕头，患肢放在上面。一般不主张患侧卧位，以减少对患肩的挤压而造成症状加重。

2. 改变生活及工作中的不良姿势

注意工作中间休息并放松颈肩部；尽量减少使用患侧的手提举重物；防止受寒、过劳和外伤。

3. 及时治疗

患颈椎病或肩关节劳损、损伤后应及时治疗。中老年人应经常做各种有利于维持和改善肩关节活动范围的训练。

4. 功能训练

指导患者做有效的医疗体操、肌肉放松的方法和局部自我推拿。

三、腰椎间盘突出症

（一）概述

1. 概念

腰椎间盘突出症（lumbar disc herniation，LDH）主要是指下腰椎，尤其是 $L_{4\sim5}$、$L_5\sim S_1$ 的纤维环破裂和髓核组织突出刺激或压迫相应水平的一侧或双侧坐骨神经所引起的一系列症状和体征，是引起腰腿痛最常见的原因之一。年龄以 20～50 岁的青壮年多发，男性明显多于女性，$L_{4\sim5}$、$L_5\sim S_1$ 突出占 90％以上。

2. 主要功能障碍

（1）疼痛、麻木　临床主要表现为腰背痛、下肢放射性疼痛、麻木感。咳嗽、打喷嚏或腹部用力时症状加重，卧床休息症状减轻，站立时症状较轻，坐位症状较重。腰椎间盘突出较重者，常伴有患侧下肢的肌萎缩，以背伸肌肌力减弱多见。中央型巨大椎间盘突出时可发生大小便异常或失禁、鞍区麻木、足下垂。本病可反复发作，间歇期间可无任何症状。

（2）部分患者有下肢凉感或间歇性跛行的症状。

（3）腰部活动受限　腰部向各方向活动都会不同程度地受到影响，尤以前屈受限最明显，因为前屈位时易加重神经根的受压程度。

（4）神经功能障碍　可出现下肢肌力下降、感觉障碍和腱反射改变。

（二）康复护理评定

1. 疼痛的评定

采用视觉模拟评分法评定疼痛的程度。

2. 腰椎活动范围的评定

采用角度尺对腰椎前屈、后伸、侧屈及旋转的角度进行具体测量。

3. 腰椎功能的评定

Oswestry 功能障碍指数（Oswestry disability index，ODI）因其具有良好的效度和信度而被广泛采用。ODI 共 10 个项目，包括疼痛（疼痛程度、疼痛对睡眠的影响）、单项功能（提物、坐、站立、行走）和个人综合功能（日常活动能力、性生活、社会活动和郊游）三大方面的评定。每个项目最低得分为 0 分，最高得分为 5 分；将 10 个项目的相应得分累加后，计算其占 10 个项目最高分合计（50 分）的百分比，即为 Oswestry 功能障碍指数，得分越高说明患者功能障碍越严重。

（三）康复护理措施

1. 卧床休息

患者急性期疼痛较剧烈时，可短时间卧床休息，一般以 2～3 天为宜，不主张长期卧床。也可采用 McKenzie（麦肯基）姿势疗法（图 6-6），患者俯卧位躺在一呈 "V" 字形的治疗床上，或俯卧位时，在胸部和小腿下垫一软枕，使腰部伸展，保持这一姿势 5～20min。

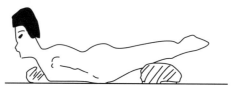

图 6-6 麦肯基姿势疗法

2. 腰围制动

穿戴腰围可以限制腰椎的运动，以保证局部损伤组织得到充分休息。特别是急性期患者，因局部的急性炎性反应和刺激，可有不同程度的肌肉痉挛，穿戴腰围后，减少了腰的活动，可起到加强保护的作用。合理使用腰围，还可减轻腰背肌肉劳损。腰围不应该长期使用，以免造成腰背部肌力下降和关节活动度降低，从而引起肌肉失用性萎缩。腰围穿戴时间一般不超过 1 个月，在戴腰围期间可根据患者的身体和疼痛情况，做一定强度的腰背、腹部肌力训练。

3. 药物治疗和注射疗法

非甾体抗炎药和降低肌紧张和痉挛的药物最为常用。急性期神经根受刺激或压迫症状明显者，可用甘露醇、激素类药物消炎、消肿、镇痛。根据患者情况可选用局部痛点注射、椎旁神经阻滞或骶管滴注等缓解疼痛。

知识拓展

腰椎间盘突出症的神经定位诊断参考

腰椎间盘突出症的神经定位诊断参考见表 6-1。

表 6-1 腰椎间盘突出症的神经定位诊断参考

病变节段	$L_3 \sim L_4$	$L_4 \sim L_5$	$L_5 \sim S_1$	$L_4 \sim L_5$ 或 $L_5 \sim S_1$
受累神经	L_4	L_5	S_1	马尾
疼痛部位	腰骶臀区，大腿前外侧，小腿前内侧	腰骶臀区，大腿后外侧，小腿外侧至足背	骶臀区，大腿后，小腿及足跟外侧	腰部，双侧大小腿后方，肛周
感觉异常或缺失部位	小腿前内侧	小腿外侧，足背至踇趾	小腿下段外侧及足外侧，4、5 趾	鞍区，会阴部，肛周
肌力下降的肌肉	股四头肌，髋内收肌	胫前肌，踇长伸肌	腓肠肌，比目鱼肌，趾屈肌	膀胱或肛门括约肌
反射减弱或消失	膝反射		踝反射	肛门反射

4. 物理治疗

物理治疗可促进局部血液循环，缓解局部无菌性炎症，减轻水肿和充血，缓解疼痛，解除粘连，减轻肌肉及软组织痉挛。根据患者的症状、体征、病程等情况选用低中高频电疗、直流电药物离子导入、磁疗、红外线、超声波、蜡疗等。

5. 牵引疗法

可拉宽椎间隙，减轻椎间盘压力、促进炎症、水肿消退、解除肌肉痉挛、减轻小关节负载并恢复正常对合关系。主要适用于神经根刺激症状明显者。腰椎牵引的方式主要有自身牵引和器械牵引，多采用仰卧位骨盆对抗牵引，牵引重量通常从 20kg 开始，逐渐加量，最大重量不超过患者体重的 1/2，每次牵引 20～30min，每天 1 次。亦可采用间歇性牵引，即牵引 10～15min，休息 3～5min，重复 3～4 次。

6. 推拿治疗

推拿治疗有解痉止痛、改善局部血液循环、消炎消肿、纠正腰椎错位和松解神经根粘连等作用。

7. 关节松动技术

治疗时根据病情选择适宜的松动手法。其作用主要是解除肌肉痉挛、缓解疼痛、松解粘连、调节突出物与神经根之间的关系，以减轻或解除对神经根的压迫。

8. 针灸治疗

针灸治疗可缓解疼痛，促进神经根水肿及炎症的吸收和消散。

9. 腰腿痛保健操

腰腿痛保健操宜在患者腰腿疼痛等症状缓解后开始练习，内容包括腹肌、腰背肌肉锻炼和腰椎活动度锻炼。一般每天练习一次，每一动作维持 4～10s，重复 4～10 次；练习时动作宜平稳缓慢，开始时重复次数宜少，以后酌情渐增，以不增加疼痛为度。主要动作包括：五点支撑法，三点支撑法，四点支撑法，头、上肢及背部后伸，下肢及腰部后伸，整个身体后伸（图 6-7）。

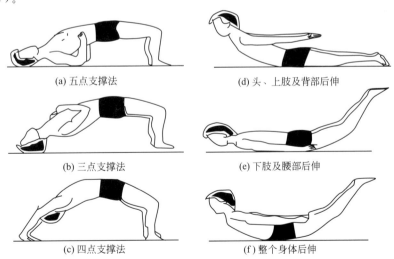

(a) 五点支撑法　　　　　　　　(d) 头、上肢及背部后伸

(b) 三点支撑法　　　　　　　　(e) 下肢及腰部后伸

(c) 四点支撑法　　　　　　　　(f) 整个身体后伸

图 6-7　腰腿痛保健操

10. 手术治疗

单纯性腰椎间盘突出症的患者经保守治疗无效，可首选用微创介入治疗。包括：经皮穿

刺胶原酶髓核溶解术、臭氧髓核注射技术、脉冲射频治疗等，具有操作简单、创伤小等优点。对于经规范保守治疗无效或治疗后症状明显加重、中央型突出、有马尾症状或有椎管狭窄征象等不适合微创手术者，可考虑手术治疗。

（四）康复护理指导

1. 健康教育

在急性发作期就应开始对患者进行健康教育，告知患者这种疾病多数预后良好，指导患者保持活动，逐渐增加运动量，尽早恢复工作。青壮年在做健康检查时，注意有无脊柱先天性异常，如患有隐性骶椎裂等，更要预防腰椎间盘突出症的发生。

2. 注意生活、工作姿势和选择合适的床垫

在生活和工作中要保持正确的坐、立姿势，即保持正常的腰椎生理前凸；如需长时间固定同一姿势或重复同一动作时，要定时调整体位，并增加简单的放松活动。站立时应维持适当的腰椎前凸角度，久站应该经常换脚，或者利用踏脚凳调整重心。避免长时间穿高跟鞋，以免影响下腰椎的稳定性。腰痛患者应选用硬板床，并垫铺厚度适当、软硬适宜的床垫，可缓解腰部肌肉的痉挛。长期使用过硬或过软的床垫均会对腰椎造成不同程度的损害。

3. 及时治疗

肌肉紧张性保护作用在腰痛发作的同时也大大增加了腰椎间盘的压力，会促进椎间盘退变和诱发椎间盘突出。因此，对于平素经常腰痛的患者，应查明腰痛的原因，及时治疗，减少腰椎间盘突出症的发病率。

4. 注意保暖

腰部长期受寒凉刺激，导致局部组织血管收缩、缺血，肌肉痉挛，使腰部血液循环发生障碍，可诱发腰椎间盘突出症，因此要特别注意腰部的保暖。

5. 腰背部和腹部肌肉功能锻炼

坚持腰背部和腹部肌肉锻炼，增强腰背部和腹部肌肉力量可改善腰腿痛症状和预防复发。同时，也可增加腰椎的稳定性，减轻腰椎负荷，从而保护椎间盘。

（牛　坤）

第二节　关节炎的康复护理

关节炎是一种常见的多因素疾病，其发病率较高，关节炎的分类较为复杂。受累关节的主要症状包括疼痛、肿胀、关节变形及运动功能障碍，严重时可造成肢体畸形，形成残疾。本节主要叙述膝关节骨性关节炎、类风湿关节炎及强直性脊柱炎三种较常见、易致残的关节炎的康复治疗与护理。

一、膝关节骨性关节炎

（一）概述

1. 概念

膝关节骨性关节炎（osteoarthritis of knee joint）是指由于膝关节软骨变性和丢失及关

节边缘和软骨下骨板骨质增生、骨唇形成为特征的一种慢性骨关节疾病。膝关节骨性关节炎的病理改变发生在软骨、骨、关节腔和关节囊。关节软骨的变性发生最早，具有特征性病理变化。本病无明确的诱因，与遗传、肥胖、内分泌、代谢障碍及外伤、磨损等因素有一定关系，其特征是关节软骨发生原发性或继发性退行性变，并在关节边缘有骨赘形成和软骨下骨质囊性变，从而出现不同程度的关节僵硬与不稳定，导致功能减退甚至丧失。

膝关节骨性关节炎以中老年患者多见，患病率随年龄的增长而升高，女性多于男性。不同地区的膝关节骨性关节炎患病率也不尽相同。流行病学调查表明，60 岁以上的人群中，50％人群在 X 线片上有膝关节骨性关节炎表现，其中 35％～50％有临床表现；75 岁以上人群中，80％有膝关节骨性关节炎症状。

2. 主要功能障碍

（1）疼痛　受累关节疼痛是本病最突出的症状，早期的膝关节骨性关节炎常呈间断性疼痛，其疼痛特点常呈关节间隙疼痛（包括髌骨、股胫关节）运动时加重，如上下楼或下蹲起立时等，而休息后好转。但随病情发展，休息时也会出现明显疼痛，当出现跛行时影响日常活动。关节活动时有各种不同的响声，有时可出现关节交锁。

（2）僵硬　常见于发病早期，休息后或体位改变时出现膝部僵硬，伴酸痛胀，持续时间一般较短，活动后好转。晚期症状加重，间歇期变短，僵硬时间延长，最后发展为受累关节持续性僵硬。

（3）感觉、运动功能障碍　受累关节周围肌肉的失用性萎缩、关节软组织的挛缩、关节畸形，最终导致膝关节活动范围受限，出现运动功能障碍；亦可伴有局部感觉异常（如冷感、麻木感）。

膝关节骨性关节炎进展缓慢，一般只影响受累关节本身，晚期多有关节变形，最常见的是内翻畸形。步态常呈患肢着地时间缩短。

★ **考点提示：膝关节骨性关节炎的主要功能障碍**

知识拓展

膝关节骨性关节炎的诊断标准（美国风湿学院 2012 年版）

该标准主要根据患者的症状、体征、影像学表现及实验室检查进行诊断。

① 近 2 个月一半时间有膝关节疼痛。
② 膝关节屈伸时，有骨摩擦音。
③ 早晨时，关节僵硬时间≤30min。
④ 男性年龄≥38 岁，女性年龄≥45 岁。
⑤ 膝关节有骨性膨大。
⑥ X 线示关节间隙变窄、骨赘形成或膝关节 MRI 可见关节面不平或骨赘。
⑦ ESR≤45mm/h。

满足①＋②＋③＋⑥条，或①＋②＋⑤＋⑥＋⑦条或①＋⑤＋⑥＋⑦条者可诊断膝关节骨性关节炎。

（二）康复护理评定

1. 疼痛程度的评定

采用视觉模拟评分法评定疼痛的程度，关节的压痛采用 Ritchie 关节指数。

2. 肌力测定

肌力测定可采用徒手肌力检查法评定其主要的相关代表肌群。

3. 肌围度和关节周径的测量

肌围度测量可以明确关节周围肌群是否存在肌肉萎缩，关节周径的测量可以明确关节是否存在肿胀。

4. 关节活动度评定

膝关节骨性关节炎可致关节活动障碍，可用角度尺测量膝关节关节活动度以作为康复治疗前后的对比。

5. ADL 的评定

对于症状发作期和有功能障碍或畸形的患者，主要影响其站立、行走、上下楼梯及家务等日常生活活动，因此对患者日常生活活动能力的测试是非常有必要的。

（三）康复护理措施

对于有局部疼痛、肿胀等症状及功能障碍者，在药物治疗和康复治疗的基础上给予适当的护理，可以减轻或消除疼痛，矫正畸形，改善症状，延缓进展，改善或恢复关节功能，提高生活质量。治疗目标主要包括：①消炎、消肿，缓解疼痛；②减轻关节负荷，保持和恢复关节和肢体活动功能；③增强患肢肌肉力量，预防与治疗肌萎缩；④增加关节稳定性，防止关节畸形和疼痛复发。

1. 发作期的康复护理

（1）休息与制动　一般无须卧床休息，如关节出现肿胀、疼痛加重，则应卧床休息减少活动，注意保持关节正确姿势，必要时病变关节给予支具或支托短期固定，可减轻负荷，保护关节，有助于平衡。

（2）药物治疗　①局部外用药，如非甾体抗炎药的凝胶、贴剂；②全身镇痛药，如非甾体抗炎药；③改善病情药物，如氨基葡萄糖等。

（3）物理因子治疗　可选用低中频电疗法、高频电疗法、经皮电刺激神经疗法、温热疗法等，可消炎、镇痛、缓解肌肉痉挛、改善血液循环。发作期可用无热量水疗（矿泉水浴、药物浴），也可用针灸、按摩等传统康复方法治疗。

（4）运动疗法　运动疗法对增强患者的肌力，保持或恢复关节活动范围，改善关节功能，预防和减轻骨质疏松具有重要的作用。运动形式包括伸展训练、力量训练、有氧训练、本体感觉训练和关节保护技术的使用。肌力训练时起初采用肌肉等长收缩练习，待疼痛缓解或解除固定后，应进行等张肌力练习，直至抗阻练习。总之，运动疗法应遵循以下原则：因人而异，以主动运动为主、被动运动为辅，循序渐进，持之以恒，舒适、无痛，局部运动与全身运动相结合，避免过度运动。

2. 缓解期的康复护理

缓解期是指无明显症状或症状明显减轻但遗留功能障碍的时期，此期康复护理重点是功能训练，目标在于改善功能障碍。

（1）运动疗法　主要为关节活动度训练，以股四头肌为主的肌力增强训练。

① 关节活动度训练：可维持关节的活动能力，防止关节僵硬，同样可促进关节滑液循环，减轻滑膜炎症，改善软骨营养。方法：关节不负重的主动运动，对于膝关节骨性关节炎的运动疗法应采取坐位或卧位进行，以减少关节的应力负荷；在器械上做关节持续被动运动；必要时可做恢复关节活动度的功能牵引治疗。

② 肌力增强训练：可预防和治疗肌肉无力和肌肉萎缩，增加关节稳定性。方法：采用关节不负重或少负重的等长练习方法为主；在等速肌力训练仪上做多角度等长肌力练习；采用渐进抗阻肌力练习。但在膝关节屈曲障碍的早期不主张进行股四头肌的肌力增强训练。

③ 有氧运动：可增加体内脂肪消耗，配合饮食调节可减轻体重，减少关节负荷。有氧运动包括游泳、散步等，还可选择打太极拳、练气功、园艺及跳舞等，都能提高机体有氧代谢能力，改善日常生活，消除抑郁和焦虑，提高生活质量。

（2）辅助工具的使用　膝关节骨性关节炎患者可使用矫形器（如软式膝矫形器）和助行器（如手杖、拐杖、步行器、轮椅、生活自助具），亦可穿装有减震鞋垫或楔形鞋垫的鞋子。辅助治疗和稳定膝关节，减轻受累关节的负荷，方便行动。

（四）康复护理指导

1. 肌力训练

膝关节骨性关节炎患者股四头肌的肌力都较正常人差。如关节活动受限，限制了肌肉的收缩，进一步加重肌肉萎缩。强健的肌肉可以稳定关节、传递力量、减少外力的冲击，因此肌力训练非常重要。

2. 减轻体重

减轻体重可减轻关节负荷，减少症状性膝关节骨性关节炎的发生。

3. 减少运动损伤

避免长期采用同一姿势，避免对关节突然用力，避免长时间跑、跳、蹲，减少或避免爬楼梯。减少关节的损伤可以降低膝关节骨性关节炎的发病率，这一点在男性尤为明显。运动中导致关节损伤的主要原因是错误的训练方法，对曾经受伤的人应用保护性物品也很重要。避免不正确弯腰搬运的工作及改变不合理的工作方法将有助于减少膝关节骨性关节炎的发生。

4. 宣传教育

注意适当保暖，加强运动锻炼，补充钙制剂，绝经后妇女雌激素替代，营养的合理搭配等方面都是预防和治疗膝关节骨性关节炎的有效方法。

二、类风湿关节炎

（一）概述

1. 概念

类风湿关节炎（rheumatoid arthritis，RA）是一种以关节病变为主的非特异性炎症，表现为全身多发性和对称性慢性关节炎，其特点是关节痛和肿胀反复发作进行性发展，最终导致关节破坏、强直和畸形。病情和病程有个体差异，从短暂、轻微的小关节炎到急剧进行性多关节炎。受累关节以近端指间关节，掌指关节，腕、肘、肩、膝、足趾关节最为多见。髋关节受累少见。本病的基本病理变化是关节滑膜的慢性炎症。类风湿关节炎在全世界是一种发病率高、致残率高的疾病，症状复杂，病程长，一旦罹患，终生延续，晚期关节可出现不同程度的僵硬、功能障碍和畸形，并伴有骨破坏和骨骼肌的萎缩，极易致残。

2. 主要功能障碍

（1）疼痛　最先出现关节疼痛，为游走性疼痛，多呈对称性发作，也可在多个关节同时发生，随着关节肿胀逐步明显，疼痛也趋于严重。关节压痛程度常与病变严重程度有关。关节痛与气候、气压、气温变化有相连关系。疼痛通常是类风湿关节炎患者最主要的主诉。

（2）关节活动受限　疾病早期受累关节可出现活动受限，但在疼痛缓解后可恢复。疾病后期，关节活动受限并呈现不同程度的畸形，手指及掌指关节常呈现梭形肿胀、纽孔畸形、鹅颈畸形，腕关节常强直于尺偏位，腕关节融合。肘关节半屈曲固定及前臂旋转功能消失。膝关节呈内、外翻畸形，髋关节则多强直在屈曲内收位。

（3）肌力降低　病变活动期，由于疼痛、制动等可致关节附近肌肉肌力降低。

（4）ADL 降低　病变活动期的疼痛、活动受限及疾病造成的关节畸形等可影响患者的 ADL。

知识拓展

残疾分类

根据美国风湿协会提供的标准将残疾分为 4 级。

Ⅰ级：功能完好，能无困难地进行各种活动。

Ⅱ级：虽有单个或多个关节不适或功能受限，但仍能完成日常生活活动。

Ⅲ级：功能受限，部分或不能完成正常工作或仅能完成部分生活活动。

Ⅳ级：大部分或完全功能丧失，需卧床或限于依靠轮椅行动，生活自理能力丧失或仅保留极少部分。

（二）康复护理评定

1. 炎症活动性的评定

炎症活动性评定主要是根据临床表现判断炎症是否处于炎症活动期，包括晨僵持续时间、疼痛程度、肌力、红细胞沉降率、肿胀关节数及程度等。

2. 关节活动度的测定

受累关节活动度的测定，可用小型半圆角器和分规进行测定，同时要分析影响关节活动的因素，如炎症、关节囊肥厚、关节脱位、强直等，以便给予针对性的治疗。

3. ADL 评定

类风湿关节炎患者后期多有日常活动能力下降，这与炎症、疼痛、疲劳和晨僵等有关。及时评定患者的 ADL，有助于制订康复护理计划。在 ADL 的评定中，应注明是在有无疼痛或是否困难的情况下独立完成的，以全面、准确地了解患者的障碍情况，明确患者在生活中所需要的帮助，有针对性地提供生活辅助工具。

4. 心理因素的评定

患者一旦失能，便会引起情绪、认知、应对策略等多方面的变化，生理-心理-社会诸多因素交互影响，既不利于原发疾病的恢复，甚至会加速原发疾病的发展。对患者工作、家庭及社会带来严重的影响。

5. ICF 评定

国际功能、残疾和健康分类（ICF）通过身体结构、个体活动和社会参与能力等三个层面来认识类风湿关节炎患者，为康复管理及康复措施提供指导。

（三）康复护理措施

康复护理的目的是控制炎症，减轻症状，延缓病情发展，保持关节功能和防止畸形，矫正不良姿势，维持或改善肌力、体力及关节活动范围，最大限度恢复患者正常的生活、工作、学习和社交能力。类风湿关节炎具有病程长、反复发作的特点，因此需要长期耐心地进行康复治疗与护理。应根据不同患者、不同病情制订综合康复护理措施。

1. 急性期的康复护理

护理的目的是减轻疾病症状和改善患者的全身健康状况，预防关节僵硬和畸形。主要以休息、药物、理疗为主。

（1）休息与制动 急性期的患者需卧床休息，卧床休息只适用于急性期、发热、内脏受累的患者。休息是否适宜，以休息后能消除疲劳、减轻或解除关节局部肿痛为标准。除卧床休息外，必要时对于关节肿痛明显者可行牵引或间断固定，保持良好的功能位，一般不超过3周。

（2）体位 急性期的疼痛性屈肌挛缩和治疗性关节制动可导致关节畸形强直，采取最佳姿势和功能体位可预防畸形的发生。如卧硬板床，枕头宜低或不用枕头；仰卧时上肢取外旋位，大腿保持中立位，经常做上肢伸屈运动；每天尽可能取俯卧位1～2次，每次5～20min；髋关节、膝关节尽量伸直，膝下不宜垫置枕头等物，以免屈曲挛缩；坐位宜用平板靠背椅，挺直靠在椅背上，两脚平放地面，卧位时足蹬木板，以防足下垂的发生。强化关节伸肌肌力的训练及各种支具和夹板均有预防畸形的作用。

（3）药物治疗 目前没有任何药物可以完全阻止病变发展，常用的药物分为三线。第一线的药物主要是非甾体抗炎药，其中昔布类消化道不良反应较轻；第二线药物有抗疟药，金盐制剂，柳氮磺胺吡啶，免疫抑制（如青霉胺、甲氨蝶呤、环磷酰胺等）；第三线药物主要是激素。对于病情较轻，进展较慢的患者，多主张应用一线药物，必要时联合二线药物。而对于病情严重、进展较快的患者，在一、二线药物联合运用的同时，早期给予小剂量激素，以迅速控制症状，见效后逐渐减少药物及药量。

（4）物理因子治疗

① 局部冷疗法：急性活动期采用冷疗法，可缓解疼痛，减少渗出。如冰袋外敷、冰按摩、冰水浸浴、冷却剂喷雾等作用于关节局部，每次治疗时间10min左右。

② 水疗：包括矿泉水浴、盐水浴、硫化氢浴，全身浸浴温度以38～40℃为宜，有发热者不宜做全身水疗法。

③ 其他：还可选用紫外线、低中频电疗、经皮电刺激神经疗法、超声波、高频电疗及针灸治疗等。

（5）运动疗法 急性炎症期疼痛明显，鼓励患者在微痛下进行主动运动或助动运动练习。如伴有全身症状，应卧床休息，在休息的同时每天应坚持在床上进行适度关节体操、肌收缩交叉训练和等长肌肉收缩练习，以预防关节畸形及肌肉萎缩。不负重无痛性的主动运动和肌力练习，可做关节被动活动和关节周围软组织按摩。关节周围肌肉的等长肌肉收缩练习，宜每天多次进行，而每次收缩宜在10次以下，以免引起症状加重。急性期患者如应用矫形器、弹簧支架固定，应定时脱卸支具进行轻微活动，但要防止畸形的加重。

2. 慢性期的康复护理

慢性期治疗重点采用物理因子治疗来缓解肌痉挛和疼痛，改善局部症状，尽可能增加关节活动范围、肌力、耐力和身体协调平衡能力，改善日常生活活动能力，注意饮食营养，摄入足量的蛋白质和维生素，以配合功能训练进而改善全身状态。

（1）体位 避免跪坐、盘腿坐，避免颈部前屈、驼背和弯腰，使脊柱保持生理弯曲，立位双腿平均持重，行走时上肢肌肉放松，两手适当摆动，步行支撑期尽量避免膝和髋关节屈曲，避免腰椎前屈。

（2）运动疗法和作业治疗　慢性期关节挛缩、僵硬、活动受限明显，应以增加病变关节活动范围及周围肌肉肌力的主动运动疗法为主，防止和矫正畸形，预防肌肉萎缩，保持患者功能状态及日常生活活动能力。活动以主动运动为主，每个关节要达到最大范围，活动量以不引起肿胀为度。这是慢性期重要的治疗方法。主要包括关节活动度及肌力的练习，可编制体操或用器械辅助运动。手部体操可预防和矫正手指变形，增强肌力，提高手的功能。方法是将前臂和手平放在桌面上，在尽量少抬起掌指关节的情况下用力屈曲指间关节，然后在指间关节伸直的情况下用力屈曲掌指关节，每天可练习数次；增强手部肌力的练习，可采用橡皮套和胶管式的手指训练器，用于手指的伸指、屈指、分指。腕关节的掌屈、背屈、尺偏和桡偏的各种肌力抗阻练习；手指实用性和灵巧性训练可通过刺绣、缝纫编织、黏土塑型、写字、弹琴、踏自行车等作业治疗得以改善，要注意调整作业治疗的种类、运动量和时间。下肢的功能练习，重点是下肢的髋、膝、踝关节的功能练习。也可采用传统的体育疗法加强治疗效果，如气功、五禽戏、太极拳、八段锦等。

（3）推拿治疗　在施行摇动关节手法时，应先用轻柔的点揉、推拿、滚动、点压等手法，使肌肉放松，然后根据关节活动受限的方向，用柔和的被动摇动关节手法，使其逐渐松动关节，减轻关节挛缩和僵硬，恢复软组织弹性。治疗时手法应先轻后重，循序渐进地进行治疗。

（4）物理因子治疗

① 温热疗法：以镇痛、消除肌痉挛，增加软组织伸展性及增加毛细血管通透性，如湿热包裹法、温泉疗法、蒸气浴、沙浴、泥疗等全身治疗，热袋、温水浴、蜡疗、红外线、高频电疗法等局部治疗。

② 水疗法：可用药浴、电水浴，所用水温应偏高些，全身水浴时利用水的温热、压力和浮力等物理效应。

③ 电疗：如 TENS、干扰电疗法及音频电疗法，具有镇痛和防止肌肉挛缩作用。可同时进行水中医疗体操、肢体的抗阻运动或施行按摩，对关节功能的恢复和改善畸形均有良好的作用。

（5）作业治疗　主要是进行维持日常生活活动的训练，应尽早进行 ADL 训练和作业治疗，即使是关节活动无明显障碍时，上肢也应做大幅度的生活自理动作，如穿衣、铺床、洗衣服等。下肢训练应多做些行走、慢跑、骑自行车的活动来增强关节活动度和肌力，提高体力和耐力。通过 ADL 的训练提高患者的生活自理能力。

（6）辅助用具的应用　夹板、拐杖、轮椅等的应用可减轻关节畸形发展，缓解疼痛，消肿，防止由于关节不稳定而进一步受损。如行走困难，可使用步行辅助器具，如拐杖或助行器可减轻下肢负荷。手指关节严重活动障碍，也可用长柄梳、长柄勺等必要的辅助器具，补偿关节活动受限所带来的生活困难。这些辅助器具应在认真训练的前提下应用，否则会加重关节挛缩和肌力下降，同时患者也会产生依赖思想。

（7）心理护理　包括放松疗法、纠正应对策略、疼痛管理、支持疗法、暗示疗法等。心理疏导和适当的文体活动，可以使患者从焦虑、悲观、抑郁等状态中解脱出来，增强信心。

★ 考点提示：类风湿关节炎的护理目标

（四）康复护理指导

1. 预防

目前认为类风湿关节炎与感染有关，加强对危险因素的干预，减少发病率。90％类风湿关节炎对气候变化敏感,阴雨天、寒冷、潮湿等气候和环境均可使关节肿胀、疼痛加重。关节扭伤、跌伤、骨折、心理创伤等也是类风湿关节炎发病的诱因。

2. 宣传教育

向患者及家属讲解类风湿关节炎的有关知识,使其了解主要的功能障碍、康复过程及转归,尽量避免关节的畸形和肌肉萎缩,改善和提高其日常生活自理能力,并消除其心理障碍。

3. 家庭关怀和社会支持

根据类风湿关节炎病程长、易致残的特点,家庭成员应辅助和督导患者按时服药和进行各种功能训练,以保持基本的 ADL,满足其基本生活所需。同时,应多给予鼓励和体贴,以增加患者的治疗信心和生活的意义。

4. 适当的运动锻炼

由于患者有关节炎或关节疼痛,常伴有 ADL 低下,户外活动减少,社交能力降低。因此,适当的运动锻炼是非常必要的,患者出院后在其家人协助下,应继续锻炼,以维持和改善关节的功能和减少并发症的发生。

三、强直性脊柱炎

(一) 概述

1. 概念

强直性脊柱炎(ankylosing spondylitis,AS)是脊柱的慢性进行性炎症,其特点是病变常从骶髂关节开始逐渐向上蔓延至脊柱,导致纤维性或骨性强直和畸形。本病属血清阴性反应的结缔组织疾病,以此与类风湿关节炎相鉴别。病因尚不清,但组织相容抗原 HLA-B27 与本病相关,强直性脊柱炎患病 HLA-B27 的阳性率可高达 88%~96%。本病与遗传因素有关,有明显家族史,男性多于女性。男:女=10:1,好发于 16~30 岁青壮年。本病的特异性病理改变为肌腱末端炎症。病理变化附着在骨端的韧带、肌腱、关节囊的慢性炎症,由于炎症反复发作,相应部位骨和软骨局部有破坏和新骨形成。常先侵犯骶髂关节,继而累及脊柱。非特异性滑膜炎,有淋巴细胞和浆细胞浸润,滑膜增生,纤维蛋白渗出,关节软骨破坏,增生的纤维组织骨化导致骨性关节强直。

影像学表现:①X 检查:脊柱竹节样变为本病特征性表现之一。早期双侧骶髂关节的中下段关节面模糊,继而出现多数小囊状骨质破坏区,邻近出现骨质增生硬化。晚期骨质破坏加重,关节间隙变窄,直至骨性关节强直。脊椎小关节模糊和关节骨性强直,表现为竹节样变。严重者股骨头坏死。②CT 检查:可发现早期骶髂关节轻微的变化,适于本病的早期诊断。

2. 主要功能障碍

(1) 疼痛 早期两侧骶髂关节疼痛,其特点是缓慢出现疼痛,开始时为两侧骶髂关节、腰臀和髋部疼痛及活动受限,腰骶部僵硬感,阴天、活动劳累后加重;休息或遇热后减轻。晨起时脊柱僵硬,起床活动后可略有缓解。逐渐变为持续性,并波及胸椎和颈椎,可出现一侧或双侧坐骨神经痛,临床上易误诊为腰椎间盘突出症。

(2) 脊柱活动受限 随着病情的发展,疼痛逐渐减轻,而脊柱关节活动受限和畸形明显,晚期整个脊柱和下肢僵硬、脊柱前屈畸形。

(3) 心肺功能下降 强直性脊柱炎可出现心脏、肺部病变,尤其是病至晚期心肺受累,再加之胸廓的变化，导致心肺功能下降。累及心脏可出现主动脉瓣病变、心脏扩大、传导阻滞等。

★ 考点提示：强直性脊柱炎的 X 线表现

（二）康复护理评定

1. 炎症活动期的评定

炎症活动期疼痛程度，伴有的症状（如发热、疲劳、食欲下降、贫血、体重下降、虹膜炎等）。

2. 脊柱关节活动度的评定

脊柱前屈功能的简易评定，患者直立，膝关节伸直，尽力弯腰以中指触地，测量指尖与地面距离，正常为 0～10cm。

3. 心肺功能的评定

本病的心脏病变有主动脉瓣闭锁不全、心脏扩大和房室传导阻滞，并可发生阿-斯综合征。肺上叶纤维化是强直性脊柱炎的后期并发症。表现为咳嗽、咳痰和气喘。X 线检查示双肺上叶弥漫性纤维化，可有囊肿形成与实质破坏，类似结核，应加以区别。肺功能障碍有限制性通气障碍、阻塞性通气障碍和弥散功能障碍，应做呼吸和肺活量的检查。评定胸廓呼吸动度，分别测量深吸气和深呼气时的胸围，其差值正常人为 4～7cm，若小于 2.5cm，说明胸廓呼吸动度变小，活动受限。

4. ADL 评定及 SF-36 评估

ADL 评定主要用于晚期患者，有严重脊柱、髋、膝关节功能障碍时，影响起立、坐下、弯腰、行走、穿脱衣服等动作，应针对这些项目重点评估。健康状况 SF-36 调查问卷评估患者躯体功能、社会功能、总的健康状况、心理卫生等。

> **知识拓展**
>
> **强直性脊柱炎预后不良指征**
>
> 强直性脊柱炎预后不良指征包括：①髋关节炎；②腊肠样指或趾；③非甾体抗炎药（NSAIDs）疗效差；④ESR 升高（大于 30mm/h）；⑤腰椎活动受限；⑥发病年龄小于 16 岁；⑦吸烟；⑧进行性加重的放射学改变；⑨活动性病变（由疾病活动指数评定）；⑩功能障碍（自我报告评定）；⑪受教育程度较低；⑫男性；⑬诊断延迟，治疗不及时、不合理；⑭不能坚持长期功能锻炼。

（三）康复护理措施

康复护理目标：①控制炎症，缓解症状；②保持腰椎最佳功能位置，避免脊柱畸形，维持正常生活和工作。由于晚期病例病情难以逆转，故治疗的关键在于早期诊断。

1. 早期康复方法

（1）休息与制动　急性发作期应卧床休息，睡硬板床，枕头不能过高，保持脊柱的生理弯曲，给患者易消化食物，戒烟；避免长时间侧卧位，特别是屈腿侧卧位，以防导致脊柱驼背畸形。

（2）药物的应用　可选用非甾体抗炎药，如萘普生、布洛芬、吲哚美辛等。也可选用改善病情的药物，如甲氨蝶呤、柳氮磺胺吡啶、雷公藤总苷等。应用时要注意药物的不良反应。肾上腺皮质激素不影响本病的病程，长期使用弊大于利，故不作为常规使用。

（3）物理治疗　急性期局部有渗出、炎症明显者，应采用冷敷；缓解期可选用小剂量牵引、温泉浴、蒸汽浴、泥疗、沙浴及盐水浴，紫外线、红外线、磁疗、超短波、微波、干扰电、超声波、音频疗法等。

（4）运动疗法　急性炎症明显时，各种活动均应在床上进行，以免导致关节创伤和疼痛加重。适度的等长肌肉收缩可以减轻或防止肌肉萎缩。鼓励患者做深呼吸锻炼。

2. 晚期康复方法

（1）坐卧姿势　避免长时间侧卧位，特别是屈腿侧卧位，避免坐有弹性的沙发，应坐有靠背硬板的坐椅。头、背、臀部及下肢垫薄枕，使患者舒适卧床。垫物是由多个薄枕集成，每20min左右撤出一个，以纠正驼背，每次平卧1h，每天上午、下午及晚间各1次。为了提高效果，仰卧时可加用骨盆牵引，抬床脚离地面25～30cm，每次锤量4～6kg，通过牵引矫正脊柱畸形。

（2）运动疗法　适当运动可以减轻疼痛，减少药物用量，延缓强直，保持关节活动度，改善生存质量。

① 脊柱操训练：患者坐位，头前屈、后伸，左右侧屈，再左右旋转和前后左右旋转各3～5次，以活动颈椎；患者立位，双手叉腰做腰部屈、伸、旋转，同时挺胸，也可以双上肢用力向后上方举动5～10次，以活动胸、腰椎。

② 腰背肌力锻炼：患者俯卧于床上，腹部下垫一枕，让患者用力抬头和抬起上身；或者腹下不垫枕让患者上身和下肢同时抬起，用以增强患者腰背肌的肌力。

③ 呼吸体操训练：采用深呼吸运动，胸式呼吸和腹式呼吸交替进行，最大限度地扩张胸廓维持胸廓呼吸动度。

④ 其他方法：无明显强直的患者，可做骑车、游泳、登山等运动，以增强体力，促进心肺功能，预防脊柱畸形。游泳是最理想的锻炼方法，可使脊柱、四肢和心肺功能均得到全面而均衡的锻炼。练气功、打太极拳亦可酌情选用。

（3）ADL训练　病至晚期，病变关节出现伸展性强直、驼背畸形等，影响患者的日常生活活动，应训练其脱衣裤、行走、下蹲、弯腰、上厕所及上下楼梯等日常活动，以尽可能保留患者生活自理，必要时可借助辅助用具。

（4）心理护理　脊柱关节强直、畸形和活动功能障碍的患者，易产生自卑、悲观的心理。应给予解释、鼓励，使其树立信心。坚持功能训练，为疾病缓解创造条件。

(四) 康复护理指导

① 向患者及家属讲解强直性脊柱炎的有关知识，使其了解主要的功能障碍、康复过程及转归，尽量避免关节的畸形和肌肉萎缩，改善和提高其日常生活自理能力，并消除其心理障碍。认识治疗的意义以及长期性。

② 帮助患者了解药物的作用和不良反应及其处理办法，以免发生不必要的用药中断或不良后果。

③ 使患者认识正确的行为和医疗体育的重要性，如戒烟，注意卧、坐、行、立姿势等，以保证即使脊柱发生僵直，也能保持最佳功能位置。

（王　芳）

第三节　骨折后的康复护理

骨折在日常生活、工作中较常发生。随着交通事故、工伤事故的增加，骨折的发生率有增高的趋势，在交通事故所致的骨折方面，以中青年男性居多，机动车是造成人员伤亡的主要原因。每年的 1～2 月份和 7～10 月份是交通事故发生的高峰阶段。但 70 岁以上老年人（以女性居多）骨科创伤主要原因是跌倒，主要危险因素是居住条件欠佳（室内灯光昏暗、楼梯狭窄）、地面湿滑、老年人独居等。如果处理不当，则功能障碍发生率高，致残率也高。各种类型的骨折，包括开放性骨折和非开放性骨折，涉及关节和不涉及关节的骨折，稳定和不稳定的骨折，经妥善复位，固定处理后均应及时开始康复治疗和护理，以促进愈合，防止和减少后遗症、并发症。

一、概述

1. 概念

骨的完整性和连续性发生断离称为骨折（fracture）。骨折发生的原因很多，可由直接暴力、间接暴力引起，因受伤的方式不同而造成骨折的部位、形式、程度也不一样，也可由肌肉的牵拉或骨骼本身的病变所致。但因损伤时常伴有肌肉、肌腱、韧带、血管、神经、关节囊、滑膜囊滑膜、皮肤等软组织的损伤，又因关节周围及关节囊内的粘连、肌腱挛缩、骨化性肌炎、创伤性关节炎而遗留有肿胀等，故骨折是引起疼痛及功能障碍、肢体残疾的一个重要原因。早期的康复在促进骨折愈合、减轻和消除并发症中起着重要的作用。

从骨科创伤的原因来看，首要原因是交通事故，占 45.0%；其次为摔倒或滑倒，占 29.5%；其后为建筑物上跌下，占 7.1%。骨质疏松等疾病也常引起骨折。

骨折分类：根据骨折稳定性可分为稳定性骨折和不稳定性骨折；根据骨折断端是否与体外相通可分为开放性骨折和闭合性骨折；根据骨折原因可分为外伤性骨折和病理性骨折，病理性骨折主要是由于骨骼本身的疾病（骨肿瘤、骨髓炎、骨质疏松）等破坏了骨骼原来的正常结构，从而失去原有的坚固性，在正常活动或轻微外力作用下即发生的骨折，例如骨肿瘤导致的骨折为病理性骨折；根据骨折发生的时间可分为新鲜骨折（受伤 3 周内）和陈旧性骨折（受伤 3 周后）。

2. 主要功能障碍

（1）感觉运动功能下降　上肢骨折后前臂旋前、旋后、腕的屈伸及手部功能下降。下肢骨折后坐、站位的平衡功能下降，伤肢负重行走步态不稳。手术疼痛致受伤相邻关节的感觉功能下降。

（2）关节活动功能下降　骨折后关节发生粘连、甚至僵硬的原因有很多，其中最重要的原因则是由于肢体长时间制动，造成肌肉萎缩。大多数骨折，如处理不当、康复不到位都会造成不同程度的功能障碍。

（3）日常生活活动能力下降　伤肢运动功能下降导致生活自理能力下降，如穿衣、洗漱、如厕、行走、吃饭、上下楼梯、大小便控制等。

（4）心理及社交受限　由于骨折的部位、严重的程度、骨折的预后情况、经济状况等，可导致患者心理发生变化，产生焦虑、抑郁等。

知识拓展

骨折愈合判定标准

骨折临床愈合的标准有：

① 骨折断端无压痛。

② 无纵向叩击痛。

③ 骨折断端无异常活动。

④ X 线片显示骨折线模糊。

⑤ 外固定解除后，上肢能向前伸手持重 1kg 达 1min，下肢能不扶拐平地连续步行 3min 不少于 30 步。

⑥ 连续观察 2 周，骨折断端未发生畸形。

第 3 项和第 5 项测定时需慎重，以免发生再骨折。具备上述临床愈合的所有条件，且 X 线片显示骨痂通过骨折线，骨折线消失或接近消失，皮质骨界线消失，即为骨折骨性愈合。

二、康复护理评定

1. 全身及局部状况

了解患者的身心状况、临床治疗状况，观察患者局部情况，如石膏固定末端皮肤颜色有无苍白、发绀、皮肤温度有无降低、肢体有无疼痛、肿胀、表浅动脉的搏动（如足背动脉、桡动脉、指间动脉）是否可以触及。

2. 关节活动度

了解非固定关节有无活动受限。

3. 徒手肌力检查

了解非固定肢体的肌力和健侧肌力。

4. 肢体长度

可帮助判断肢体长度有无改变及程度，并判定受伤肢体水肿、肌肉萎缩的程度。

5. ADL 功能评定

对上肢骨折患者重点评定生活能力，对下肢骨折患者重点评定步行、负重等功能。

6. 心理评定

评估患者和家属的心理情况，有无焦虑、恐惧，家庭经济及社会关系，对疾病知识掌握程度以及对康复的期望值等。

以上康复护理评定应当在治疗前、治疗过程中以及治疗计划完成时均进行。

★ 考点提示：骨折后康复护理评定要点

三、康复护理措施

(一) 目标与原则

1. 康复护理目标

分为短期目标和长期目标。

(1) 短期目标 ①改善心理状况：通过心理干预，指导患者接受康复训练，并增加患者自信心，使患者积极主动参与康复训练；②消除患者伤肢的肿胀：通过运动、物理因子疗法等促进血肿和渗出物的吸收，改善血液循环，以促进肿胀的消除；③防止关节粘连：进行肢体主动或（和）被动运动是防止关节粘连、逐步恢复关节活动度的有效方法。

(2) 长期目标 ①恢复关节功能：恢复关节活动度并增强关节周围肌群肌力；②恢复日常生活活动能力：骨折后患者生活自理能力大多数受到影响，应尽早进行日常生活活动能力训练，将有助于促进患者生活自理能力的恢复；③防止各种并发症：骨折后，尤其是老年人，并发症发生率高，尽早采取各种相应措施，防止并发症发生。

2. 康复护理原则

骨折康复护理的基本原则是复位、固定、功能锻炼。复位、固定是治疗的基础，功能锻炼是康复治疗的核心。①良好的复位和坚实可靠的固定：是保证早期康复治疗的前提。②肢体锻炼与固定要同步进行：长期肢体的固定会造成失用性肌肉萎缩、骨质疏松、关节僵硬、关节粘连和挛缩等，影响患者的恢复速度，因此强调在伤肢固定的同时就需要进行肢体的锻炼。③骨折愈合的不同阶段采取不同的康复措施：骨折早期主要是保持骨折对位对线、消除伤肢肿胀、避免肌肉萎缩和关节粘连等；进入骨痂形成期，应以促进骨痂形成为主，如肢体运动和轴向加压训练、促进骨折愈合的物理因子治疗等。④监测和防治骨折后各种并发症。

(二) 康复护理方法

1. 早期——骨折固定期

骨折的复位主要有：手法复位、手术复位、手术置内固定复位等。术后均需石膏、夹板固定。

(1) 被动运动 当肢体不能随意活动时，可将肢体置于舒适的自然体位，进行按摩，并行关节的被动活动。按摩损伤部位较远的肢体，以帮助肢体肿胀的消退和缓解肌肉痉挛，使肢体放松，为主动活动做准备。

(2) 主动运动 一般从固定后 3 天开始，活动由患者自主完成，是功能训练的主要方式，既有增强和恢复肌力的作用，也可防止关节僵硬。

(3) 患肢抬高 能有效消除肢体水肿，减轻患者疼痛。

(4) 物理因子治疗 直流电、超声波、低中频均能改善血液循环，起到消炎，消肿，减轻疼痛、减少粘连、防止肌肉萎缩及促进成骨的作用。

2. 后期——骨折愈合期

(1) 恢复关节功能 关节主动运动，主动助力运动和被动运动，关节松动术。

(2) 恢复肌力 可采用水疗、助力运动（沙袋、哑铃）、弹性训练带。根据肌力情况选择肌力训练方式，可逐步进行等张抗阻训练、等速训练。

(3) 物理治疗 蜡疗、中频电疗、超声波等。

(4) 恢复 ADL 能力及工作能力 可采用作业治疗和职业训练。根据不同部位的骨折选择运动项目及运动强度，逐步增加运动强度和运动的幅度。

3. 常见部位骨折的康复护理

（1）肱骨外科颈骨折　对无移位的骨折，一般采用三角巾将上肢悬吊胸前，当天应做腕及手指的主动运动。第3～4天起，于站立位将上体前屈及稍向患侧侧屈，肩部放松，利用重力的作用使肩关节自然的前屈及外展，同时做肩部摆动练习；在悬吊带内做肘关节的主动屈伸及前臂旋转练习，做腕关节与手指的抗阻练习。第5～6天，增加站立位的肩关节内收/外展摆动练习和肘关节的屈伸抗阻练习。有移位的骨折复位外固定或手术内固定，同样可以按上述康复方案进行肢体功能训练。3～4周后，肩关节可进行各个方向活动度和肌力的练习。需要指导患者，外展型骨折禁止过早地做肩部的外展练习，内收型骨折禁止过早地做肩部的内收练习。

（2）肘部骨折　经临床处理后，当天即开始手指的主动练习，如握拳、伸拳、对指对掌活动，第2～3天开始肩与腕的主动运动或助力运动，即腕屈伸及肩部前后左右摆动练习，外固定解除后，主动做肘关节屈伸练习，伸直型骨折主要练习屈肘位的肌肉等张收缩，屈曲型骨折主要练习伸肘位的肌肉等张收缩，禁止暴力被动屈伸活动，以免发生骨化性肌炎。

（3）桡骨远端骨折　又称为Colles骨折，经复位固定后，尽量抬高患肢，尽早进行手部肌肉有节奏的舒缩运动，促进静脉和淋巴回流，减轻肿胀。1～3周可做伸指和握拳练习，肘、肩关节活动。4～6周后解除外固定可进行腕关节和前臂旋转练习。Colles骨折多发生在中老年人，应鼓励患侧肩、肘关节活动范围训练，以避免继发肩关节周围炎。

（4）股骨颈骨折　多见于老年人，女性多于男性，常在骨质疏松症的基础上发生，其致残率和致死率较高。为避免长期卧床所引起的并发症，目前倾向于手术治疗。人工髋关节置换术是最常采用的手术方式（具体康复护理详见第五节）。这里重点介绍保守治疗的康复护理。

在骨折后一个月以内，以下肢肌肉收缩训练为主。第1周即开始做趾与踝的主动练习，股四头肌和臀大肌的等长收缩，髋关节内收、外展训练，仰卧位，屈髋、屈膝位的伸腿训练；第2周开始鼓励患者尽量独立练习，并给予适当的协助，在卧位和站立位，进行直腿抬高练习，如患者能持续负重，可进行重心转移训练；第3周可增加俯卧位锻炼，上肢支撑起躯干和双臀，主要增加躯干和髋部的力量。不宜做盘腿的动作，以免髋关节外展外旋，造成骨折端移位；恢复期两个月增加髋关节各组肌群主动与抗阻练习，做双下肢踏步运动或平行杠内步行，双腋拐做三点式步行练习，患肢稍负重，之后改健侧持单手拐，进一步提高下肢负重能力，直至弃拐活动。

（5）髌骨骨折　骨折处理后，2～3天可鼓励患者进行股四头肌收缩练习，以减少股四头肌萎缩及深层组织粘连。同时开始髋关节、踝关节的主动练习；15天左右增加屈膝肌等长收缩练习；用石膏托的患者可在一个月左右取下，做髌骨周围肌肉的被动运动或上下左右推动髌骨2～3次，患者主动屈伸膝关节，以后逐渐开始使用双腋拐，进行四点步行练习；第5周时改用健侧单拐，1周后逐步改用手杖，直至徒步行走、上下楼梯、下蹲、单腿负重等练习。

（6）踝部骨折　取平卧或健侧卧位，垫软枕抬高患足，高过心脏。双踝骨折患者从固定第2周起，可加大主动活动范围，但应禁止做旋转及内外翻运动，3周后可让患者挂双拐负重活动；4～5周后解除固定，改为单拐，逐渐增加负重量。骨折临床愈合后，患者应进行患肢负重下各种功能活动。健侧肢体与躯干应尽可能地保持其正常活动，尽早下床活动。必须卧床者，尤其是老年体弱者，应每天在床上进行锻炼，防止并发症的发生。

★ **考点提示：骨折后康复护理方法**

四、康复护理指导

1. 活动量

功能训练应在医护人员的指导下循序渐进地进行，运动范围由小到大，次数从少到多，时间由短到长，强度由弱到强，活动度以不感到疲劳、骨折部位未出现疼痛为度。

2. 恢复肢体生理功能

上肢重点围绕增强手的握力进行活动，下肢重点围绕恢复负重行走能力进行训练。但功能训练不能干扰骨折的固定，影响骨折的愈合，如外展型肱骨外科颈骨折不能进行上肢的外展运动，内收型肱骨外科颈骨折不能做内收运动，尺桡骨干骨折不能做前臂的旋转，胫腓骨骨折不能做下肢的内外旋运动等。

3. 正确活动有障碍的关节

运动时尽量不用邻近的关节来代替。要先恢复关节活动的范围、幅度，达到关节活动时没有阻碍，再开始恢复关节运动的质量，如与理疗配合，在理疗后进行功能训练。

4. 加强营养

骨折愈合早期以清淡饮食为主，如蔬菜、蛋类、豆制品、水果、鱼汤、肉汤等，忌食酸辣、燥热、油腻，不可过早给予肥腻滋补之品，否则易使骨痂生成迟缓，影响关节功能的恢复；骨折恢复中期应适当加强营养，以满足骨痂生长的需要，如牛奶、骨头汤、鱼、动物肝脏、甲壳类食品、海产品、胡萝卜等；骨折后期骨痂形成，饮食上可给予高热量、高蛋白、高钙、富含维生素 D 和矿物质饮食。

5. 心理调适

由于骨折愈合时间长，常需制动，易使患者出现紧张、焦虑、烦躁等心理反应，不良情绪对康复护理的实施和治疗效果有直接关系。因此康复护理人员应多鼓励患者，使其以积极的心态参与康复训练，早日康复。

（鲍　娟）

第四节　截肢后的康复护理

自 20 世纪 70 年代以来，随着康复医学事业的发展，截肢康复也越来越多地受到重视。手术时应尽可能考虑到保留残肢的功能和假肢的安装等。人们认识到只有对截肢者进行尽早的全面康复才能在配戴假肢后获得更佳的代偿功能。

一、概述

1. 概念

截肢（amputation）是指截除没有生命和功能或因局部疾病严重威胁生命的肢体，是一种破坏性手术，也视为重建与修复手术。主要包括截骨（将肢体截除）和关节离断（从关节离断）两种，是患者回归家庭和社会进行康复的第一步。截肢手术要为安装假肢作准备，为残肢创造良好的条件，安装较为理想的假肢，发挥更好的代偿功能，给患者生活和工作以积极的补偿。

据估计美国目前有 30 万名以上的截肢患者，而且每年的截肢数都在增加。我国根据

2010 年抽样调查数字表明，全国有肢体伤残者 2412 万人，其中肢体缺损者约 226 万人，但因很大一部分患者截肢术后没有得到合理的康复处理，因残肢并发症以及其他原因尚未安装和穿戴假肢，或因假肢不理想，使他们不同程度地丧失生活自理和工作的能力，给社会、家庭和个人都造成很大影响。

2. 主要功能障碍

（1）感觉及运动功能障碍　截肢后相应的关节活动度下降，局部肿胀、疼痛、肌力下降、残肢畸形、肌肉挛缩。

（2）平衡能力下降　主要是下肢截肢后，重心不稳，站立与步态行走均有不同程度的下降。

（3）生活自理和社会参与能力下降　术后因肢体缺如导致生活自理能力下降，如穿衣、洗漱、如厕、行走、吃饭、上下楼梯、大小便控制、轮椅转移等，不能参加正常的社交活动。

（4）心理障碍　截肢后必然带来不同程度的躯体残疾和缺陷，影响个人形象；同时截肢后的疼痛给患者带来焦虑和恐惧心理。

二、康复护理评定

1. 截肢患者全身情况评定

① 一般情况，如姓名、年龄、性别、身高、职业、截肢日期、截肢原因、截肢部位及水平、安装假肢时间等；②并发症；③全身肌力评定，尤其是对维持站立和行走的主要肌群更要注意评定；④平衡功能；⑤心理素质及精神状态；⑥假肢舒适程度及其穿戴假肢后的步行能力。

2. 残肢的评定

① 残肢外形：圆柱形、圆锥形或其他形状。为适合现代假肢技术要求，残端外形尽量保持圆柱形，而不是圆锥形。②关节活动度：测量残端邻近关节的活动度。关节挛缩畸形及关节活动度受限等直接影响到假肢安装和穿戴。③皮肤情况：评定残端及邻近皮肤颜色、亮度和感觉等，观察有无感染、溃疡、窦道、瘢痕、粘连等。皮肤条件好坏直接影响到假肢的穿戴。④残肢长度：上臂截肢从肩峰至残端，前臂截肢从尺骨鹰嘴至残端；膝上截肢是从坐骨结节至残端，膝下截肢是从胫骨平台内侧至残端。残肢长度对假肢种类的选择、残肢对假肢的控制和悬吊能力、步态以及代偿功能等有直接的影响。⑤残肢肌力评定：按徒手肌力检查法评定残肢主要肌群的肌力。只有肌力达 3 级以上才能安装假肢。⑥残肢痛及幻肢痛：评定疼痛程度、发生时间、影响因素等。

3. 装配假肢后 ADL 的评定

① 单侧上肢假肢 ADL 评定：主要评定穿脱衣服、穿脱假肢、穿脱袜子、系扣子、翻书页、穿针、钥匙的使用、书写、用筷子进食，削水果皮共 10 项。②下肢假肢 ADL 评定：主要评定站立、上楼梯、下楼梯、粗糙地面行走、手杖的使用、单拐的使用、双拐的使用、迈门槛、平地前进、平地后退等。

4. 整体功能评价

Ⅰ级，完全康复：仅略有不适感，能完全自理生活，恢复原工作和照常参加社会活动。

Ⅱ级，部分康复：仍有轻微功能障碍，生活能自理，但不能恢复原工作，需改换工种。

Ⅲ级，完全自理：生活能完全自理，但不能参加正常工作。

Ⅳ级，部分自理：生活仅能部分自理，相当部分需依靠他人。

Ⅴ级，仅外观改善，功能无好转。

三、康复护理措施

（一）目标与原则

1. 康复护理目标

（1）短期目标　穿戴假肢前，需改善残肢关节活动度、增强残肢肌力，增强残端皮肤弹性和耐磨性，消除残端肿胀，增强全身体能，增强健侧肢体和躯干的肌力；穿戴临时假肢后，需掌握穿戴假肢的正确方法，假肢侧单腿站立，不使用辅助工具独立行走，能上下台阶、左右转身。

（2）长期目标　穿戴正式假肢后，提高步行能力，减少异常步态，日常生活活动自理，提高对突然的意外作出反应的能力，跌倒后能站立。

2. 康复护理原则

康复护理以尽可能防止和减轻截肢对患者身体健康和心理造成的不良影响为原则。

（1）重建或代偿已丧失的功能　截肢后不可避免会影响患者的肢体活动、日常生活活动等能力，尽快重建或代偿已丧失的功能，以减轻截肢对生理功能的不良影响。

（2）重视心理康复　截肢后患者在心理上受到了极大创伤，从而产生严重的心理反应，康复护理中应重视心理康复，以减轻截肢对患者心理活动的不良影响。

（二）康复护理方法

1. 用假肢前护理

指导患者掌握消除残端肿胀，增加残端皮肤的强度，改善残肢的关节活动度方法，指导、训练增加健/患侧肢体的肌力，提高平衡能力，增加全身的体能。

2. 使用临时假肢后的康复训练护理

指导患者掌握穿戴的正常方法，若为下肢，应达到立位平衡，假肢侧单腿站立时间在3～5s以上；指导、训练不用拐杖行走，上、下台阶，迈门槛，左、右旋转等。残肢周径连续2周无变化即可判定为残肢定型，这意味着可穿戴永久性假肢。

3. 用正式假肢后的护理

指导、训练患者减少异常步态；跌倒后如何能站起来；对突然的意外能作出反应；提高步行能力；义手能达到日常生活活动自理的功能。

4. 非理想残肢康复护理

非理想残肢穿戴假肢后代偿功能发挥不理想，如短残肢、关节挛缩畸形及其他残肢并发症等，其中一部分非理想残肢影响假肢的穿戴，对这些非理想假肢就需要应用各种康复治疗、护理手段。

（1）应用各种康复疗法，对关节挛缩畸形可以应用理疗、被动手法矫正、牵引等。

（2）假肢的调整非常适应残肢，使其可以穿戴假肢发挥应有的代偿功能。如可用各种悬吊法来辅助下肢短残肢，对假肢起到稳定作用；对残肢畸形的假肢，可采用平移、旋转和倾斜的调整力线方式，解决残肢畸形造成的假肢穿戴困难等。

5. 幻肢痛的康复护理

主观感觉已切除的肢体仍然存在，并有不同程度、不同性质疼痛的幻觉现象，该幻肢发生的疼痛称为幻肢痛。幻肢痛的患者术前多有精神状态不稳定，或有比较严重而长期肢体疼痛的病史，截肢后患者不仅仍感觉患肢的存在，而且感觉患肢某一局限部位有阵发性剧烈疼痛。

（1）给予耐心的精神安慰和心理疏导，告知患者精神越紧张，疼痛越剧烈、频繁。

（2）采取适当的措施或者给予暗示疗法等，缓解患者焦虑的心情，稳定患者的情绪，减轻患者的痛苦。

（3）通过多与患者交谈、分散患者注意力等康复护理措施，缓解患者幻肢痛。

6. 心理康复护理

心理康复是截肢患者系统康复护理的重要环节，对患者的康复起着极为重要的作用。

（1）心理康复护理的目的在于帮助患者迅速度过震惊期和绝望期，认识自我的价值，重新树立自尊、自信、自强、自立，对现实采取承认态度，积极投入恢复功能的训练中去。

（2）主动、热情地与患者进行心理沟通，向患者讲明截肢的必要性，以及不截肢的危害性，截肢后配戴假肢如何进行正常的生活与工作。

（3）认真分析每位患者的心理状态，并拟订适合其个人的康复计划，兼顾生理、心理、社会与职能等，因势利导，使患者以最佳的心理状态面对现实。

（4）幻肢痛的患者术前多有精神状态不稳定，要采取适当的措施分散患者的注意力，或者给予暗示疗法等，缓解患者焦虑的心情，稳定患者的情绪，减轻患者的痛苦。

四、康复护理指导

1. 保持适当的体重

一般体重增减超过了 3kg 就会引起接受腔的过紧过松，体重越大，能耗越大，所以无论从能量消耗，还是从接受腔适度及功能上讲，控制体重是非常重要的。

2. 避免残肢肿胀或脂肪沉积

截肢者有假肢应该在取下假肢时将截肢残端缠绕弹力绷带，尤其是夜间不能配戴假肢时，应该保持应用弹力绷带包扎，这是防止残肢肿胀及脂肪沉积最好的方法。

3. 防止残肢肌肉萎缩

肌肉萎缩后不但使接受腔不再合适，更能影响假肢代偿功能的发挥，因此要注意肌肉的训练，即使是穿戴正式假肢后的长期生活过程中也要尽量防止肌肉萎缩。

4. 保持残肢皮肤和假肢接受腔的清洁

（1）每天用中性肥皂或盐水清洗残肢，勿浸泡；不可在残肢上涂擦霜或油，以免软化残肢的皮肤；也不可擦乙醇，以免皮肤干裂。不可在残端上贴胶布，以免撕下胶布时导致皮肤破溃。

（2）清洁接受腔，用沾湿了肥皂水的布，擦拭接受腔的内壁。接受腔完全干燥后，还可以用 75％的乙醇溶液擦拭。使用假肢时，内穿质地松软的棉袜套，以防磨破皮肤，每天更换清洗，当出汗多时，更要勤更换。当脱掉假肢时，应立即脱掉袜套，并用肥皂清洗，注意避免褶皱。

（3）弹力绷带多次使用时，要用肥皂清洗干净，平铺晾干。

★ **考点提示：截肢患者的康复护理指导**

患者假肢安装后残肢并发症处理

1. 残肢皮肤破溃、窦道、瘢痕和角化

常见原因主要是假肢接受腔的压迫、摩擦，尤其是残端的瘢痕更容易破溃。治疗方法包括修整接受腔、创面换药，进行紫外线、超短波等物理治疗。对久经不愈的窦道需进行手术扩创。对残肢瘢痕可使用硅凝胶套，避免和减少皮肤瘢痕受压或摩擦。

2. 残端骨外突、外形不良

对较大的骨刺需手术切除。对较严重的圆锥形残肢，如果有足够的长度，可将突出的骨端切除，同时行肌肉成形术或肌内固定术，以形成圆柱形残肢。

3. 残肢关节挛缩

术后残肢关节挛缩的常见原因包括术后关节长期置于不适合体位，没有合理固定，以及瘢痕的挛缩。预防关节挛缩最有效的方法是术后尽早进行功能训练，维持关节的活动。关节挛缩出现后，可进行主动和被动的关节活动，严重者需手术治疗。

4. 幻肢痛

发生率为 $5\% \sim 10\%$。幻肢痛的机制尚不十分清楚，目前大部分人认为幻肢痛是运动知觉、视觉和触觉等的一种心理学、生理学现象。治疗方法包括心理治疗、超短波和低中频电疗法、针灸和使用中枢性镇静药。

5. 残肢痛

引起残肢痛的原因较多，常见的为神经瘤、残端血液循环障碍、残端骨刺、炎症、中枢性疼痛等。治疗方法包括局部超短波、低中频电的治疗、超声波治疗和使用镇痛药。神经瘤及严重骨刺需要手术治疗。

（鲍　娟）

第五节　关节置换术后的康复护理

人工髋、膝关节置换术在临床上应用最为普及。自 20 世纪 60 年代初 Charnley 提出低摩擦关节置换概念以来，人工髋关节置换手术广泛开展，手术技术日渐完善，已成为治疗严重髋关节疾病的可靠而有效的治疗方法。人工膝关节置换术起步稍晚，随着人们对膝关节生物力学研究的不断深入，人工膝关节假体设计不断完善，手术技术日趋成熟，手术效果肯定。

在我国，人工髋、膝关节置换术开展得比较成熟，而对于肩、肘、腕关节置换术，无论是开展单位的数量还是手术例数及技术与发达国家相比均存在较明显的差距。本节重点介绍人工全髋关节置换术和人工全膝关节置换术后的康复护理。

一、髋关节置换术后的康复护理

（一）概述

1. 概念

人工全髋关节置换（total hip replacement，THR）是解除髋关节疾病患者的病痛、纠正畸形、恢复功能的一种行之有效的方法。人工髋关节置换术是用生物相容性与机械性能良好的材料制成的一种类似于人体骨关节的假体，来置换严重受损的髋关节的一种手术，是目前治疗髋关节疾病的有效手术方法之一，但人工髋关节置换术是一个较大的、技术要求较高的手术，置入的人工关节有其本身的使用寿命和术后容易发生的一些并发症。

目前人工髋关节置换术后，卧床时间越来越短，术后早期在医生的指导下就可以下床活动，因此术后早期康复训练对患者肢体功能的恢复十分重要，直接影响手术的治疗效果和以后的生活质量。

2. 主要功能障碍

（1）肢体运动功能下降 术后早期局部疼痛、肿胀，以及术后要求对肢体活动的限制，肢体对植入假体尚未适应等，都使肢体的活动受到影响；中后期锻炼不当，并发症的发生等，也会影响肢体的运动功能。

（2）生活自理和社会参与能力下降 手术后要卧床休息导致生活自理能力下降，如穿衣、洗漱、如厕、吃饭、上下楼梯、大小便控制等。因疼痛导致社会参与能力下降。

（3）心理功能障碍 心理功能障碍主要表现为心理承受力差，对假体的疑虑、不安、缺乏信心等。

（二）康复护理评定

1. 疼痛的评定

采用视觉模拟评分法评定疼痛的程度。

2. 运动功能的评定

评定内容包括术侧髋关节的关节活动度和肌力，站立位平衡和步态等。

3. 髋关节的功能评定

Harris 髋关节评分（Harris hip score，HHS）是髋关节功能评定中最常用的临床评定方法，是目前国内外最为常用的评估标准，由美国 Harris 医生在 1969 年提出，内容包括疼痛、功能、关节活动度和畸形四个方面，主要强调功能和疼痛的重要性，满分为 100 分，90～100 分为优，80～90 分为良，70～79 分为可，70 分以下为差。

4. X 线评定

X 线评定是诊断和评定骨水泥固定的假体松动的主要依据。

（三）康复护理措施

1. 目标与原则

（1）目标 ①短期目标：减轻疼痛，恢复患者体力，增强关节周围肌肉的肌力，增加关节活动度，改善关节稳定性；②长期目标：改善平衡协调能力，恢复日常生活活动能力，避免非生理活动模式及疲劳损伤，保护人工关节，延长其使用期。

（2）原则 关节置换术后康复是很复杂的问题，除了考虑到本身疾病外，还应了解其手术方式、患者的具体情况，因此康复护理原则遵循个体化、渐进性、全面性三大原则。

2. 康复护理方法

（1）术前康复护理 充分的术前准备，可加速患者术后的恢复过程。

① 心理指导：让患者了解自己的病情，手术的目的、方法、术中配合要点，术中和术后可能遇到的各种问题及康复训练程序等，帮助其减轻术前焦虑紧张情绪，增强战胜疾病的

信心。

②指导深呼吸及排痰技巧：指导患者卧位状态下的深呼吸训练，并掌握床上咳嗽排痰技巧，以便术后能保持良好的呼吸功能，防止肺部感染。

③床上体位指导：向患者说明术后为防假体脱位应采取的正确床上体位，即平卧或半卧位，但患髋屈曲应小于 45°，不可侧卧，患肢外展 20°～30°，并保持中立，两腿间放置一楔形枕，准备合适的丁字鞋或其他防旋支具。

④床上排便训练：目的是防止术后因体位不习惯而导致尿潴留及便秘。在放置便盆、抬高时注意避免患肢的外旋及内收动作。女性患者可使用特制的女式尿壶，以避免使用便盆。

（2）术后康复护理及训练

①术后第 1～3 天：a. 床上合适体位，术后第 1 天必须保持外展中立位，手术当天避免过多活动，避免患侧髋关节内收，防止假体脱位和伤口出血；b. 定时进行深呼吸、有效咳嗽和排痰，必要时给予叩背。

②术后第 4～5 天：协助患者在床边坐起，应避免髋关节屈曲超过 90°，这会增加人工假体脱位的危险。

③术后第 6～7 天：a. 卧—坐—立转移训练，需坐高椅，最好有扶手。保证髋关节高于膝关节；用加高的坐便器如厕；b. 在医护人员帮助下进行床上翻身练习，协助者一手托臀部一手托膝部，将患肢和身体同时转为侧卧，并在两腿间垫上夹枕，严禁患肢内收内旋。

④术后第 2～4 周：实施 ADL 训练，鼓励患者在床上进行力所能及的自理活动，如洗头、更衣、进食等，能拄拐行走后进行进一步的日常生活活动能力训练。如更衣（穿裤时先患侧后健侧）、穿袜（伸髋屈膝进行）、穿鞋（穿无需系鞋带的鞋）。

★ 考点提示：人工髋关节置换术后的康复护理方法

（四）康复护理指导

1. 饮食

患者麻醉清醒后 6h 即给予流质，术后第一天给予普食，宜选用高蛋白、高热量、高维生素饮食，并补充足够水分。

2. 日常生活活动的训练及指导

给予患者防止关节脱位的内容指导，患髋避免过度屈曲、内收、内旋，否则可引起关节脱位；应嘱患者在以下体位时注意：仰卧位患肢应处于轻度外展或中立位；侧卧时双膝之间放一枕头；不侧身弯腰或过度向前屈曲；不坐矮板凳，不跷二郎腿或两腿交叉。指导患者了解什么动作可以做，什么动作不能做，并尽量做到。

3. 其他

避免搬重物、跳跃及其他剧烈运动或重体力劳动。控制体重，防治骨质疏松，防止跌倒。

二、膝关节置换术后的康复护理

（一）概述

1. 概念

人工全膝关节置换（total knee replacement，TKR）是指人工膝关节替代和置换病损的关节。近年来，由于各种原因所造成骨关节炎的患者不断增多，全膝关节置换术已逐步成为临床上治疗膝部骨关节炎、重建膝关节功能的重要方法。膝关节表面置换术被认为是治疗终末期或严重膝关节骨关节炎最有效、最成功的手术之一。全膝关节置换术可使绝大多数严重膝关节病患者免除昼夜难以忍受的疼痛，恢复日常生活活动和工作能力。该手术是人体较大的重建手术，患者大多是老年人，所以术后容易发生多种局部和全身并发症。其中较多的有伤口愈合不良、血栓或栓塞、感染、关节不稳、关节僵硬。后期并发症多为假体松动下沉、磨损等，需要做返修手术。因此，术后康复护理是影响 TKR 成功与否的重要原因之一。

2. 主要功能障碍

（1）关节活动范围受限　由于关节受损，膝关节屈伸受到不同程度的影响，有疼痛、不稳、畸形、日常生活活动严重障碍，生活质量下降。

（2）日常生活能力障碍　由于疼痛、肌力下降、关节活动度受限，患者的步行能力、转移、如厕等均受到影响。

（3）社交及心理障碍　严重膝关节疾病的患者昼夜难以忍受的疼痛，造成社交及心理障碍。

（二）康复护理评定

1. 疼痛的评定

采用视觉模拟评分法评定疼痛的程度。

2. 运动功能的评定

包括术侧膝关节的关节活动度和肌力，站立位平衡和步态。

3. 膝关节的功能评定

采用美国特种外科医院膝关节评分（hospital for special surgery knee score，简称 HSS 评分），是 TKR 术后较早也最广泛应用的评分标准，考评内容有 7 项，其中 6 项为得分项目，包括疼痛、功能、关节活动度、肌力、屈膝畸形和关节稳定性。另有一项为扣分项目，内容涉及是否需要支具、内外翻畸形和滞缺程度。HSS 评分表是一个总分为 100 分的评分系统，≥85 分为优，70～84 分为良，60～69 分为中，59 分以下为差。

4. X 线评定

了解局部骨质情况及假体位置，包括平台假体的倾斜、髌股关节及胫股关节对合情况。

（三）康复护理措施

1. 目标与原则

TKA 术后康复护理目标主要是减轻或消除患者的焦虑，减轻疼痛，增加关节活动度，改善步态，提高平衡能力和日常生活活动能力。康复护理原则遵循个体化、渐进性、全面性三大原则。

2. 康复护理方法

（1）术前康复护理　给予患者宣教，内容包括手术方式、术后总体康复目标、总体康复训练计划、熟悉持续被动活动（CPM）机的使用、早期练习方案以及助行器的使用，以期消除患者的心理负担，使患者有接受术后严格康复训练的思想准备，从而取得患者的配合，有利于术后康复疗效、患者满意和手术成功。

（2）术后康复护理及训练

① 术后第 1 周：本阶段控制疼痛、肿胀、预防感染及血栓形成。争取达到无辅助转移，利用适当器械在平地行走，膝关节主动屈曲≥80°，伸直≤10°。术后病情观察的内容与人工髋关节置换术后大致相同。术后给予平卧位，患肢抬高至略高于右心房水平，膝关节屈曲15°～30°。术后当天即开始进行股四头肌、臀肌、腘绳肌的等长运动，踝与足趾关节的主动屈伸活动。

② 术后第 2～8 周：本阶段重点尽量恢复关节活动度，主动辅助屈膝≥105°，主动辅助伸膝＝0°。减轻患肢水肿、改善下肢力量、减轻步态和平衡障碍、增强独立进行各种日常生活活动能力。

③ 术后第 9～16 周：本阶段重点是最大限度地恢复关节活动度，使患者能完成更高级的功能活动，如上下更高的台阶和正常完成日常生活活动。膝关节至少需要屈曲117°才能下蹲举起物品，因此这被定为本阶段康复目标。平衡训练中，根据患者能力，由双侧静态、动态平衡训练逐步过渡到单侧动态练习。

★ **考点提示：人工膝关节置换术后的康复护理方法**

（四）康复护理指导

1. 负重训练

当患者具有一定的肌力和平衡能力时，可指导进行部分负重训练。患肢何时负重及负重的程度需根据患者的身体反应和主观耐受程度而定，并需要观察患肢负重后，是否有膝关节肿胀、积液或疼痛加重等现象。

2. 站立与行走的训练

根据患者的肢体及全身的状况进行站立和行走的训练。行走时间过长、行走距离和频率增加过快均可引起患肢过度水肿和疼痛，不利于患者膝关节功能的恢复。

3. 上下楼梯训练

在患者获得一定的步行能力后，开始进行上、下楼梯的训练。上楼梯动作次序是健侧腿先上，患侧腿后上，最后跟上手杖；下楼梯动作次序是手杖先下，体重移于健侧，然后下患侧腿，最后下健侧腿。

4. 适宜运动

可建议患者骑固定式自行车及水中运动，这些运动可减轻运动中患膝的负荷，减少因运动而引起的关节肿胀和疼痛。

5. 体育活动

根据医生的评估和患者的能力，患者可重返工作和体育运动，但不建议进行高强度的运动。避免任何会增加下肢关节负荷的运动，如跑、跳、举重等。

知识拓展

人工膝关节假体的选择

选择人工膝关节，类似在商场里"选鞋子"，适合自己的就是最好。生产国家、价格不是主要因素，而患者的体质、骨质、年龄可能更重要；性价比、个体化是选择假体的根本出发点，关注点有：①表面结构：有陶瓷、金属表面。陶瓷界面的摩擦系数最低，耐磨。②股骨胫骨的垫片：有普通聚乙烯和高交联聚乙烯，后者经过多年研究，耐磨性能更强。③骨界面：就是假体与骨头连接界面，一是用"生物骨水泥"将假体与骨头粘在一起。二是假体表面有很多金属"刺手"与骨头"钩接"在一起，3个月后"长在一起"。这种生物型假体临床使用的时间不长。④假体大小：就像穿鞋子，大小适宜最好。选择适合亚洲人群骨骼结构特点的假体，这样更好。⑤骨质特点：骨质好的，可以使用生物型的；普通骨质，使用骨水泥型的。有骨质疏松症的，一定同时治疗，否则，假体容易松动，影响使用寿命。同时还要注意患者活动度。

综合上述结构特点，年轻患者、运动量大的患者，可以选择耐磨性好的、活动度大的。年龄偏大（75岁以上）、体质差、运动量小的，使用普通的即可。在进行人工膝关节置换手术中，医生会根据年龄、性别、体重、骨质等综合决定。而在术中定位、截骨、安装最重要。

（鲍　娟）

思考题

一、名词解释

1. 膝关节骨性关节炎
2. 类风湿关节炎
3. 强直性脊柱炎
4. 病理性骨折
5. 幻肢痛
6. 人工全髋关节置换
7. 人工全膝关节置换

二、填空题

1. 膝关节骨性关节炎的康复护理评定是_____、_____、_____、_____、_____。
2. 类风湿关节炎主要功能障碍是_____、_____、_____、_____。
3. 骨折是指_____。
4. 骨折康复护理的基本原则是_____。
5. 截肢后的康复护理原则是_____、_____。
6. 膝关节置换术后的康复护理方案必须遵循_____、_____、_____三大原则。
7. 髋关节置换术后为防假体脱位应采取的正确体位是_____。

三、简答题

1. 简述类风湿关节炎康复护理指导。
2. 简述骨折后进行康复护理的目标。
3. 简述假肢配戴后的康复护理措施。
4. 髋关节置换术后应告知患者禁忌哪些动作？

四、病例分析

1. 患者，女，57岁，体重84kg。诉双膝关节疼痛3年，上下楼时疼痛加重，休息后减轻。查体：双膝关节轻度肿胀，局部皮肤温度色泽正常，无固定压痛点。
请问：
（1）根据患者症状体征初步诊断为哪种疾病？
（2）应补充进行哪些康复护理评定？请为该患者制订康复护理指导。

2. 患者，男，35 岁，因车祸右髌骨骨折 2 周，受伤后第 2 天即行切开复位内固定术，今就诊康复科，拟行康复治疗和护理。

请问：根据患者病情，应实施哪些康复护理方法？

3. 患者，女，57 岁，因车祸导致左小腿毁损伤，入院后立即行右膝关节下方截肢，术后患者主诉感觉到左小腿仍然存在，而且感觉左小腿阵发性剧烈疼痛。

请问：

（1）根据患者症状体征初步诊断患者出现了什么问题？

（2）如何针对上述情况，给予康复护理措施？

4. 患者，女，68 岁，于 10 年前无明显原因出现右侧膝关节疼痛、肿胀，行走及活动后加重，休息后缓解，疼痛持续，为钝痛，右膝为甚，就诊于当地医院，诊断为双膝骨关节病，双膝关节逐渐畸形，右膝甚，1 周前无明显诱因右膝关节疼痛加重，不能下蹲，上下楼困难，为进一步治疗，就诊于我院，入院后全面查体，完善相关实验室检查，完善术前准备，行"右膝人工关节置换术"，术后右膝疼痛消失，畸形改善，右膝关节活动度、稳定性良好。

请问：如何为患者制订康复训练计划？

第七章

内科疾病的康复护理

○ ○
○ ○
○ ○

【学习目标】

1. 掌握冠心病的康复护理评定和康复护理措施；慢性阻塞性肺疾病的康复护理措施；糖尿病的康复护理措施。

2. 熟悉冠心病的康复指导；慢性阻塞性肺疾病的康复护理指导；糖尿病的康复护理评定。

3. 了解冠心病的概念；慢性阻塞性肺疾病的康复护理评定；糖尿病的康复护理指导。

案例导入

患者，男性，54岁，两年前开始间断出现晨练时心前区疼痛，有压迫感，伴出汗，疼痛向左肩背部放射，持续数分钟，休息后可自行缓解，无恶心，呕吐。既往：无高血压病，糖尿病病史，无药物过敏史，吸烟20年，少量饮酒，喜肉食。查体：T 36.6℃，P 90次/分，R 18次/分，BP 120/80mmHg，神志清，巩膜无黄染，睑结膜无苍白，口唇无发绀，心肺未见异常，腹平软，肝脾肋下未及，双下肢不肿。辅助检查：CK 72IU/L，CK-MB 8 IU/L。

思考问题：

1. 请为该患者作出诊断。

2. 该患者的康复护理措施及康复护理指导有哪些？

第一节　冠心病的康复护理

据世界卫生组织（WHO）估计：到2020年左右，我国会迎来心血管疾病（主要为冠心病）的"流行"顶峰。现代心脏康复的观点强调早期下床和运动训练、早期重复运动实验、健康教育和健康行为建立等方面。冠心病早期康复不仅可明显缩短急性心肌梗死患者的住院天数和提前回归社会，而且还可通过控制危险因素减少复发率、降低发病率和病死率。

一、概述

冠状动脉粥样硬化性心脏病（coronary atherosclerotic cardiopathy）简称冠心病，指冠

状动脉粥样硬化使血管狭窄或阻塞，或因冠状动脉功能性改变导致心肌缺血缺氧或坏死而引起的心脏病，也称缺血性心脏病（ischemic heart disease）。

冠心病是一种常见的心脏病，其发生率和病死率较高，好发于40岁以上，男性多于女性，脑力劳动者较多。冠心病的康复通过采用积极主动的身体、心理、行为和社会活动的训练和再训练，帮助患者缓解症状，改善心血管功能，提高生活、工作能力，使其回归社会。与此同时，通过康复治疗和护理，组织和逆转病变的发展，减轻冠心病的残疾程度和复发概率。

二、康复护理评定

1. 住院期间的评定

患者在住院期间，通过常规的体格检查、有关的化验、超生心电图、核医学检查、冠脉造影等观察患者的病情变化，了解患者的心功能状况。

2. 心电运动试验

心电运动试验是在患者的活动能力得到改善后，通过逐步增加心脏负荷，观察试验前、中、后心电图的反映来判断心功能的试验方法。

3. 超声心动图运动试验

超声心动图可以直观地反映心脏内血流变化情况，提供心电图不能显示的重要信息，比安静时的检查更有利于发现潜在的危险，具有高度的敏感性。检查方法包括：卧位踏车、座位踏车、活动平板。

4. 行为类型评定

（1）A类型　工作上积极主动、有上进心、有强烈的时间紧迫感，但是往往缺乏耐心，易激怒，情绪波动性大。此类型发生冠心病的概率比较高。

（2）B类型　平易近人，有耐心，能充分利用业余时间放松自己，不受时间的驱使，无过强的竞争性。此型发生冠心病的概率相对低。

三、康复护理措施

（一）临床分期

Ⅰ期：住院期。指急性心肌梗死或急性冠脉综合征康复，冠状动脉旁路术和经皮冠状动脉腔内成形术的术后早期康复也属于此期。

Ⅱ期：指患者出院开始，至病情完全稳定为止。时间5～6周。

Ⅲ期：指病情处于较长期稳定状态，包括陈旧性心肌梗死、稳定型心绞痛及隐性冠心病。康复程序一般为2～3个月，自我锻炼应该持续终生。有人将终生维持的锻炼列为第Ⅳ期。

（二）适应证

Ⅰ期：患者生命体征稳定，无明显心绞痛，安静心率<110次/分，无心力衰竭、严重心律失常和心源性休克，血压基本正常，体温正常。

Ⅱ期：从患者出院至病情稳定，运动能力达到 3 代谢当量（MET）以上，家庭活动时无显著症状和体征。

Ⅲ期：临床病情稳定者。

（三）禁忌证

凡是康复训练过程中可诱发临床病情恶化的情况都列为禁忌证，包括血压异常、严重的心律失常、心力衰竭、心源性休克；合并症：包括体温过高、急性心肌炎、未控制的糖尿病、血栓；手术切口异常；患者不理解或不配合康复治疗。

（四）康复护理措施

1. Ⅰ期康复

开始康复训练时，必须有护理人员在场，现场应有抢救设备。逐步恢复一些日常活动，包括床上、床边或床下个人卫生活动等。运动能力达到Ⅰ期康复为 2～3MET。

（1）坐位训练　坐是重要的康复起点，应从第 1 天开始。开始时可将床头抬高，把枕头或被子放在背后，让患者逐步过渡到无依托独立坐。

（2）呼吸训练　主要指腹式呼吸，要点是在吸气时腹部隆起，让膈肌尽量下降；呼气时腹部收缩，把肺的气体尽量排出，可以比较慢，但不可憋气。

（3）活动　活动一般从床上的肢体活动开始，先活动远端肢体的小关节，可采用捏皮球、气球或拉皮筋等。避免剧烈活动；避免长时间活动。

（4）步行训练　步行训练从床边站立开始，先克服直立性低血压。在站立无问题之后，开始床边步行（1.5～2.0MET）。避免高强度运动，例如患者自己手举盐水瓶上厕所。此类活动的心脏负荷增加很大，常是诱发意外的原因。

（5）大便　患者大便务必保持通畅，出现便秘和腹泻时应立即处理并密切观察，让患者坐位大便，其心脏负荷和能量消耗均小于卧床大便（3.6MET），也比较容易排便。禁忌蹲位大便或在大便时过分用力。

2. Ⅱ期康复

逐步恢复一般的日常活动，恢复心脏功能和机体机能，尽可能地提高工作和体能效率。

（1）上下楼　可以缓慢上下楼，可以自己洗澡，但要避免过热、过冷的环境和洗澡水；可以做一些家务劳动，如家庭卫生、厨房活动及外出购物，但要循序渐进，逐步提高。活动强度为 40%～50%HRmax。

（2）娱乐　可以进行有轻微体力活动的娱乐，可以室内外散步，医疗体操（如降压舒心操、太极拳等），练气功（以静功为主），园艺活动。

（3）康复方案调整与监护　如果患者在训练过程中没有不良反应，运动或活动时心率增加<10 次/分，次日训练可以进入下一阶段。运动中心率增加在 20 次/分左右，则需要继续同一级别的运动。心率增加超过 20 次/分，或出现任何不良反应，则应该退回到前一阶段运动，甚至暂时停止运动训练。

（4）出院后每周需要门诊随访一次，任何不适均应暂停活动，及时就诊。Ⅱ期康复为 4～6MET。

代谢当量

代谢当量（metabolic equivalent，MET）是一种表示相对能量代谢水平和运动强度的重要指标。代谢当量是以安静且坐位时的能量消耗为基础，表达各种活动时相对能量代谢水平的常用指标。可以用来评估心肺功能。1MET＝耗氧量 3.5ml/(kg·min)。例如人在静坐时 MET 约为 1.0，速度为 9.6km/h 的跑步 MET 约为 10.0 等。

3. Ⅲ期康复

巩固Ⅰ、Ⅱ期康复成果，控制危险因素，改善或提高体力活动能力和心血管功能，恢复发病前的生活和工作。此期主要针对病情处于长期稳定状态的冠心病患者，包括陈旧性心肌梗死、稳定型心绞痛及隐性冠心病。

（1）有氧运动　通常为低、中等强度且持续较长的耐力运动，运动形式常为肢体大肌群参与且具有节律性、反复重复性质的运动，如步行、登山、游泳、骑车、中国传统形式的拳操等。慢跑曾经是推荐的运动，但因其运动强度较大，下肢关节承受冲击力显著，易造成损伤，近年来已不主张使用。

（2）运动方式　分为间断性和连续性运动。间断性运动指基本训练期有若干高峰靶强度，高峰强度之间降低，其优点是可以获得较强的运动刺激，同时时间较短，不至于引起不可逆的病理性改变。但是需要不断调节运动强度，操作比较麻烦。连续性运动指训练的靶强度持续不变，其主要优点是简便，患者相对比较容易适应，这是传统的操作方式。

（3）运动量　合理的每周总运动量为 700～2000cal❶（相当于步行 10～32km）。运动量＜700cal/周，只能维持身体活动水平，而不能提高运动能力。运动量＞2000cal/周，则不增加训练效应。运动总量无明显性别差异。运动量的基本要素为强度、时间和频率。

（4）训练实施　每次训练都必须包括准备活动、训练活动和结束活动。

4. 注意事项

① 因人而异地制订康复方案；②遵循学习适应和训练适应的机制；③训练效应是量变到质变的过程，训练效果的维持同样需要长期锻炼；④兴趣可以提高患者参与，并坚持康复治疗的主动性和顺应性；⑤冠心病患者往往合并有其他脏器疾病和功能障碍，因此冠心病的康复绝不仅仅是心血管系统的问题，对患者要从整体看待，进行全面康复；⑥每次运动要做好准备工作，结束时逐渐减小运动强度后再停止运动；⑦天气炎热或寒冷时要降低运动量及运动强度，穿着要舒适；⑧饭后不要立即运动；⑨定期去医院检查身体，根据结果及时调整运动方案；⑩运动时出现心绞痛应立即停止，并及时就医。

★ 考点提示：冠心病的分期康复护理措施

四、康复护理指导

（1）向患者及家属介绍冠心病的各种危害，药物治疗的作用及运动的重要性，避免竞技

---

❶　1cal＝4.18J。

性运动，防治高血压、糖尿病、高脂血症和肥胖。

（2）控制体重，估测每天热量摄入，给予低脂、易消化饮食，合理安排营养；避免摄入酸、辣、刺激性食物；勿食或少食脂肪、胆固醇含量高的食物；戒烟酒，多吃水果和蔬菜；避免饱餐，防止短时间心脏负荷过重。

（3）了解患者的焦虑程度，帮助其以乐观的态度对待周围的事物。

（4）教会其识别心绞痛、心肌梗死的临床表现。

（5）提供给冠心病患者有关性生活方面的指导，需经治医师的同意。

第二节　慢性阻塞性肺疾病的康复护理

慢性阻塞性肺疾病是呼吸系统一种慢性呼吸系统疾病，患病人数多，病死率高。严重影响患者的劳动能力和生活质量。世界卫生组织公布，至2020年慢性阻塞性肺疾病将位居世界疾病经济负担的第5位。在我国，慢性阻塞性肺疾病同样是严重危害人民身体健康的重要慢性呼吸系统疾病。

一、概述

慢性阻塞性肺疾病（chronic obstructive pulmonary disease，COPD）简称慢阻肺，是一种以气流阻力增大及肺弹性回缩力降低所致的以持续气流受限为特征的疾病，气流受限进行性发展，与气道和肺部对有毒颗粒或气体的慢性炎性反应增强有关。

慢性阻塞性肺疾病的确切病因不清楚，一般认为慢性支气管炎和阻塞性肺气肿是导致COPD的常见疾病。已经发现的致病因素大致可以分为外因（即环境因素）与内因（即个体易患因素）两类。外因包括吸烟、粉尘和化学物质的吸入、空气污染、呼吸道感染及社会经济地位较低的人群（可能与室内和室外空气污染、居室拥挤、营养较差及其他与社会经济地位较低相关联的因素有关）。内因包括遗传因素、气道反应性增高、妊娠期、新生儿期、婴儿期或儿童期由各种原因导致肺发育或生长不良的个体。全球40岁以上发病率已高达9%～10%。COPD在全球已成为第4位致死原因。

二、康复护理评定

1. 肺功能评定

（1）肺活量（VC）　尽力吸气后缓慢而完全呼出的最大空气容量，是反映通气功能的基本指标。人的肺活量会随着病情的增加而下降。

（2）用力肺活量（FVC）　指深吸气至肺总量位，然后用力快速呼气直至残气位时的肺活量。

（3）第一秒用力呼气容积（FEV_1）　在尽力吸气后尽最大努力快速呼气，第一秒所能呼出的气体容量。

（4）第一秒用力呼气容积（FEV_1）与用力肺活量（FVC）的比值，即第一秒率（FEV_1/FVC）　能反映慢性阻塞性肺疾病的严重程度与愈后。

2. 运动能力评定

（1）平板或功率车运动试验　通过运动平板或功率踏车进行试验获得最大吸氧量、最大心率、最大代谢当量（MET）值、运动时间等相关量化指标来评定患者的运动能力。除此之外，还可以通过运动平板或功率踏车试验中患者的主观用力程度分级（Borg 计分）等半定量指标来评定患者的运动能力。

（2）定量行走评定　如患者不能进行平板运动试验，可让患者步行 6min 或 12min，记录其能行走的最长距离，以判断患者的运动能力及运动中发生低氧血症的可能性。

> **知识拓展**
>
> **慢性阻塞性肺疾病严重程度的分级**
>
> Ⅰ：轻度。$FEV_1/FVC < 70\%$，$FEV_1 \geqslant 80\%$ 预计值。
> Ⅱ：中度。$FEV_1/FVC < 70\%$，$50\% \geqslant FEV_1 < 80\%$ 预计值。
> Ⅲ：重度。$FEV_1/FVC < 70\%$，$30\% \geqslant FEV_1 < 50\%$ 预计值。
> Ⅳ：极重度。$FEV_1/FVC < 70\%$，$FEV_1 < 30\%$ 预计值，或 $FEV_1 < 50\%$ 预计值，伴慢性呼吸衰竭。

3. 日常生活活动能力的评定

日常生活活动能力的评定是衡量患者病情严重程度的重要指标，也是评价患者治疗效果的有力指标。

0 级：虽然存在不同程度的呼吸功能减退，但活动如常人。对日常生活无影响，活动时无气短。

1 级：一般劳动时出现气短。

2 级：平地步行不气短，当快走或上楼、上缓坡时有气短。

3 级：慢走不及百步即有气短。

4 级：讲话或穿衣等轻微动作时即有气短。

5 级：安静时出现气短，无法平卧。

除此之外，对患者能力的评定还包括影像学检查、血气分析、心理状态的评定等。

三、康复护理措施

1. 排痰训练

（1）指导有效咳嗽　有效咳嗽是指帮助过多的支气管分泌物由气道排出的技能。在不致病或不增加支气管痉挛的前提下，增加分泌物清除效率，改善通气功能。其方法为：先深吸气，以达到必要的吸气容量，吸气末短暂屏气，使气体在肺内达到最大的分布，在肺泡压力明显增高时突然将声门打开，即可将痰液随喷出的气流排出。

（2）胸部叩击　采用叩击和震颤的方法来使黏稠的痰液脱离支气管壁。具体方法为：操作者将手指并拢，掌心成杯状，运用腕部力量在引流部位胸壁上双手轮流叩击拍打 30～45s，患者可自由呼吸。叩击拍打后手按住胸腔部加压，治疗者整个上肢用力，同时让患者做深呼吸，在深呼气时做颤、摩、震法，连续做 3～5 次，再叩击，如此重复 2～3 次，再让患者以咳嗽排痰。高龄或皮肤易破损者可用薄毛巾或其他保护物盖在叩拍部位保护皮肤，并随时观察患者的表情和生命体征。

（3）体位引流　体位引流是依靠重力的作用促使各肺叶或肺段的气道分泌物引流排出。具体的做法是：根据病灶的具体部位，采用不同的引流体位。一般采用头低脚高位，枕头放于肋下侧卧位，倾斜的角度在 14°～15°，深呼吸维持体位 10～15min。如果患者的分泌不多，在每天的上午、下午各引流一次，如果分泌物多，就可以每天引流 3～4 次。体位引流一般在餐前进行为宜。

★ **考点提示：排痰训练的具体方法**

2. 呼吸训练

（1）放松疗法　放松训练有助于阻断气急、气短所致的精神紧张和肌肉痉挛，减少体内能量消耗，提高通气效率。患者可采取卧、坐、站体位，放松全身肌肉。把注意力集中在腹部脐下方，用鼻孔慢慢地吸气，运用想象，感觉气流从口腔里顺着气管进入到腹部，腹部随着吸入的气不断增加，慢慢地鼓起来。吸足气后，稍微屏一下，以便氧气与血管里的浊气进行交换。用口和鼻同时把浊气从腹中慢慢地自然地吐出来，腹部慢慢地瘪下去。

（2）腹式呼吸　腹式呼吸又称膈呼吸，是进行慢性阻塞性肺疾病康复的重要措施。由于肺气肿的病理改变，膈肌受过度膨胀的挤压而下降，使各系统的活动度减弱，患者的呼吸运动被迫由肋间肌和辅助呼吸肌来负担，即变成胸式呼吸。因为胸廓的扩张度小，辅助呼吸肌又容易疲劳，所以胸式呼吸的效果要比腹式呼吸差。此外，由于患者长期处于供氧不足的状态，精神紧张、烦躁不安又增加耗氧量，进一步加重呼吸急促，形成了恶性循环。

腹式呼吸的关键在于协调膈肌和腹肌的呼吸运动中的活动。呼气时，腹肌收缩帮助膈肌松弛，保证最大吸气量。呼吸运动时，尽可能减少肋间肌、辅助呼吸肌的无效劳动，使之保持松弛休息。可采取腹部加压暗示呼吸法：可在卧位或坐位进行，患者用一只手按压在上腹部，呼气时腹部下沉，此时，该手再稍加压用力，以使进一步增高腹内压，迫使膈肌上抬。吸气时，上腹部对抗该手的压力，将腹部徐徐隆起。该压力既可吸引患者的注意力，同时又可诱导呼吸的方向和部位。呼气与吸气时间比例为（2～3）∶1，每分钟 10 次左右，每天训练 2 次，每次 10～15min，熟练后可增加训练次数和时间。按此法进行练习，可使膈肌活动范围增加 2～3cm，从而有效地增加通气量达 500ml 以上。

（3）缩唇呼吸　缩唇呼吸也称吹笛样呼气法。方法是患者闭嘴经鼻吸气，呼气时将口唇缩成吹笛子状，气体经缩窄的口唇缓慢呼出。其作用是提高支气管内压，防止呼气时小气道过早陷闭，以利于肺泡气排出。呼吸比率为 1∶2，呼吸频率＜20 次/分。每次训练 10～15min，每天训练 2 次。

（4）缓慢呼吸　慢性阻塞性肺疾病患者的呼吸频率往往比较快，呼吸幅度浅，潮气量小，这样会使解剖无效腔所占比值增加，在通气量一定的情况下，肺泡通气量反而变小，而缓慢呼吸与之相反，正好可以纠正这一现象。但是，过度的缓慢呼吸会增加呼吸功，增加耗氧量，所以每分呼吸的频率应控制在 10 次左右。

四、康复护理指导

（1）向患者及其家属普及有关呼吸道疾病的相关知识，如呼吸道的解剖、生理、药物的作用和不良反应、药物的剂量及使用方法，以及各种预防发作的措施等。

（2）慢性阻塞性肺疾病的病因、病理生理、症状的正确评估等。

（3）了解康复治疗的意义、方法和注意事项等。

（4）掌握正确用氧方法。长期低流量吸氧可提高患者的生命质量，使慢性阻塞性肺疾病患者的生存率提高 2 倍。在用氧过程中要预防火灾和爆炸，在吸氧过程中禁止吸烟。

（5）预防上呼吸道感染。慢性阻塞性肺疾病患者易患上呼吸道感染，继发细菌感染后会使支气管炎症症状加重。在日常生活中可以采用按摩、冷水洗脸、食醋熏蒸等来增强体质，提高机体的抵抗力来预防上呼吸道感染。

（6）吸烟会加重慢性阻塞性肺疾病患者的症状，因此一定要戒烟。戒烟有助于减少呼吸道黏液的分泌，降低感染的危险性，减轻支气管壁的炎症，使支气管扩张药发挥更有效的作用。

第三节　糖尿病的康复护理

糖尿病是最常见的慢性病之一。随着人们生活水平的提高，人口老龄化以及肥胖发生率的增加，糖尿病的发病率呈逐年上升趋势。糖尿病在中国的发病率达到 2%，据统计，中国已确诊的糖尿病患者达 4000 万，并以每年 100 万的速度递增。糖尿病已成为仅次于心脑血管疾病和肿瘤的第三大死亡原因。糖尿病的慢性并发症是造成患者致残、致死的主要原因。它已经成为威胁人类健康的一个社会公共问题。

一、概述

糖尿病（diabetes mellitus）由多种病因相互作用，引起的胰岛素绝对或相对分泌不足以及靶组织细胞对胰岛素敏感性降低，引起蛋白质、脂肪、水和电解质等一系列代谢紊乱，其中以高血糖为主要标志的综合征。临床典型病例可出现多尿、多饮、多食、消瘦等表现，即"三多一少"症状。

我国目前采用 WHO（1999 年）的糖尿病病因学分型体系。糖尿病共分 4 大类，即 1 型糖尿病、2 型糖尿病、妊娠糖尿病和特殊类型糖尿病。

1 型糖尿病的病因和发病机制尚不清楚，其显著病理生理学和病理学特征是胰岛 B 细胞数量显著减少和消失所导致的胰岛素分泌显著下降或缺失。

2 型糖尿病的病因和发病机制目前亦不明确，其显著的病理生理学特征是胰岛 B 细胞功能缺陷所导致的胰岛素分泌减少（或相对减少）或胰岛素抵抗所导致的胰岛素在机体内调控葡萄糖代谢能力的下降或两者共同存在。

妊娠糖尿病是在妊娠期间被诊断的糖尿病，不包括被诊断糖尿病患者妊娠时的高血糖状态。

特殊类型糖尿病是在不同水平上（从环境因素到遗传因素或两者间的相互作用）病因学相对明确的一些高血糖状态。包括胰岛 B 细胞功能遗传性缺陷、胰岛素作用遗传性缺陷、胰腺外分泌疾病如胰腺炎、内分泌疾病如库欣综合征、药物或化学品所致的糖尿病等。随着对糖尿病发病机制研究的深入，特殊类型糖尿病的种类会逐渐增加。

二、康复护理评定

1. 诊断标准

空腹血糖（FPG）≥7.0mmol/L，或餐后 2h 血糖（2HPG）≥11.0、或葡萄糖耐量试验（OGTT）≥11.0 时，或有典型糖尿病症状（多尿、多饮和不能解释的体重下降）者，任意血糖≥11.1mmol/L 或空腹血糖（FPG）≥7.0mmol/L，症状不典型者，需另一天再次证实。

2. 糖化血红蛋白 A1c（HbA1c）测定

糖化血红蛋白是人体血液中红细胞内的血红蛋白与血糖结合的产物。血糖和血红蛋白的结合生成糖化血红蛋白是不可逆反应，并与血糖浓度成正比，且保持 120 天左右，所以可以观测到 120 天之前的血糖浓度。糖化血红蛋白测试通常可以反映患者近 8～12 周的血糖控制情况。它已成为糖尿病控制的重要检测指标之一。也是评价血糖控制方案的金标准，它弥补了空腹血糖只能反映瞬间血糖值的不足。血糖控制未达标或治疗方案调整后，糖尿病患者应每3个月检查1次 HbA1c；血糖控制达到目标的糖尿病患者应每年至少检查2次 HbA1c。

3. 糖尿病的并发症

（1）糖尿病眼病　糖尿病所并发的眼部疾病中最常见的是糖尿病性视网膜病变，即糖尿病眼病，它是糖尿病致盲的主要原因。糖尿病患者的致盲率是普通人群的25倍，足以说明糖尿病的严重性和危害性。糖尿病患者要定期检查眼底，非增值期病变出现临床意义黄斑水肿，或病变已进入增殖期时应及时采取激光治疗，能使绝大多数糖尿病患者免于失明。

（2）糖尿病肾病　糖尿病肾病简称DN，是糖尿病全身性微血管合并症之一，亦是1型糖尿病患者主要死因。常见于病史超过10年的患者。尿微量白蛋白排泄率（UAER）是诊断早期糖尿病肾病的指标，也是判断DN预后的重要指标。UAER$<20\mu g/min$，即微量白蛋白尿期，临床诊断为早期糖尿病患者；当 UAER 持续$>200\mu g/min$ 或常规尿蛋白量$>0.5g/24h$，即诊断为临床糖尿病肾病。

（3）糖尿病多发性神经病变　糖尿病主要累及中枢神经及周围神经，后者尤为常见。其中远端感觉神经病变是最常见的，其诊断标准需符合下列条件：①糖尿病诊断明确；②四肢（至少双下肢）有持续性疼痛和感觉障碍；③双踇趾或至少有一踇趾的振动异常，用分读音叉在踇趾末关节处测3次振动觉的均值小于正常同龄组；④双踝反射消失；⑤温度觉：通过特定的仪器测定足部对温度变化感觉的敏感性。

知识拓展

糖尿病的控制目标

糖尿病的控制目标见表7-1。

表 7-1　糖尿病的控制目标

检查项目	理想	尚可	差
体重指数/(kg/m^2)	男<25 女<24	男<27 女<26	男≥27 女≥26
血浆葡萄糖/(mmol/L)	空腹 4.4～6.1 非空腹 4.4～8.0	空腹≤7.0 非空腹≤7.0	空腹>7.0 非空腹>10.0
血压/(mmHg)	<130/80	130/80～160/95	>140/90
糖化血红蛋白	<6.5	6.5～7.5	>7.5
甘油三酯/(mmol/L)	<1.5	<2.2	≥2.2
总胆固醇/(mmol/L)	<4.5	≥4.5	≥6.0
HDL-C/(mmol/L)	>1.1	1.1～0.9	<0.9
LDL-C/(mmol/L)	<2.5	2.5～4.4	>4.5

三、康复护理措施

饮食疗法是治疗糖尿病的一种基本方法。其基本原则是，控制体重在正常范围内，摄取适量的热量，营养均衡及保持正常而规律的饮食习惯。患者要多食用低糖、低脂、高维生素、富含蛋白质和纤维素的食物。

（一）饮食疗法

1. 控制每天的总热量

糖尿病饮食治疗的首要措施是控制每天摄取的热量。但对每天摄取总热量的限制，以维持控制理想体重为原则，肥胖者要严格控制总热量，而消瘦者应适当放宽，儿童应保证其正常的生长发育，妊娠与哺乳者必须保证充足的营养，老年人所摄取的热量要比成人低，成年人休息状态下的每日每千克理想体重给予热量 25～30kcal，轻度体力劳动者 30～35kcal，中度体力劳动者 35～40kcal，重度体力劳动者 40kcal 以上。

2. 三大营养的适当比例和摄入量

（1）碳水化合物（又称糖类）　糖尿病患者的膳食总热量中碳水化合物应占 55%～65%。目前认为适当的提高碳水化合物的摄入量不仅可以改善糖耐量，降低血脂，还可以提高周围组织对胰岛素的敏感性。谷类是日常生活中热量的主要来源。其他食物，如乳制品、豆制品、蔬菜、水果等食物中也含有一定量的碳水化合物。

（2）蛋白质　糖尿病患者蛋白质的需要量为每天每千克体重 1.0g 左右，占总热量的10%～20%。对于儿童、妊娠、哺乳、消瘦者应放宽对蛋白的限制，可按每天每千克体重1.2～1.5g 计算，有肝肾衰竭者必须减少蛋白质的摄入量，按每天每千克体重 0.6～0.7g计算。

（3）脂肪　糖尿病患者脂肪的需要量为每天 0.6～1.0g，占总热量的 20%～30%，其中饱和脂肪酸（动物性脂肪）不宜超过 1/3，以不饱和脂肪酸（植物性脂肪）为主。

3. 维生素与微量元素的适当补给

维生素是人体代谢中不可缺少的营养物质，它们广泛存在于动植物食品、乳制品、新鲜蔬菜和水果中。糖尿病患者应注意经常变换食物，摄取各类食品，避免维生素和微量元素的缺乏。在近几年的研究中，发现糖尿病与微量元素有极为密切的关系。例如：钒酸盐有模拟胰岛素的作用，增加脂肪和肌肉中葡萄糖的运输；有机铬可增强组织对胰岛素的敏感性；镁可改善 2 型糖尿病患者对胰岛素的反应。尽管如此，微量元素也不要盲目摄取，以防更严重的危害。

4. 高纤维素饮食

高纤维素可通过延缓和减少葡萄糖在肠道的吸收，来降低餐后血糖。因此，提倡糖尿病患者食用荞麦、燕麦、玉米、豆类、海藻类、绿色蔬菜等高纤维食物。

（二）运动疗法

1. 原则

根据患者的生活习惯、工作方式、个体差异及实际病情来制订运动计划。开始在医生的监护下进行，然后逐渐过渡到自我监护下完成，要定期复查，及时调整运动方案，运动量要根据饮食、药物治疗进行调整。

2. 运动方式

选择低、中强度的有氧运动，通常采用有较多肌群参加的持续性周期性运动。如步行、慢跑、登楼、游泳、划船、有氧体操、球类等活动，也可利用活动平板、功率自行车等器械来进行。根据个人耐受能力一般以 20～30min 为佳，每天 1 次或每周 3～4 次。

3. 运动量的控制

运动中要掌握强度、时间、频率三要素。适合糖尿病患者运动的靶强度相当于 50%～

60％的最大摄氧量或 70％～80％的最大心率。最大心率可以通过运动心电试验获得，也可以用公式推算：运动靶心率＝（200－年龄）安静心率×（70％－85％）＋安静心率。

4. 适应证

轻度和中度的 2 型糖尿病患者，肥胖的 2 型糖尿病患者为最佳适应证，1 型糖尿病患者只有在病情稳定血糖控制良好时，方能进行适当的运动。

5. 禁忌证

糖尿病患者发生以下情况时禁忌运动：①急性并发症，如酮症、酮症酸中毒及高渗状态；②空腹血糖＞15.0mmol/L 或有严重的低血糖倾向；③感染；④心力衰竭或心律失常；⑤严重糖尿病肾病；⑥严重糖尿病视网膜病变；⑦严重糖尿病足；⑧新近发生的血栓。

6. 运动实施前后应注意

①必须要有热身活动和放松运动，以避免心脑血管事件发生或肌肉关节的损伤；②适当减少口服降糖药或胰岛素的剂量，以防发生低血糖；③胰岛素的注射部位应避开运动肌群，以免加快该部位的胰岛素吸收，诱发低血糖。注射部位一般选择腹部为好；④运动训练的时间选择在餐后约 1h；⑤运动中适当补充糖水或甜饮料，预防低血糖的发生。

★ 考点提示：糖尿病的康复护理措施

（三）糖尿病足康复护理

糖尿病足是指由于糖尿病引起的下肢动脉病变和局部神经异常所致的足部感染、溃疡和深层组织破坏，是糖尿病的严重并发症，致残率和致死率高。其康复护理措施包括如下。

1. 减轻足部压力

① 使用治疗性鞋袜：患者穿的鞋应柔软舒适，鞋内避免有粗糙的接线和缝口，鞋尖有足够的空间让足趾活动；根据足畸形和患者活动水平设计成开放型运动鞋或特制的矫正鞋，如把鞋的上部设计成能容纳足趾背部畸形的鞋；足前部损伤时可以采用只允许足后部步行的装置来减轻负荷，即"半鞋"和"足跟开放鞋"；②全接触式支具或特殊的支具靴：把足装入固定型全接触模型，可以减轻溃疡部分压力；③拐杖和轮椅的应用。

2. 运动治疗

对足部保护性感觉丧失的患者推荐的运动是游泳、骑自行车、划船、坐式运动及手臂的锻炼。禁忌长时间行走、跑步和爬楼梯。患者可做患肢伸直抬高运动、踝关节的伸屈活动、足趾的背伸和跖屈活动等。根据病情，每天 1～2 次，持之以恒，对改善下肢循环有益。

3. 局部治疗

用锐器清创和酶或化学试剂清创；敷料包扎、局部用药和皮肤移植等。足深部感染时，患者需住院治疗，包括应用广谱抗生素、切开排脓，甚至施行截肢术。

四、康复护理指导

1. 合理用药指导

告诉患者及其家属用药的时间、剂量、方法以及可能出现的不良反应等，一定要在医生的指导下用药，不要轻信药品广告。

2. 合理的营养与饮食指导

教会患者及其家属根据标准体重、热量标准来计算饮食中蛋白质、脂肪和碳水化合物的含量。告知患者最好食用粗纤维含量较多的食物，如糙米、蔬菜等，因这类食物能增加胃肠道蠕动，促进胃排空，减少消化吸收，有利于控制血糖。蔬菜应选择含糖分较少的，如小白菜、空心菜、芹菜、油菜、洋葱、南瓜、花椰菜、豆类、苦瓜等为主。烹调宜用植物油，动物内脏应禁食。有肾功能不全的患者，蛋白质每天每千克体重应控制在0.6g以下。

3. 康复训练

在医生指导下选择运动方式及活动量，以不感到疲劳为宜。如散步、打太极拳等，并要持之以恒。为了避免低血糖的发生，最好选择在餐后进行，并携带糖块。指导家属为患者提供家庭劳动的机会，年龄适当、体质较好的可继续工作。总之，运动疗法是糖尿病的辅助治疗，它能促进糖的氧化作用，增加胰岛素的敏感性，而达到降低血糖的目的。

4. 心理健康指导

教会患者自我调节的方法，鼓励他们保持豁达开朗的心境和稳定的情绪，培养广泛的兴趣爱好，同时指导家属为他们创造良好的生活氛围。

（徐　英）

思考题

一、名词解释

1. 慢性阻塞性肺疾病

2. 糖尿病足

二、填空题

1. 冠心病的康复护理评定有_____、_____、_____、_____。

2. 慢性阻塞性肺疾病运动能力评定包括_____、_____。

三、简答题

1. 简述糖尿病运动疗法的适应证及禁忌证。

2. 简述排痰训练的具体方法。

四、病例分析

患者，男，65岁，近1个月咳嗽、咳痰加重，行走百米出现气短。曾有近30年的吸烟史，尚未戒烟。体格检查：安静时心率84次/分，体温正常，端坐呼吸，双肺可闻散在的小水泡音及呼气时哮鸣音。

请问：

（1）根据患者症状和体征初步诊断为哪种疾病？

（2）应用哪些康复护理评定？请为该患者制订康复护理指导。

第八章

其他特殊人群的康复护理

○○○○○○○○○○○○○○○○○○○○○○○○○○○○○○○○○○○○○
○○○○○○○○○○○○○○○○○○○○○○○○○○○○○○○○○○○○○
○○○○○○○○○○○○○○○○○○○○○○○○○○○○○○○○○○○○○

【学习目标】

1. 掌握恶性肿瘤、老年人、慢性疼痛、产后、亚健康等的康复护理评定方法及康复护理措施。

2. 熟悉恶性肿瘤、老年人、慢性疼痛的主要功能障碍、康复护理目标和原则、康复护理指导；产后的康复护理指导；亚健康的康复护理指导。

3. 了解恶性肿瘤的康复概念、病因；老年人的概念；慢性疼痛的概念、分类；亚健康的流行病学知识。

案例导入

患者，女性，41岁，3周前发现左侧乳房有无痛性肿块。查体见：左侧乳房内上象限扪及直径4～5cm肿块，质硬，表面不平，边界模糊，与皮肤胸肌无粘连，左侧腋下可扪及数个黄豆大小的淋巴结，尚可活动。无远处转移。

思考问题：

1. 该患者最可能的临床诊断是什么？
2. 该患者常见的护理诊断及护理措施有哪些？

第一节　恶性肿瘤的康复护理

一、概述

肿瘤（tumor）是人体正常细胞在不同的始动与促进因素长期作用下，产生过度增值或异常分化所形成的新生物，其外形通常表现为肿块。它不受生理调节，破坏正常组织与器官。根据对人体的影响，可分为良性与恶性，一般所说的癌症即指恶性肿瘤。随着疾病谱的改变，恶性肿瘤已成为我国目前常见的死亡原因之一，居第二位。在我国以肺癌、胃癌、食管癌、肝癌、乳腺癌、宫颈癌最为多见，占全部恶性肿瘤的70%～80%。恶性肿瘤的病因迄今尚未完全明了。目前认为肿瘤是环境因素和基因的相互作用所引起，是多因素协同作用的结果。

恶性肿瘤康复（malignant tumor rehabilitation）是指调动医、患两个方面的积极性，并采取综合的治疗方法，调整患者心理状态，改善生理功能，提高生存率、延长生存期、改善生存质量，促进恶性肿瘤患者最大限度的功能恢复。由于早期诊断和治疗方法的改善，恶性肿瘤患者的生存期越来越长。因此，对生存质量的要求不断增强。恶性肿瘤患者的康复，必须重视各种方法的综合运用和康复护理，使患者最大限度地回归社会。

（一）病因、病理

恶性肿瘤的病因不明，目前认为有多种可能致癌的因素。外源性的化学性、物理性、生物性因素刺激，内源性的机体内部结构改变和功能失调，以及遗传因素、社会因素、精神心理因素等，在某种条件下和一定强度下与恶性肿瘤的发生、发展有一定关系。WHO的一项报告显示，恶性肿瘤患者中"生活方式癌"所占比例高达80％。

恶性肿瘤的病理：原癌基因广泛存在于生物界各物种 DNA 内原癌基因被激活，转化为癌细胞，使细胞过度增生，形成肿瘤。

知识拓展

WHO 肿瘤治疗客观反应的标准

WHO 肿瘤治疗客观反应的标准见表 8-1。

表 8-1　WHO 肿瘤治疗客观反应的标准

指标	可测量的病变	不可测量的病变	骨转移
CR	可见的病变消失至少 1 个月	所有症状、体征完全消失至少 4 周	X 线及扫描等检查,原有病变完全消失至少 4 周
PR	肿块缩小 50％以上至少 4 周	肿瘤大小估计减小超过 50％至少 4 周	溶骨性病灶部分缩小,钙化或骨病变密度减低至少 4 周
SD	肿块缩小不足 50％或增大不超过 25％	病情无明显变化至少 4 周,肿瘤大小估计增大不到 25％,减少不足 50％	病变无明显变化,由于骨病变往往变化缓慢,判定 SD 至少应在开始治疗的第 8 周后
PD	为一个或多个病变增大 25％或出现新病变	新病灶出现或原有病变估计增大至少 25％	原有病灶扩大和(或)新病灶出现

注：CR—完全缓解率；PR—部分缓解率；SD—疾病稳定率；PD—疾病进展率。

（二）主要功能障碍

1. 疼痛

疼痛是肿瘤患者最常见的症状，也是严重影响患者生存质量的主要因素。引起肿瘤疼痛的原因很多，其中癌症细胞直接浸润、压迫或转移至骨、神经、内脏器官、皮肤和软组织时所致的疼痛多见；其次肿瘤治疗所致的疼痛手术、放疗及化疗等抗癌治疗，可损伤神经等组织，导致患者出现疼痛手术后切口瘢痕的疼痛；患者长期卧床造成的压疮、便秘、肌肉痉挛或因并发症（如患者合并骨关节炎、痛风、糖尿病周围神经病变等）而引起的疼痛都可能引起疼痛。

2. 躯体功能障碍

躯体功能障碍包括肿瘤本身引起的和肿瘤治疗所致的功能障碍。

（1）肿瘤本身引起的功能障碍　①原发性损伤：如骨关节肿瘤破坏骨关节致肢体活动功能障碍；②继发性损伤：如肿瘤对体质的消耗引起营养不良、贫血、长期卧床、缺乏活动引起肌力减退、肌肉萎缩、关节纤维性痉挛、下肢静脉血栓形成等。

（2）肿瘤治疗所致的功能障碍　①手术损伤：如喉癌全喉切除术后丧失发声、言语交流能力，乳腺癌根治术后肩关节活动障碍与上肢淋巴性水肿，肺癌肺叶切除术后肺呼吸功能降低；②放疗损伤：如骨髓造血功能抑制，鼻咽癌放疗后腮腺唾液分泌减少，颞颌关节活动功能障碍；③化疗损伤：如骨髓造血功能抑制、多发性神经病变。

3. 心理障碍

恶性肿瘤患者从疑诊时开始到确诊后，放疗前后都可能出现震惊、恐惧、否认、淡漠、抑郁、焦虑等心理问题。病情恶化、放疗后出现严重不良反应或发生截肢、无喉、毁容等严重残疾时，患者的心理状况可能随之出现明显波动和恶化。这些异常心理状态使患者不能正确对待疾病，不能配合临床及康复治疗，至绝望而拒绝治疗。

二、康复护理评定

1. 疼痛评定

（1）视觉模拟评分法（VAS划线法）　在纸或尺上划10cm长的直线，直线左端表示无痛，右端表示剧痛。让患者在线上最能反映自己疼痛程度之处划一交叉线，评定者根据患者划"×"位置判断疼痛的程度。

（2）数字分级法（NRS）　用0～10代表不同程度的疼痛，0为无痛，10为剧痛。让患者自己在标有0～10的标记直线上选出一个最能代表其疼痛程度的数字。

（3）根据患者应用镇痛药的情况，将癌症分为五级（表8-2）。

表8-2　癌痛评定标准

级别	应用镇痛药情况
0级	不痛
1级	需非麻醉性镇痛药
2级	需口服麻醉药
3级	需口服和(或)肌内注射麻醉药
4级	需静脉注射麻醉药

2. 躯体功能评定

（1）全身功能活动的评定　恶性肿瘤患者全身功能活动的评定常采用Karnofsky评定量表。也可采用日常生活活动能力Barthel指数或功能独立评定量表FIM进行评定。

（2）各器官、系统功能的评定　肿瘤所引起的功能障碍是根据癌症侵犯的部位不同而影响其不同部位的功能。例如，肉瘤导致骨关节破坏和疼痛，使患者的行走或肢体活动显著受限，脊髓肿瘤导致下肢瘫痪。癌症所导致的继发性功能障碍，如癌症对体质的消耗所引起营养不良、贫血，长期卧床缺乏活动引起肌力减退、肌肉萎缩、关节纤维性挛缩、下肢静脉血栓形成等，癌症治疗所致的功能障碍（如手术、放疗及化疗损伤等）。肿瘤患者躯体功能评定的原则和方法与各器官损伤时一般功能评定相同，如肌力、肌张力、关节活动度、平衡反应、协调能力、站立和步行能力等。

3. 心理社会评定

患者对患病的反应，采取的态度和认识程度，以及家庭和社会支持系统情况。肿瘤患者可经历一系列的心理变化。

（1）震惊否认期（shock and deny stage）　患者初期知道病情后，眼神呆滞，不言不语，知觉淡漠至晕厥，继之极力否认，怀疑诊断的可能性，至辗转多家医院就医、咨询；此系患者面对疾病应激产生的保护性心理反应，虽可缓解其恐惧和焦虑的程度，但易延误治疗。

（2）愤怒期（anger stage）　当患者接受疾病现实后，随之会产生恐慌、哭泣，继而愤怒、烦躁、不满，常迁怒于家属和医务人员，甚至百般挑剔、无理取闹，进而出现冲动性行为。此虽属适应性心理反应，但若长期存在，必将导致心理异常。

（3）磋商期（bargaining stage）　患者开始步入"讨价还价"阶段，常心存幻想，遍访名医、寻求偏方，祈求生命的延长。此时，幻想虽可产生负面影响，但在某种程度上可支持患者，使其重新树立与疾病抗争的信念。

（4）抑郁期（depression stage）　当治疗效果不理想、病情恶化、肿瘤复发、疼痛难忍时，患者往往感到绝望无助，对治疗失去信心。表现为悲伤抑郁、沉默寡言、黯然泪下，不听劝告，不遵医嘱，甚至有自杀倾向。

（5）接受期（acceptances stage）　患者经过激烈的内心挣扎，接受事实，心境变得平和，不再自暴自弃，并能积极配合治疗和护理。晚期患者常处于消极被动的应付状态，不再关注自我的角色，专注于自身症状和体征，处于平静、无望的心理状态。以上心理变化可同时或反复发生，且不同心理特征者在心理变化分期方面存在很大差异，各期持续时间、出现顺序也不尽相同。

三、康复护理措施

（一）康复护理原则

肿瘤患者的康复护理应尽可能减少疾病、治疗措施给患者及其家庭所带来的不良心理反应和躯体不适。

1. 重视心理康复

及早进行心理干预，可以减轻患者的焦虑、恐惧等不良心理反应，保持乐观态度及战胜疾病的信心，积极配合各种检查和治疗，有利于疾病的康复。

2. 提高患者的舒适度

尽可能地减轻患者的疼痛及其他不适感，有助于减轻其不良心理反应、提高患者对疾病及各种治疗措施的耐受能力。

3. 减轻或代偿患者的功能障碍

及早采取综合性的康复护理措施，能够减少功能障碍对患者和家庭的影响，代偿患者已丧失的功能，帮助患者最大限度地恢复生活自理与劳动能力，尽早回归社会。

（二）康复护理目标

1. 短期目标

减轻患者及其家属的焦虑、恐惧、抑郁等不良心理反应；减轻疼痛，增加患者的舒适感；预防和减轻由于疾病、治疗导致的各种并发症和功能障碍；患者和家属了解有关检查、治疗、康复方面的知识；家属能够掌握基本的照顾和护理技术。

2. 长期目标

患者和家属保持乐观的态度。患者未出现与疾病、治疗相关的并发症，功能障碍得到减轻或者代偿；患者能够定期复诊，并主动配合治疗；患者的日常生活活动能力提高，家属能够胜任照顾者角色；患者能够最大限度地回归社会。

（三）康复护理措施

1. 心理护理

肿瘤患者因各自的文化背景、心理特征、病情及对疾病的认知程度不同，会产生不同的心理反应。分析患者不同时期的心理改变，有助于有的放矢地进行心理疏导，增强患者战胜疾病的信心。对震惊否认期的患者，应鼓励患者家属给予患者情感上的支持、生活上的关心，使其有安全感。而后，因人而异地逐渐使患者了解到病情真相。如患者处于愤怒期，应通过交谈和沟通，尽量诱导患者表达自身的感受和想法，纠正其感知错误，请其他病友介绍成功治疗的经验，教育和引导患者正视现实。磋商期患者易接受他人的劝慰，有良好的遵医行为。因此，应维护患者的自尊，尊重患者的隐私，兼顾起身心的需要，提供心理护理。对抑郁期的患者，应给予更多关爱和抚慰，诱导其发泄不满，鼓励家人陪伴于身旁，满足其各种需求。如患者进入接受期应加强与患者交流，尊重其意愿，满足其需求，尽可能提高其生活质量。

肿瘤患者在治疗过程中，心理反应复杂而强烈，既渴望手术，又惧怕手术，顾虑重重，情绪多变。而且肿瘤手术范围较大，易影响某些部位的正常功能，如喉癌手术及结肠造瘘术，会导致生活不便，功能障碍甚至形体残障等。护士应有的放矢地进行心理护理，了解患者心理和感情的变化，深入浅出地解释、耐心细致地介绍手术的重要性、必要性和手术方式等。对需进行化疗或放疗的患者，向患者耐心解释所需实施的化疗、放疗方案，化疗、放疗常见的不良反应及应对措施，使患者有效地配合手术、化疗或放疗的进行，取得更佳的治疗效果。

2. 躯体护理

（1）功能性康复　恶性肿瘤患者选择适合自己的运动，以不使症状加重为宜，并注意避免涉及肿瘤侵犯的部位和手术切口。不能下床者，在床上进行肢体活动，尽可能完成生活自理；能下地活动者，可进行日常生活活动及步行、上下楼等较低强度的有氧运动，以增强肌力，保持或改善关节活动范围，提高心肺功能。

（2）形体康复　恶性肿瘤本身和手术往往会对组织器官造成严重破坏，形成心理与功能缺陷需要进行形体康复。如骨肿瘤截肢后需配戴假肢；乳腺癌患者乳房切除术后可使用外部假体，年轻女性可考虑进行乳房重建术。

3. 物理因子治疗

过去恶性肿瘤被列为物理治疗的禁忌证，近年来有些物理因子以特殊的技术用于恶性肿瘤的康复，使恶性肿瘤的康复手段得到进一步提高。

（1）常规物理因子对组织有修复的作用，但达到一定强度、剂量时，可以破坏细胞而产生杀灭癌细胞的作用，如高频电（短波、超短波、分米波）的高热疗法，高频电（射频、厘米波）的组织凝固疗法等与放疗、化疗、手术相结合。治疗方法可在体外局部治疗，亦可在体腔内或在术中经内镜治疗。

（2）对癌性疼痛试行高频电高热、经皮电刺激神经疗法、冷疗等物理因子配合放化疗镇痛。

四、康复护理指导

1. 保持心情舒畅

负性情绪对机体免疫系统有抑制作用，可促进肿瘤的发生和发展。故肿瘤患者应保持乐观开朗的心境，避免不必要的情绪刺激，勇敢面对现实。可根据患者、家属的理解能力，深入浅出、有针对性地提供正确、有价值的信息资料，使患者能够积极配合治疗。

2. 注意营养

根据患者的全身状况和消化系统的功能，给予合理的肠内或肠外营养。

3. 功能锻炼

适当的运动有利于机体增强抗病能力，减少并发症的发生。对于因术后器官、肢体残损而引起生活不便的患者，应早期协助和鼓励其进行功能锻炼，如截肢术后的义肢锻炼、全喉切除术后的食管发音训练等，使其具备基本的自理能力和必要的劳动能力，减少对他人的依赖。

4. 提高自理能力及自我保护意识

合理安排日常生活，注意休息，避免过度疲劳，不吸烟、少饮酒，讲究卫生。指导患者进行皮肤、口腔、黏膜护理，保持皮肤、口腔清洁，教育患者减少与有感染人群的接触，外出时注意防寒保暖。

5. 继续治疗

肿瘤治疗以手术为主，辅以放疗、化疗等综合手段。鼓励患者积极配合来治疗，勇敢面对现实，克服化疗带来的身体不适，坚持接受化疗。根据患者和家属的理解能力，有针对性地提供化疗、放疗等方面的信息资料，提高其对各种治疗反应的识别和自我照顾能力。促使患者按时用药和接受各项后续治疗，以利缓解临床症状、减少并发症、降低复发率。

6. 定期复查

肿瘤患者应终身随访，在手术治疗后最初 3 年内至少每 3 个月随访一次，继之每半年复查一次，5 年后每年复查一次。随访可早期发现复发或转移征象。各类肿瘤的恶性程度不一，通常用 3 年、5 年、10 年的生存率表示某病种的治疗效果。

7. 动员社会支持系统的力量

社会支持可满足患者的爱及归宿感的需要及自尊的需要。因此，家属应给患者更多的关心和照顾，提高其生活质量。

五、常见恶性肿瘤术后功能障碍的康复护理

肿瘤本身以及肿瘤治疗都可能造成对局部组织和全身的损伤，导致功能障碍与残疾，需要进行康复护理。

1. 乳腺癌

外科手术为乳腺癌的主要治疗手段，根据病情不同，可以选定不同的手术方案。乳腺癌根治术后，尤其是结合腋窝淋巴放疗后最容易引起淋巴水肿，加之长时间肢体下垂、过度承重等影响静脉和淋巴回流造成淋巴性水肿，预防乳腺癌术后淋巴水肿是乳腺癌康复护理的重要内容。

（1）保持功能位　手术后置手术一侧肩于功能位，并在肘部垫一软枕，使其高过肩部，可减轻肿胀感。术后加压包扎的患者，应注意观察患侧肢体远端的血液循环情况，及时调整绷带松紧度。

（2）被动运动　术后 1～2 天即行小幅度的肩关节被动运动，刚开始外展和前屈不得超过 40°，术后第 4 天起肩前屈每天增加 10°～15°，但不能超过患者的耐受度，肩外展在切口引流条未撤出前应限制在 45°以内，撤出引流条后可逐步增加活动度。

（3）主动运动　术后第 1 天即可进行术侧上肢的等长收缩和手指、腕的主动活动，逐步增加前臂和肘关节的主动运动；切口引流条撤出后逐步练习术侧上肢的日常生活活动，术后

2周切口拆线后可逐渐增加活动范围。做上肢针摆样运动、耸肩、旋肩运动、深呼吸运动、双肩上举运动、手指爬墙运动、护枕展翅运动，并可适当增加抗阻运动和器械运动。每天3次，需坚持0.5～1年。

（4）保护患肢　避免在患侧测量血压、注射及采血；避免割伤、抓伤、灼伤及蚊虫叮咬；避免使用刺激性强的清洁剂，以免引起患肢循环受损及感染；尽量避免使用患侧肢体劳动，更不能长时间提取重物，或下甩患肢。

（5）康复教育　定期体格检查，发现乳房肿块及时诊治。建立高维生素、高纤维素、低脂肪的饮食结构。术后尽早进行患侧上肢恢复锻炼，预防上肢水肿的发生。保护患侧上肢免受损伤。

2. 肺癌

肺癌是原发性支气管肺癌的简称，总的治疗原则是以手术为主。依据肺癌的组织类型采用术前或术后放射治疗、化疗、免疫治疗和中医中药的综合治疗。肺癌根治术切除肺段或肺叶，术后因胸痛而咳嗽困难、呼吸受限、肺功能减退。咳嗽技巧训练和呼吸训练是肺癌根治术后康复护理的重要任务，其训练的目的是促进肺扩张，改善通气功能，并有助于胸腔引流，因此被认为是术后康复的基本。

（1）术后体位　肺叶切除术后，患者取术侧卧位，以免限制健侧肺呼吸。全肺切除术后2周内只可平卧位，以免纵隔过度移位引起休克。头与躯干抬高30°～45°，以免腹腔脏器上顶妨碍横膈活动、压迫肺下部。每小时翻一次身，并采取有利于呼吸道分泌物排出的体位，进行胸背拍叩震动，以促进分泌物排出。

（2）咳嗽技巧训练　患者术后苏醒后就应该鼓励其咳嗽。有效的咳嗽是通过正常的呼吸调节达到的，而不是靠用力或排出气体量进行调节。指导患者深吸气，然后短暂地屏气使气体在肺内得到最大的分布，关闭声门，进一步增强气道中的压力，当肺泡内压明显增加时，突然将声门打开，这样高速的气流可使分泌物移动并排出。

（3）呼吸训练　嘱患者麻醉清醒后，每隔2h左右深呼吸15次，直到48～72h胸腔引流管拔出为止。根据情况练习腹式呼吸。

（4）下肢与全身运动　术后卧床期间经常伸屈下肢，做腿部运动，防止下肢静脉血栓形成。尽早下地活动，做呼吸操与全身体操，并进行步行、登梯等活动，以加大肺通气量。术后因两侧肺容量不等而造成脊柱侧弯畸形时应进行呼吸练习和矫正体操。

（5）康复教育　认识吸烟的危害，入院后即严禁吸烟；认识肺及呼吸在人体生命中的重要作用；掌握正常的呼吸方式和呼吸习惯，注意保护呼吸道清洁卫生；增强身体抵抗力，预防上呼吸道感染，保持居住环境空气的清新和通畅，多到环境适宜的户外呼吸新鲜空气。

（牛　坤）

第二节　老年人的康复护理

一、概述

按照国际规定，65周岁以上的人确定为老年人；在中国，60周岁以上的公民为老年人。随着社会经济的发展和医疗保健技术的提高，人口老龄化及老龄问题已成为一个重要的社会问题。人口老龄化是指人口统计中老年人口增加的发展趋势，现行国际标准是：凡是60岁以上老年人达到人口总数的10%或65岁以上老年人达到7%，就视为老年型社会。在我国，60岁以上的老年人已达到1.26亿。

面对人口老龄化问题的日益突出，在熟悉老年人身心疾病特点的基础上，为老年人减轻病痛，提高生活质量，实现健康老龄化的老年康复护理工作，就具有十分重要的意义。

二、主要功能障碍

（一）生理功能障碍

1. 心血管系统

老年人心血管系统特点：①动脉血管粥样硬化的程度逐渐加重，动脉血管管壁变硬，弹性降低，使周围血管阻力增加；②自主神经功能不稳定，对血压的调节功能差；③冠状动脉血管粥样硬化，血管腔变窄，斑块易破溃脱落；④老年人心排血量较年轻人平均减少30％～40％，窦房结内的自律细胞减少。因此，老年人容易出现直立性低血压、心肌梗死、心跳过慢、期前收缩、心房颤动及传导功能障碍等健康问题。

2. 呼吸系统

老年人呼吸系统特点：①胸廓弹性降低及胸壁顺应性降低，胸式呼吸减弱，腹式呼吸相对增强；②呼吸肌、膈肌以及韧带萎缩，肋软骨钙化，使肺及气管的弹性降低，呼吸功能减退；③肺泡弹性下降，肺活量相应减少；反射性咳嗽功能下降，气管分泌物不易排出。因此，老年人易发生肺部感染、肺气肿、慢性阻塞性肺疾病等健康问题，严重者发生呼吸衰竭。

3. 消化系统

老年人消化系统特点：①发生牙周炎和龋齿的机会增多，牙齿易脱落；②口腔黏膜萎缩，唾液减少，味蕾萎缩；③支配吞咽的神经和肌肉功能减退；④胃、肠蠕动减慢，胃排空延缓。因此，老年人易出现食欲减退、误吸、消化不良、便秘等健康问题。

4. 泌尿系统

老年人泌尿系统特点：①肾逐渐萎缩，肾血管硬化，管腔缩小，致使肾血流量减少；②肾小球滤过率下降，肾小管吸收功能减退，对水电解质调节功能降低；③膀胱容量减少，排尿收缩能力减弱，膀胱残余尿量增多。因此，老年人易发生脱水、钠潴留，从而导致心力衰竭及肺水肿；还易出现夜尿、尿急、尿频甚至尿失禁等健康问题。

5. 神经系统

老年人神经系统特点：①颅内某些中枢神经递质减少；②脑血流量及脑耗氧量逐渐减少；③儿茶酚胺含量减少。因此，老年人易出现记忆和认识功能减退、睡眠欠佳、抑郁、表情淡漠、动作缓慢等症状和体征。

6. 内分泌系统

老年人内分泌系统特点：①对胰岛素反应能力降低，或对释放胰岛素的敏感性降低；②甲状腺功能降低；③性腺功能降低。因此，老年人易患糖尿病、骨质疏松等病症，并易出现皮肤干燥、心率减慢、倦怠等现象。

7. 感官系统

老年人感官系统特点：①皮肤皮下脂肪减少，汗腺减少，皮下毛细血管减少；②视觉眼睑下垂，泪液分泌减少；眼底血管硬化，视网膜变薄；③听觉耳蜗和听神经的变性；④味觉和嗅觉口腔黏膜萎缩、唾液减少及味蕾萎缩。因此，老年人对冷、热、痛的感觉迟钝，易出现皮肤损伤，且愈合能力差；易出现老花眼、青光眼、白内障及视网膜病变等症状；以及神经性耳聋和食欲减退。

8. 运动系统

老年人运动系统特点：①骨骼中有机物质含量逐渐减少，骨小梁数目减少，骨皮质变薄；②肌纤维逐渐萎缩，肌力减退，弹性变差。因此，老年人易发生骨质疏松及骨折，还易出现肌疲劳和腰酸腿疼等症状。

（二）心理功能障碍

1. 认识能力低下

老年人身体功能衰退，大脑功能发生改变，中枢神经系统递质的合成和代谢减弱，导致感觉能力降低，意识性差，反应迟钝，注意力不集中等。主要表现在两个方面，一是感觉迟钝，听力、视觉、嗅觉、皮肤感觉等功能减退，而致视力下降，听力减退，灵敏度下降；二是动作灵活性差，动作不灵活，协调性差，反应迟缓，行动笨拙。

2. 孤独和依赖

孤独是指老年人不能自觉适应周围环境，缺少或不能进行有意义的思想和感情交流。孤独心理最易产生忧郁感，长期忧郁就会焦虑不安，心神不定。依赖是指老人做事信心不足，被动顺从，感情脆弱，犹豫不决，畏缩不前等，事事依赖他人去做，行动依靠他人决定。长期的依赖心理，就会导致情绪不稳，感觉退化。

3. 易怒和恐惧

老年人情感不稳定，易伤感，易激怒，不仅对当前事情易怒，而且容易引发对以往情绪压抑的怒火爆发。发火以后又常常感觉到如果按自己以前的性格，是不会对这点小事发火的，从而产生懊悔心理。恐惧也是老年人常见的一种心理状态，表现为害怕，有受惊的感觉，当恐惧感严重时，还会出现血压升高、心悸、呼吸加快、尿频、厌食等症状。

4. 抑郁和焦虑

抑郁是常见的情绪表现，症状是压抑、沮丧、悲观、厌世等，这与老年人脑内生物胺代谢改变有关。长期存在焦虑心理会使老年人变得心胸狭窄、吝啬、固执、急躁，久则会引起神经内分泌失调，促使疾病发生。

5. 睡眠障碍

老年人由于大脑皮质兴奋和抑制能力低下，造成睡眠减少、睡眠浅、多梦、早醒等睡眠障碍。

（三）社会适应能力改变

老年人离开工作岗位退下来，对他们来说是一次重大的人生转折。社会地位、生活方式的变迁，也使他们在心理上发生细微的变化，离退休前后收入上的反差，在心理上有一个适应过程。同一行业的不同企业，同一企业的不同部门之间，离退休人员也存在着攀比现象。总体来说，部分离退休人员在新的社会适应方面的转化并没有做好，从而给他们的老年生活增添了烦恼和忧虑。

三、康复护理评定

1. 躯体健康评定

日常生活活动能力（activities of daily living，ADL）是指人们在每天生活中，为了照料自己的衣、食、住、行，保持个人卫生整洁和进行独立的社区活动所必需的一系列的基本活动，是人们为了维持生存及适应环境而每天必须反复进行的、最基本的、最具有共性的活动。基本或躯体 ADL（basic or physical ADL，BADL or PADL）是指老年人每天生活中与穿衣、进食、保持个人卫生等自理活动和坐、站、行走等身体活动有关的基本活动。常用的标准化的 PADL 评定方法：Barthel 指数、Katz 指数、PULSES、修订的 Kenny 自理评定等。

2. 心理健康评定

进入老年期，在面对和适应各种压力事件的过程中，老年人常有一些特殊的心理活动，出现一些老年的个性心理特征。老年人的心理健康直接影响其躯体健康和社会功能状态，是实现健康老龄化不可缺少的维度之一。老年人的心理健康评估主要从认知、情感、人格等方面进行评估。

（1）认知　认知即个体推测和判断客观事物的思维过程，是个人完成各种活动所需要的基本能力，反映个体的思维活动，达到一定年龄阶段的老年人均会不同程度地伴有认知功能障碍，故认知能力是心理健康评估的重要内容之一。

（2）情感　焦虑和抑郁是老年人常见的情感问题。老年人因为退休、丧偶、子女长大后离家、患慢性疾病等对自己未来生活的担忧常有焦虑、情绪低落失眠等。常用的焦虑评估量表有汉密尔顿焦虑量表（HAMA）和状态-特质焦虑问卷；常用的抑郁评估量表有抑郁自评量表和 90 项症状自评量表等。

（3）人格　人格（personality）是指个体在适应社会生活的成长过程中，经遗传与环境交互作用下形成的稳定而独特的身心结构。性格特点是人格的特征表现。个体形成的性格特点与心身障碍有关，某些性格特点常是许多疾病发生的基础。常采用投射法和问卷法评估老年人的人格特征。

3. 社会功能评定

社会功能是指个体作为社会成员发挥的作用的大小程度。社会功能状态与老年人的社会健康相关。包括角色功能的评估、环境评估、文化与家庭的评估。

4. 生活质量评定

老年人生活质量评定是指 60 岁或 65 岁以上的老年人群身体、精神、家庭和社会生活满意的程度和老年人对生活的全面评价。主要从生活满意度、主观幸福感、生活质量的综合评估等方面进行评定。

> **知识拓展**
>
> **日常生活活动能力（ADL）**
>
> （1）项目和评定标准　ADL 共有 14 项，包括两部分内容：一是躯体生活自理量表，共 6 项：上厕所、进食、穿衣、梳洗、行走和洗澡；二是工具性日常生活能力量表，共 8 项：打电话、购物、备餐、做家务、洗衣、使用交通工具、服药和自理经济。
>
> （2）评定注意事项　评定时按表格逐项询问，如被试者因故不能回答或不能正确回答（如痴呆或失语），则可根据家属、护理人员等知情人的观察评定。
>
> 如果无从了解，或从未做过的项目，例如没有电话也从来不打电话，记（9分），以后按研究规定处理。
>
> （3）结果分析　评定结果可按总分、分量表分和单项分进行分析。总分量低 16 分，为完全正常，大于 16 分有不同程度的功能下降，最高 64 分。单项分 1 分为正常，2～4 分为功能下降。凡有 2 项或 2 项以上≥3，或总分≥22，为功能有明显障碍。

四、康复护理措施

（一）目标与原则

1. 原则

① 满足需求；②社会护理；③整体护理；④个体化护理；⑤早期防护；⑥持之以恒。

2. 目标

①帮助老年人学习保健知识，鼓励和增强老年人有利于健康的行为，以维持和增进身心健康；②帮助老年人预防疾病，协助诊断和治疗疾病，护理患病的老年人，减轻患者的痛苦；③促进老年人康复，减少功能的丧失，补偿功能的损害和缺陷；④帮助老年人在患病和功能缺失状态适应生活，提高日常生活活动自理能力，即使患有重病、痴呆和长卧床的老年人，也应为其创造一个身心舒适的环境；⑤关心老年人的心理健康，在老化引起的不幸时间和衰退过程中，给予安慰和支持，帮助终末期老年人安详地度过人生最后一程。

（二）康复护理方法

1. 生理功能的改善

（1）保持营养及水与电解质的平衡　老年人常因牙龈萎缩和牙齿脱落导致咀嚼困难而易发生消化不良；老年人唾液、胃液分泌总量较年轻人少，影响淀粉酶的消化功能；而且小肠、大肠部分萎缩，致使小肠壁吸收面积减少。所以应当注意饮食成分的均衡和少量多餐，避免偏食和暴饮暴食所造成的营养不良和消化系统疾病的发生。老年人基础代谢率降低，活动量减少，所以对热量的需要相对少一些。限制糖类摄取，减少热量摄入，增加蛋白质的摄入，可有助于组织的维护和修补。饮食中注意减少动物脂肪的成分，以限制饱和脂肪酸和胆固醇的摄取，可延缓动脉粥样硬化的发生。老年人常见有驼背、身高缩短、关节肿大、关节僵硬、肌肉酸痛或因外力撞击容易发生骨折等现象，主要是由于身体中钙的流失造成骨质密度和总量降低导致骨质疏松，所以应注意补充钙、维生素 A、维生素 D、维生素 C 以及铁等。

（2）保证足够的休息和睡眠　这是使人体体能得到恢复的重要措施之一，对老年人更为重要。老年人耐力不足，要使其体能消耗活动持续时间尽量短一些，休息时间适当长一些，以利于体能的恢复。由于老年人活动量减少，或者因焦虑等心理因素，睡眠时间较年轻人少。所以，睡眠时间不一定长，但主要应注意保证睡眠的质量。另外，休息不仅仅指的是卧床休息，还可以采取动静结合的方式来调整体能，保证精神和体力。

（3）适度的活动与运动　这有助于保持个人体态、维护和促进健康。否则，不仅机体各部位功能变差，而且还容易造成肌肉萎缩。运动不仅能增进血液循环、增强呼吸功能、维持肌肉紧张度，还能增加老年人的活力和自我信赖程度。但运动一定要适度，要根据个人体力来选择适当的项目、次数和运动量；否则适得其反。如果因年迈体衰不能参加运动，则应当力求增加老年人的活动性（活动性指个人在其所处的环境内能移动的能力），避免过多的依赖性，使老年人在提高活动能力的同时，增进自尊和独立性，激发参与各项活动的兴趣，有利于老年人的身心健康。

（4）密切观察病情和保障治疗及时到位　老年人中枢神经系统电活动降低，使得知觉的感受能力变慢，表现为反应迟钝，自觉症状不明显。因此，不能依靠主诉来发现身体变化，护士必须通过认真、仔细、严密的观察，主动发现病情变化，否则容易延误病情。治疗方案的实施需要护理手段去体现，如：静脉输液给药，因老年人的血管又细又脆，且自己控制能力差，而常常导致静脉输液中途失败。护理上不可拖延时间，一定要及时、正确地将治疗方案实施。

2. 心理功能改善

老年人由于感官（如眼、耳、鼻等）的功能减弱，使其在心理上疏远周围环境，对周围事物漠不关心；感官功能差，则信息输入相对减少，相应地影响老年人学习的机会。退休或离休后，出现地位和角色的转换，也会产生失落感，造成心理上的压力。无论老年人有无地位、经济上是否富有，或者身体有何种疾病或残障，都应当尊重其人格，不应当使其心理受到伤害。注重与老年人的情感交流也是给予心理支持的重要方法。

3. 自我健康管理

ADL 的训练，是提高生活自理能力的基本条件。一般凡是老年人自己可以做的日常生活活动，尽量引导他们自己动手，避免过多地依赖他人而失去自理能力。但一定要注意安全维护和给予必要的护理援助。应为老年人创造良好的社会交往环境，开展社区活动，丰富生活内容，从而提高生活质量，使老年人健康长寿。

★ **考点提示：老年人的康复护理方法**

五、康复护理指导

1. 合理营养

需保持老年人营养及水与电解质的平衡。根据老年人的生理特点及营养需求合理选择食物，增强机体抵抗力，提高预防疾病和残障的能力。

2. 加强运动

指导老年人进行有氧运动，可以增加血液循环；改善心脏功能；增强骨骼肌肉和关节的协调性，防止骨钙过快丢失，预防骨质疏松；还可以改善消化功能，防止便秘。

3. 安全维护

随着年龄的增长，老年人神经系统的功能也在发生变化，这使得他们对刺激源的接收、传达及反应能力越来越差，听觉、视觉、嗅觉、味觉、痛觉、知觉、温度觉等各种感觉能力也均有不同程度的下降。因此，需要教育老年人及其家庭成员做好相应的安全维护，防止跌倒、坠床等。

4. 心理护理

鼓励老年人保持良好的心态，教育老年人要树立坚强的信念，树立正确的生死观。从生活中寻找生存的意义和乐趣，适当参加社交活动，如唱歌、跳舞、听音乐、打太极拳、练气功等充实精神生活，安排好家庭生活、保持家庭和谐与温馨，取得家庭成员的理解、支持和照料，从而提高生活和生命质量，消除或减少各种心理问题。

（沙凯辉）

第三节　慢性疼痛的康复护理

一、概述

1. 概念

慢性疼痛（chronic pain）是一种持续的病理过程，是疾病或损伤恢复期过后仍持续的疼痛。发病缓慢、疼痛持续一个月以上或超过正常治愈时间，或疼痛缓解后数月至数年又复发，如慢性腰腿痛、晚期癌症痛等。

慢性疼痛的常见原因有温度刺激、化学刺激、物理损伤、病理改变和心理因素等。慢性疼痛可以分为两大类：一类是进行性机体组织破坏所致，如癌症性疼痛；另一类虽有持续性的疼痛，但却没有进行性机体组织破坏，称之为慢性良性疼痛综合征。临床上常见有头痛、颈腰部疼痛、关节炎、创伤后痛、肌筋膜性疼痛、纤维肌痛、神经病理性疼痛等。康复治疗中多见后类。

慢性疼痛比急性疼痛更复杂，临床上更难以控制，对人的身心健康危害也更大。慢性疼痛患者常多处求医、诊断不明、久治无效、长期折磨、工作受累、前途无望、经济困难、生活艰苦、心情不悦、关系紧张，并伴有抑郁情绪。

2. 主要功能障碍

（1）睡眠型态紊乱　睡眠是机体一种非常重要的自我调节和保护。不只是人的大脑和各级神经系统需要休息，身体的所有脏器和组织在紧张工作一天之后也都需要休息。慢性疼痛很容易破坏正常的睡眠周期。

（2）社会功能退缩　慢性疼痛会导致患者工作能力下降、经济窘迫；婚姻、家庭和社会关系紧张、冲突、退缩及过分依赖。

（3）活动能力受损　具体表现为适应能力下降、肌力和柔韧性下降。

（4）行为和情绪改变　患者表现出沮丧、"疼痛行为"、喜怒无常和焦虑。

二、康复护理评定

临床上对疼痛的评定主要的目的就是要了解疼痛的性质、部位，疼痛的程度及诱发的原因与伴随的症状等，协助对疼痛的病因进行诊断，以便确定最有效的疼痛的控制方法。疼痛评定方法分为两种。

1. 直接法

直接法即依据刺激-反应的原则，直接给患者以某种致痛性刺激所测得的痛阈。

① 压痛评定法：此法用特制的压痛计，通过患者体表就可以检测出疼痛的程度。

② 肢体缺血性痛测定法。

③ 激光测痛法：用激光测痛仪检查压痛，该仪器精度可达 0.1℃。

④ 电测痛法：该法常用恒流型低频脉冲电刺激进行测痛。

⑤ 温度痛阈评定法：温度痛阈是一种可控制的、重复性好、较为客观的评测方法。评测温度痛阈的方法分两种。

a. 限定法：指当外界温度刺激不断增加或不断减少时，患者刚刚感觉到热痛或冷痛时的温度值，作为热痛阈或冷痛阈；

b. 选择法：让患者在两次不同时间里两个不同外界温度刺激，选择一个能感觉到的温度刺激。限定法被认为是简便、快速测定方法。

2. 间接法

间接法即让患者自己描述或评定他现有疼痛的性质和程度的方法。

① 视觉模拟评分法：详见第八章第一节。

② 口述分级评分法（VRSs）：此类方法是由简单的形容疼痛的字词组成 1 到 4 级或 5 级，最轻程度疼痛的描述常为 0 分，每增加 1 级即增加 1 分。此类方法简单，适用于临床简单的定量评测疼痛强度以及观察疗效的指标。四点口述分级评分法（VRS4）将疼痛分为四级：无痛、轻微疼痛、中等度疼痛、剧烈的疼痛。每级 1 分。此法便于患者理解。简单，但

不够精确，缺乏灵敏度，适于临床。五点口述分级评分法（VRS5）将疼痛分为：轻微的疼痛、引起不适感的疼痛、具有窘迫感的疼痛、严重的疼痛、剧烈的疼痛。此法因简单常用于临床。

③ 问卷法：McGill 疼痛问卷简表（SF-MPQ），1～11 项对疼痛感觉程度进行评估，12～15 项对疼痛情感状况进行评估。每个描述程度分为 0＝无痛，1＝轻度，2＝中度，3＝重度。同时标准 McGill 疼痛问卷里的现在疼痛状况和视觉模拟评分也用于对总体疼痛状况进行评估。

④ 行为评定法（BRSS）

a. 六点行为评分法（BRS 6）：目前临床上多用于测定头痛或其他身体部位的疼痛。该方法将疼痛分为 6 级：1 级无疼痛；2 级有疼痛但可被轻易忽视；3 级有疼痛，无法忽视，不干扰正常生活；4 级有疼痛，无法忽视，干扰注意力；5 级有疼痛，无法忽视，所有日常活动都受影响，但能完成基本生理需求，如进食和排便等；6 级存在剧烈疼痛，无法忽视，需休息或卧床休息。每级定为 1 分，从 0 分（无痛）至 5 分（剧痛）。此法不仅对疼痛强度进行分级，还将疼痛对患者日常生活自理能力之间的联系进行了评定，较为客观，更适于临床慢性疼痛康复治疗的疗效观察及患者在院外的自我评定。

b. 疼痛日记评分法：由护士、患者或患者家属对每天不同时段及日常活动出现的疼痛进行记录。一般为每 4h 或 2h 或 1h 记录患者坐、卧、行等活动时的疼痛情况。表中还包括记录患者活动时使用镇痛药的名称和剂量。疼痛可采用 0～10 的数字量级来表示，睡眠过程按无痛记分，为 0 分。其特点是每天记录，可连续动态观察疼痛，便于比较；医患均可使用，较为客观；便于发现疼痛与日常生活活动、疼痛与药物之间的关系。

知识拓展

世界卫生组织的疼痛分级（语言描述评分法）

疼痛的分级如下：

0 级：无痛。

1 级（轻度疼痛）：有疼痛感，不严重，可忍受，睡眠不受影响。

2 级（中度疼痛）：疼痛明显，不能忍受，睡眠受影响。

3 级（重度疼痛）：疼痛剧烈，不能忍受，睡眠严重，受干扰，需要用镇痛药。

三、康复护理措施

（一）目标

根据全面的评定，针对存在的问题，确定治疗的目标，为患者制订方案并实施。康复目标主要包括：①消除疼痛行为的强化因素；②缓解或控制疼痛反应；③提高功能水平和日常生活活动能力；④减少药物使用；⑤防止慢性症状的复发；⑥提高生活质量。

（二）康复护理方法

1. 减少或消除引起疼痛的原因

① 抬高肿胀部位；②有绷带、石膏固定的患者要注意血运情况；③检查患者的姿势和体位；④指导患者有效咳嗽、咳痰；⑤主动耐心与患者交谈；⑥倾听患者述说；⑦医护人员

为患者进行操作时动作轻柔，解释耐心，态度和蔼。

2. 缓解或解除疼痛

（1）物理镇痛　①电刺激镇痛疗法；②热疗，常用的方法有超短波、微波、超声波、红外线、石蜡疗法、热水袋、热水浸泡、热水浴、热敷带等；③冷疗；④按摩、推拿。

（2）运动疗法　这是最好缓解慢性疼痛的方法之一。运动可以释放内啡肽，是天然的镇痛药物。

（3）深呼吸　将手放到腹部，深深地、慢慢地呼吸。几分钟后，就会感到疼痛有所缓解。

（4）正确记录疼痛　疼痛很难被描述，因此很难让医生更好地了解病情。试着用疼痛量表来对疼痛分级，对病情控制很有帮助。

（5）保证良好的睡眠　慢性疼痛会让患者睡眠不足，而睡不好会使疼痛加剧，这是一个恶性的循环。因此，保持规律、良好的睡眠十分重要。

（6）手术治疗　对于难以治疗的疼痛，如腰椎间盘突出症，手术是一种可以选择的方法。

（7）生物反馈疗法　生物反馈可以教会患者如何控制身体的自主反应，如心跳和血压。通过训练学习放松肌肉、减缓疼痛。

（8）分散注意力　如读书、聊天会降低大脑中疼痛区域的活跃度，也可分散对疼痛的注意。

（9）药物治疗　①解热消炎镇痛药：常用阿司匹林、吲哚美辛栓、布洛芬、双氯芬酸钠等；②麻醉性镇痛药：吗啡、哌替啶、芬太尼等；③催眠镇静药：地西泮、硝西泮、艾司唑仑等；④抗癫痫药：苯妥英钠和卡马西平治疗三叉神经痛有效；⑤抗忧郁药：丙咪嗪、阿米替林等。

（10）针灸　其作用是促进内啡肽的产生或是阻止神经传递疼痛信号。

3. 心理护理

慢性疼痛常伴有精神、心理的改变，大部分的患者表现为抑郁或焦虑状态。利用宣传板或宣传册进行宣教，增强患者对疼痛的正确认识。

★ **考点提示：慢性疼痛的康复护理方法**

四、康复护理指导

1. 锻炼和健身

慢性疼痛患者的一个主要问题就是缺乏健身活动。应根据患者情况给予锻炼的建议或方法指导，使患者能够耐受这些活动练习。

2. 保证睡眠

给予患者有针对性的睡眠建议，如合适的枕头、床垫的硬度、睡眠的姿势等。

3. 分散注意力

鼓励患者参加集体活动来分散注意力。

4. 心理护理

告知患者疼痛会对机体带来的影响，帮助患者采取正确的态度对待疼痛，教会其表达疼痛的程度、性质、持续时间和部位。

（沙凯辉）

第四节 产后的康复护理

一、概述

产后康复护理是指在先进的康复理念指导下，利用现代康复手段和方法，针对妇女产后这一特殊时期的心理和生理变化进行主动的、系统的康复护理指导和训练，包括对产妇心理以及产后子宫、阴道、盆底、乳房、形体、内分泌、营养等进行综合全面康复护理，使产妇能在分娩后一年内身体和精神状况得到快速、全面的康复。随着社会的进步，产后康复已经成为康复护理工作的重要内容之一。

女性怀孕以后，人体的内分泌系统变化很大，激素水平升高，脂肪组织易在体内积蓄。由于腹部体积增大，腹压增大，腹壁肌肉极度扩展，腹部皮肤表层变薄，弹性纤维也高度延展并有断裂，当分娩以后，腹壁肌肉因此就变得十分松弛。在中国有传统的"坐月子"习俗，要求产妇必须在床上静养，并同时大量地补充营养，这时由于肠蠕动减少，肠道吸收能力增强，松弛的腹壁就成了脂肪堆积的最佳场所，因此产妇很容易就变得肥胖。同时，在胎儿娩出过程中，会阴、盆底肌肉筋膜、宫颈等一般都会有不同程度的损伤。这些产后变化若不及时进行康复护理，就会引起衰老加快，体型臃肿、肥胖。分娩后的女性，由于阴道、外阴及腹部的松弛，也会成为多种妇科病症发生的诱因，同时影响夫妻生活。产妇体内的雌激素含量和脑内儿茶酚胺类物质在分娩后迅速下降，脑活动情况由此产生变化，此时容易导致产妇出现抑郁症，加之产妇受外部环境的影响较大，心理压力较大，身体状况明显下降，这些原因极易诱发产后抑郁症。有关资料显示，妇女在妊娠期间与分娩后 30 天内，情感较为敏感，尤其是在产后一周内，情绪起伏较大，心理状况极不稳定。产后抑郁症发生率为 15%～20%，多胎者可高达 25%。此外，产妇由于生产后运动量的降低，导致血液的黏稠度明显提高，出现血管栓塞的概率大大增加。因此，产后适宜的康复护理的开展，不仅能主动地促进妇女产后身体和精神的康复，减少妇女产后身体和心理疾病的发生率，还能提高妇女产后的健康保健水平和生活质量，对家庭和谐与幸福起到非常重要的作用。

无论是顺产，还是剖宫产，产后康复越早进行越好。产后康复的最佳进行时间一般为：顺产后 2～3 天，剖宫产后 15 天。产后康复护理需要一段时间坚持，产妇应在医护人员指导及家人配合下，积极进行康复治疗和训练，注意营养，调节情绪。但是对于高血压、心脏病患者，生命体征不平稳的患者，安装了心脏起搏器的患者，以及不能经受刺激的精神病患者等，暂不能进行康复治疗。

二、康复护理评定

产后康复护理的评定，应围绕产后出现的身体和心理的变化进行系统的康复评定，一般应包括以下方面。

1. 一般健康状态评定

产妇的一般情况包括姓名、年龄、职业、工作环境、家庭情况等；家族史与既往史；哺乳情况；睡眠情况；营养状况等。

2. 临床情况评定

针对产后出现的并发症，如产褥感染、乳腺炎、泌尿系统感染等进行相应的临床评定。

3. 形体评定

身高、体重、形态、体重指数、脂肪指数等评估。

4. 疼痛评定

一般采用视觉模拟评分法（VAS）进行评定：在纸或尺上划 10cm 长的直线，直线左端表示无痛，右端表示剧痛。让患者在线上最能反映自己疼痛程度之处划线，评定者根据划线的位置判断疼痛的程度。

5. 心理状况评定

心理评定方法有多种，包括观察法、调查法、心理测验法等。对可疑有心理状况异常的产妇，可以进行心理测验。目前国内外尚无专用的辅助诊断产后心理障碍的量表，目前常用的量表有以下几种。①爱丁堡产后抑郁量表：该量表是 Cox 等于 1987 年编制的用于产后抑郁初步筛查的自评量表，目前在国际上广泛使用。②Zung 抑郁自评量表：由美国医生 Zung 于 1965 年编制。该量表含有 20 个条目，每条目有 4 级评分，使用简便，能较直观地反映抑郁患者的主观感受，用于测量抑郁状态的严重程度以及患者的抑郁程度，有助于产后抑郁的诊断。③汉密尔顿抑郁量表：该量表为他评量表，是最标准的抑郁量表之一，新的抑郁量表在开发时往往以汉密尔顿抑郁量表为平行效度检验的工具，有助于产后抑郁的诊断。④明尼苏达多相人格问卷：该问卷有助于产后精神病的诊断。

知识拓展

美国精神学会（1994 年）产后抑郁症诊断标准

（1）产后 2 周内出现下列 5 条或 5 条以上症状，但必须具备①、②两条。①情绪抑郁；②对全部或多数活动明显缺乏兴趣或愉悦；③体重明显下降或增加；④失眠或睡眠过度；⑤精神运动性兴奋或阻滞；⑥疲劳或乏力；⑦遇事感无意义或自罪感；⑧思维力减退或注意力溃散；⑨反复出现死亡想法。

（2）在产后 4 周内发病。

---

6. 盆底肌功能评定

对产后超过 42 天、子宫恢复良好、无感染的产妇可及时进行盆底肌肉功能的评定，以明确损伤程度。

三、康复护理措施

（一）心理康复护理

护理人员应在与产妇及产妇家属交流沟通的过程中，了解产妇的情绪以及心理状况，及时有效的帮助产妇解决问题，对家属进行心理培训，以便协助护理人员了解影响产妇心情波动的可能的原因，耐心认真地对产妇及其家属普及相关的护理措施和产后抑郁症的知识。必要时请专业心理医生或治疗师进行针对性治疗。

（二）疼痛治疗

产后可能由于产道损伤或剖宫产术后疼痛等，应给以药物镇痛，必要时可以配合物理因子治疗减轻疼痛。

（三）运动康复治疗

产后应尽早进行运动训练。运动训练应针对产后女性在身体主要器官的变化，帮助产妇进行子宫、盆底、乳房、体形等快速恢复，使产妇松弛的腹壁及盆底组织的紧张度和弹性得到增强，机体的代谢机能得到调整，从而解决妇女因产后身体功能变化带来的烦恼。常用的运动康复方法包括盆底肌肉功能训练及产后保健操。

1. 盆底肌肉功能训练

该方法可以提高盆底肌肉收缩能力、预防和治疗尿失禁及盆腔器官脱垂。具体训练方法包括以下几种。①盆底肌肉锻炼法：又称为 Kegel 运动，即做缩紧肛门阴道的动作，每次收紧不少于 3s，然后放松。连续做 15～30min，每天进行 2～3 次；或每天做 150～200 次，6～8 周为 1 个疗程。②生物反馈训练：该方法需借助阴道内或直肠内的电子生物反馈治疗仪，监视盆底肌肉的肌电活动，并将这些肌电信号转化为听觉和视觉信号反馈给患者，从而指导患者进行正确的、自主的盆底肌群的训练。生物反馈能够有效地控制不良的盆底肌肉收缩，并对这种收缩活动进行改进或纠正。因此，生物反馈不仅仅是一种记录，也是一种康复疗法技术。现在有着不同类型的生物反馈，最常用的是肌肉生物反馈、膀胱生物反馈、A3 反射、场景生物反馈。③盆底肌肉电刺激：利用电刺激使尿道括约肌、肛提肌、阴道括约肌等被动收缩，达到预防盆底功能障碍性疾病的目的。

2. 产后保健操

产后保健操可以减轻产后不适，恢复骨骼肌肉的伸展，增强腹部肌肉张力，保持良好身材，促进盆底肌群收缩，防止因松弛而导致的尿失禁、子宫脱垂等，并能促进血液循环，预防静脉血栓，促进子宫复旧等。具体操作方法如下。

（1）产后前 10 天运动　①起床活动：阴道分娩的产妇产后 6～12h 即可起床轻微活动，产后第 2 日可在室内随意走动，行会阴侧切或剖宫产的妇女，可推迟到产后第 3 日起开始轻微活动。②产后第 1 日，可在床上做抬头运动：仰卧位，两手置于腹部，头从枕头上抬起，10 次一组，连续做 2～3 组。③产后第 2～4 天，床上上肢运动：仰卧位，两臂行水平外展、水平内收、上臂举过头部、慢慢收回运动，10 次一组，连续做 2～3 组。④产后第 5～9 天，在上述动作基础上加做下肢屈伸运动及缩肛运动：仰卧位，两手平放体侧，将右下肢向腹部屈曲，然后放平伸直，左右交替进行。另外有节奏进行肛门收缩运动。10 次一组，连续做 2～3 组。

（2）产后 10 天开始做整套保健操运动　①深呼吸运动：仰卧位，两臂伸直放于体侧，双腿伸直，全身放松，慢慢地用鼻深吸气并扩张胸部，再由口缓慢吐气，收紧腹部。10 次一组，连续做 2～3 组。②缩肛运动：仰卧位，两臂伸直放于体侧，交替做肛门收缩与放松运动，10 次一组，连续做 2～3 组。③伸腿运动：仰卧位，两臂伸直放于体侧，两腿轮流上举后双腿并举，与身体保持 90°，10 次一组，连续做 2～3 组。④挺腹缩肛运动：仰卧位，两腿靠拢，两脚踩地，尽力抬起臀部，然后放松，或进行收缩肛门运动，以恢复盆底肌肉的力量，10 次一组，连续做 2～3 组。⑤仰卧起坐运动：仰卧位，两手叉腰坐起，两腿伸直，10 次一组，连续做 2～3 组。⑥膝胸卧位运动：产妇跪卧于床上呈俯状，两膝分开与肩同宽，腰部伸直，胸部与床贴近，尽量抬高臀部，膝关节成 90°，收缩肛门。该体位可以防止子宫后倾，促进子宫复旧。⑦全身运动：跪姿，双臂支撑床面，左右腿交换向背后高举。

3. 物理因子治疗

物理因子疗法是指用声、光、电、磁、热、水等物理因子作用于机体，达到保健和治疗疾病的一种方法。各种物理因子可以直接作用于身体各部位，从而有效地改善各种局部症状，对于产后乳腺炎、疼痛、盆底肌功能障碍等具有一定的治疗作用。常采用的物理因子疗法有：低、中、高频电疗、超声波、激光、红外线等。

四、康复护理指导

（1）为产妇提供产后哺乳指导，提倡母乳喂养。

（2）进行产后心理因素的咨询、调整与指导，为产妇提供情绪测评和心理调适指导，帮助产妇调整产后心态，使心理状态尽可能地保持在一种均衡健康的状态，产妇能适应产后角色变换，促进家庭和谐。

（3）进行产后形体康复的咨询与指导，帮助产妇尽快身体形态复原。

（4）进行产后营养咨询与指导，确保产妇合适的营养状态。

（5）进行产后性生活指导与避孕方法的知情选择。

（徐远红）

第五节　亚健康的康复护理

一、概述

人体除了健康状态和疾病状态之外，还存在着一种非健康非疾病的中间状态"第三状态"，国内常常称为"亚健康状态"。亚健康是身体处于健康和疾病之间的一种临界状态，一般是指机体无明显的临床症状和体征，或者有病症感觉而临床检查找不出证据，但已有潜在的发病倾向，各种适应能力不同程度减退，处于一种机体结构退化和生理功能减退的低质与心理失衡状态。国内外的专家学者对亚健康状况做了大量的研究，发现很多人存在亚健康方面的诸多问题。据统计美国每年处于亚健康状态的人数达到 600 万人，日本关于疲劳的研究也表明工作压力大、家务重、精神紧张而感到非常疲劳的人数也达到了 60%，而我国亚健康人群发生率在 45%～70%，好发年龄在 35～60 岁，好发人群为中年知识分子和从事脑力劳动为主的白领人士、领导干部、企业家、影视明星等。目前，青少年亚健康问题也逐渐令人担忧，老年人亚健康问题复杂多变，特殊职业人员亚健康问题突出。

亚健康状态与健康和疾病有部分重叠，属于个体从健康状态向疾病状态过渡的中间状态。临床上，亚健康与亚临床容易混淆，实际上亚健康与亚临床存在本质区别。亚临床是有客观检查证据而没有主观临床表现，而亚健康状态是指有主观临床表现但缺乏客观检查证据。亚健康与慢性疲劳综合征也有明显区别。慢性疲劳综合征国际上有统一的诊断标准，但亚健康还没有建立统一的判断标准。慢性疲劳综合征 18 岁以上发生率为 0.004%，而亚健康发生率在 18 岁以上高达 70%，通过积极干预，多数亚健康状态可以恢复为健康状态。

二、康复护理评定

亚健康状态的评定，目前尚未建立明确、统一、公认的诊断标准，目前关于其评定方法主要包括以下几种。

1. 量表问卷评定

针对亚健康状态的各种临床表现，目前主要采用国际公认且具有良好信度及效度的相关量表，包括健康状况调查问卷（SF-36）、症状自评量表（SCL-90）、世界卫生组织生存质量简表（WHOQOL-BREF）、心理社会应激评定量表（PSAS）、焦虑自评量表（SAS）、抑郁自评量表（SDS），以及康奈尔医学指数（CMI）等。国内也有部分研究人员采用自行设计、经过信度及效度检测的亚健康疲劳量表、亚健康症候测评量表、亚健康体质量表、亚健康评定量表等进行亚健康状态评定。由许军等研制出的亚健康评定量表是适用于我国文化背景及社会价值观念下的亚健康定量化测量量表，具有较好的信度和效度。量表问卷评定法对以主观感受为主诉的亚健康状态的判别有其合理、科学的一面，它可以相对客观地反映亚健康状态主观、多维的表现，可测量其性质和程度，从而能弥补单纯重视医生的评价或单纯追求生物学指标的不足。

2. 叙述法评定

该评定方法是从年龄、持续时间、相关生理生化检查、主要临床表现等方面对亚健康进行界定。中华中医药学会亚健康分会在 2006 年颁布的《亚健康中医临床指南》最具有代表性，目前在国内有关中医药防治亚健康的研究中使用较为广泛。《亚健康中医临床指南》认为："如果存在目前医学上不能解释的症状表现，且持续 3 个月或以上者，可判定为亚健康。"该指南作用主要是通过文字描述排除疾病人群，但其缺点是没有建立亚健康量化诊断的阈值。

3. 症状组合法评定

目前采用较多的症状组合法评估是具有先验性质的专家意见法或者 Delphi 法。其通过设定阳性条目的界值对亚健康进行评估，阳性项目数量达到相关标准，即可认定为亚健康状态。

4. 生理生化指标量化评定法

生理生化指标量化评定法主要通过检测，如血液、尿液、免疫功能、心电图、脑电图等相关指标来界定亚健康。该评定方法不足之处体现在没有通过大样本数据采样确定亚健康人群微观指标检测值的正常区间。

5. 中医评定

中医对于亚健康的评定手段较多，常采用传统的四诊（望、闻、问、切）合参的方式进行，还包括一些特殊的中医评定方法，如指甲诊、舌诊、面诊、音频诊、子午诊、经络诊、脏腑诊等。

三、康复护理措施

由于健康、亚健康、疾病三者之间是可以双向互动的，亚健康者经过适当的调适与保健，大多数可以向健康方向转化。现代医学研究结果表明，造成亚健康状态的原因是多方面的。目前尚无明确一致的观点，但主要与以下原因有关：精神压力导致心理失衡、饮食不合理导致营养不全、环境污染、作息没有规律、缺乏运动、滥用药品；其他因素的影响，如人体的自然衰老、生物钟的低潮、人们情感生活质量下降、气候变化、吸烟、酗酒等。因此，针对形成亚健康的原因，尽早通过非药物手段对亚健康者进行康复治疗及护理，可有效降低心脑血管疾病、糖尿病、抑郁症、癌症、猝死等相关疾病的发病率，不仅使大部分人群免遭病痛之苦，更能有效节约医疗资源，对我国经济社会更快更好的发展具有重要意义。下面简单介绍几种康复护理措施。

1. 物理因子康复疗法

物理因子疗法是指用声、光、电、磁、热、水等物理因子作用于机体，达到保健和治疗疾病的一种方法。各种物理因子可以直接作用于身体各部位，从而有效地改善各种局部症状，并能加快血液循环，促进有毒及致病物质排出体外，从而起到防病治病的作用。各种物理因子还通过作用于皮肤、肌肉和其他感觉器官进行良性刺激，通过神经或体液调节作用，从而恢复和维持人体平衡，使不良的症状得以改善和消除。常采用的物理因子疗法有低、中、高频电疗、超声波、激光、红外线、磁疗、蜡疗、水疗等。

2. 运动康复疗法

运动康复是防治亚健康的最佳手段，其能够提高人体新陈代谢水平，促进人体骨骼发育，提高人体免疫力和环境适应能力，增强神经系统功能，提高人际交往能力，促进心理健康。常用的运动康复方法有慢跑、游泳、打太极拳、八段锦等。

3. 康复心理护理

康复心理护理是利用心理学的理论和技巧，结合康复护理的特点，通过各种方法，应用语言和非语言的交流方式，影响对方的心理状态，改变不正确的认知活动及情绪障碍，从而解决其心理上的问题。康复心理护理常采用暗示疗法、婚姻疗法、家庭疗法、社会治疗、疏导疗法、强化疗法、自我松弛疗法、娱乐疗法等。

4. 认知行为康复疗法

行为理论认为，只有根据一个人的外显行为才能决定此人是正常的还是异常的，若此人行为不正常，则此人就是异常的。所有的行为都是学习获得的。康复护理人员可以通过对个体的再训练的方法改变异常的行为。认知行为疗法对亚健康中的某些心理疾病（如强迫症、焦虑症、抑郁症等）具有良好效果。

5. 传统中医康复疗法

中医学对亚健康状态的治疗有很好的优势。可以按照中医辨证进行中药调理达到改善症状的目的。同时还可以运用中医针灸、推拿、导引等疗法进行综合的康复调节。

6. 自然疗养因子康复

自然疗养因子能使破坏的生理平衡得到重建，从而促进机体代谢及各脏器功能的恢复，并使机体的防卫机能得到增强。具体包括海水浴疗法、空气浴疗法、日光浴疗法、森林浴、景观疗法等。

知识拓展

坚持有氧运动，逆转亚健康

有氧代谢运动是一种强度低、有节奏、不中断和持续时间较久的运动。这种运动可增加心排血量3倍以上，增加肺活量，吸入氧是平时10倍以上；可增加超氧化物歧化酶（SOD）对抗自由基，延缓衰老，减少骨质丢失；可消耗多余的脂肪，具有降低胆固醇、降低血糖和血压的作用。有氧运动还可增加血液白细胞及吞噬细胞的吞噬功能，提高免疫及抗病功能。通过运动，可使大脑得以积极地休息，可以促进脑啡肽活性物质释放，有利于消除紧张和烦躁，改善睡眠和记忆功能。所以有人称运动是"神经安定剂"，有益于心理健康。有氧代谢运动常见的种类有步行、慢跑、骑自行车、游泳、登高、跳健身舞、做健身操、扭秧歌等，可以根据个人体质和爱好自由选择。

四、康复护理指导

围绕亚健康状态形成原因，应对亚健康人群进行康复护理指导，给以适宜的健康教育，帮助个人和群体掌握卫生保健知识，树立健康观念，自愿采纳有利于健康的行为和生活方式。主要应包括以下几个方面。

1. 平衡心理状态，促使身心健康

应树立正确的世界观、人生观、价值观，追求物质利益与精神高尚协调发展。在生活中应保持乐观向上的良好心态，培养广泛的兴趣爱好，使生活更加丰富多彩。善于应对社会上的各种激烈竞争，善于化解压力和面对困难，能变压力为动力，不断提高自身的心理承受能力和自我调适能力，使心理状态尽可能地保持在一种均衡健康的状态。

2. 科学饮食，确保营养均衡

尽量保证每天膳食中的糖、蛋白质、脂肪、矿物质、维生素等人体所必需的营养物质，以使机体能保持健康状态。饮食选择应注意多样化，以谷类为主，多吃蔬菜、水果、薯类、乳制品、鱼类、海产品及其豆制品等，以补充人体所必需的各种营养物质、维生素和微量元素。饮食要注意低盐、低糖。注意戒烟限酒，尽可能做到定时定量进餐，勿暴饮暴食，以利于机体的新陈代谢并有助于生理功能的最佳发挥。

3. 优化环境，改善居住条件

充满噪声、粉尘、废气、废水、空气污染的环境使人类的生活质量下降，这是导致亚健康状态的一个重要因素。因此，应创造一个安静、舒适、优美的居住环境，居室要求干净、整洁、能透过阳光，通风良好。

4. 合理作息，生活规律

合理安排每天的作息时间，使进餐、工作、学习、娱乐和休息的时间保持相对合理和稳定，不要逆生物钟而动，尤其是应注意保证充足的睡眠时间，避免熬夜等不良习惯。

5. 动养兼顾，劳逸结合

工作紧张忙碌的人，要充分利用工作中的休息时间，有计划、有针对性地进行一些简单的体育锻炼和娱乐活动，可提高对疾病的抵抗性。应每天合理安排工作与休息活动时间，注意劳逸结合，既要避免过度疲劳对人体健康造成的损害，也要避免过度安逸懒散造成的机体免疫力下降。

（徐远红）

思考题

一、名词解释

1. 老年人

2. 慢性疼痛

二、填空题

1. 老年人的康复护理评定包括＿＿＿＿、＿＿＿＿、＿＿＿＿、＿＿＿＿。

2. 疼痛的评定方法包括＿＿＿＿、＿＿＿＿。

3. 慢性疼痛的主要功能障碍是＿＿＿＿、＿＿＿＿、＿＿＿＿、＿＿＿＿。

三、简答题

1. 简述老年人康复护理指导。

2. 简述慢性疼痛康复护理指导。

3. 简述产后康复常用康复护理措施。

4. 简述亚健康的常用康复护理措施。

能力测试题

第一章　绪论

选择题

A1 型选择题

1. 下面关于康复的叙述，错误的是（　　）

A. 康复需要患者本人、家庭和社区共同参与

B. 康复工作应该在疾病的中后期进行

C. 康复包括医疗康复、教育康复、职业康复、社会康复和康复工程

D. 康复最终是帮助患者重返社会

E. 康复需要环境和社会作为整体参与

2. 下面哪项不属于康复护理的内容（　　）

A. 体位的摆放

B. 日常生活活动能力训练

C. 膀胱护理技术

D. 制作各种支具

E. 心理护理

3. 下面关于康复护理的原则叙述错误的是（　　）

A. 强调"替代护理"

B. 强调团队合作

C. 强调心理护理

D. 强调患者自我参与

E. 主要是功能训练

A2 型选择题

4. 患者，男性，30 岁。车祸脑外伤急诊入院。他所接触的人员中，不属于康复治疗组成员的是（　　）

A. 神经外科医师

B. 康复医师

C. 作业治疗师

D. 护士

E. 陪同住院的朋友

5. 患者，男性，28 岁。高空坠落后颈部以下功能障碍。以下哪项不属于康复护理的内容（　　）

A. 患者的营养护理

B. 患者的功能训练护理

C. 预防并发症

D. 替代患者完成日常生活活动

E. 评价患者的残疾情况

第二章　康复护理理论基础

一、选择题

A1 型选择题

1. 神经纤维传导兴奋的特征不包括（　　　）
A. 生理完整性
B. 绝缘性
C. 双向性
D. 衰减性
E. 相对不疲劳性

2. 关于神经胶质细胞的功能错误的是（　　　）
A. 支持作用
B. 隔离与绝缘作用
C. 修复与再生作用
D. 屏障作用
E. 接受刺激产生冲动

3. 关于神经损伤的反应错误的是（　　　）
A. 受损轴突的近、远端肿胀
B. 与受损神经元有突触联系的神经元也将变性
C. 损伤使 Ca^{2+} 外流
D. 胞核周围的尼氏体分散染色降解
E. 胞体肿胀核移位

4. 在中枢神经的可塑性方面大脑比脊髓大，原因主要是（　　　）
A. 脑是高级中枢
B. 脑的功能比脊髓复杂
C. 脑有颅骨保护
D. 脑的体积较大
E. 脑有脑脊液保护

5. 完整有效的神经再生过程不包括（　　　）
A. 神经元增殖
B. 再生轴突的生长
C. 再生轴突的出芽
D. 与靶细胞重建轴突联系
E. 再生轴突的延伸

6. 对骨生长的作用描述错误的是（　　　）
A. 骨是能修复的
B. 骨是能再生
C. 老年人的骨骼没有再生功能
D. 年龄可影响骨的再生
E. 很多因素可影响骨的修复

7. 与线形位移无关的关节运动是（　　　）
A. 牵引

B. 旋转

C. 压缩

D. 滑行

E. 治疗面

8. 骨骼肌按其在运动中的作用不同分类错误的是（　　　）

A. 原动肌

B. 拮抗肌

C. 固定肌

D. 横纹肌

E. 协同肌

9. 骨骼肌是体内最多的组织，约占体重的（　　　）

A. 30％

B. 20％

C. 25％

D. 30％

E. 40％

10. 影响骨骼肌收缩的主要因素不包括（　　　）

A. 肌肉的收缩形式

B. 前负荷

C. 后负荷

D. 肌肉开始收缩时承受的负荷

E. 肌肉的收缩力

11. 出生后 1 年髓鞘化才从中脑逐渐发育到大脑皮质，（　　　）岁后基本完成

A. 1

B. 2

C. 3

D. 4

E. 5

12. 正常情况下，（　　　）岁后小儿具有比较物体差别的能力

A. 1

B. 1.5

C. 2

D. 2.5

E. 3

13. 手和眼的协调运动在（　　　）月龄后出现

A. 1

B. 2

C. 3

D. 4

E. 5

14. 一般在（　　　）月龄时完成拇指与示指的抓捏动作

A. 6～7

B. 8～9

C. 4~5

D. 10~12

E. 13~15

二、判断题

1. 神经元和神经胶质细胞由不同的祖细胞分化而来。（　　）

2. 递质囊泡向轴突末梢的运输属于慢速轴浆运输。（　　）

3. 等张收缩是指肌肉收缩时随着长度的缩短而张力逐渐加大。（　　）

4. 骨骼和关节的运动都存在着杠杆原理，但是肌肉的运动不存在杠杆原理。（　　）

5. 肌原纤维上相邻两条 M 线之间的结构称为肌小节。（　　）

6. 胎儿的中枢神经系统是由胚胎期的中胚层发育而成。（　　）

7. 在婴幼儿早期出现的原始反射，可以持续终生。（　　）

8. 小儿初期步行模式为左右足间距较大，不安稳，呈双上肢上举维持平衡的姿势。

（　　）

第三章　康复护理评定

一、选择题

A1 型选择题

1. 下列属于继发性残疾的是（　　）

A. 车祸

B. 暴力伤害

C. 烧伤

D. 肌肉萎缩

E. 小儿营养不良导致的身体及智力的发育低下

2. 我国残疾分类标准分几类（　　）

A. 四类

B. 五类

C. 六类

D. 七类

E. 八类

3. 改良的 Ashworth 痉挛分级共有（　　）

A. 4 级

B. 5 级

C. 6 级

D. 7 级

E. 8 级

4. Lovett 肌力分级标准共分（　　）

A. 3 级

B. 4 级

C. 5 级

D. 6 级

E. 7 级

5. 关节活动度的英文简称是（　　）

A. ROM

B. ADL

C. QOL

D. FIM

E. MET

6. 以下哪种情况是关节活动度评定的禁忌证（　　）

A. 骨关节伤病及手术后患者

B. 肌肉伤病及手术后患者

C. 神经系统疾病

D. 关节急性炎症期

E. 神经系统疾病

7. 关节活动度训练的适应证是（　　）

A. 关节不稳

B. 关节挛缩

C. 骨折未固定

D. 骨关节肿瘤

E. 骨不连

8. 两脚跟中心点或重心点之间的水平距离称为（　　）

A. 步长

B. 步幅

C. 步宽

D. 步频

E. 步速

9. 步行训练的原则中，错误的是（　　）

A. 以步态分析为依据

B. 以异常步态的关键环节为训练重点

C. 同时注重关节、肌肉、平衡能力等训练

D. 适当使用矫形器和步行辅助用具

E. 不采用手术矫治

10. 正常步行摆动相占步行周期的（　　）

A. 20％

B. 30％

C. 40％

D. 50％

E. 60％

11. 下列哪项不是评定日常生活活动能力的目的（　　）

A. 观察疗效，评价医疗服务质量

B. 诊断疾病

C. 判断功能预后

D. 为制订环境改造方案提供依据

E. 改进护理方案

12. Barthel 指数评定包括几项内容（　　）

A. 10 项

B. 11 项

C. 12 项

D. 13 项

E. 14 项

13. 下列哪项不属于言语障碍（　　）

A. 失语症

B. 失音

C. 构音障碍

D. 口吃

E. 自闭症

14. 儿童言语在几岁左右形成（　　）

A. 5 岁

B. 6 岁

C. 4 岁

D. 7 岁

E. 8 岁

15. 执行功能障碍评定最常用的量表是（　　）

A. Rivermead 行为记忆功能评定表

B. 韦克斯勒智力量表

C. 格拉斯哥（Glasgow）昏迷量表

D. 蒙特利尔认知评估量表（MOCA）

E. 简易精神状态检查量表（MMSE）

16. 格拉斯哥（Glasgow）昏迷量表描述错误的是（　　）

A. 包括睁眼反应、运动反应、言语反应三大项目

B. 睁眼反应最高分为 4 分

C. 运动反应最高分为 6 分

D. 言语反应最高分为 6 分

E. 总分为 15 分

17. 认知功能障碍评定对象不包括（　　）

A. 注意障碍

B. 记忆障碍

C. 知觉障碍

D. 执行功能障碍

E. 识别能力障碍

18. 下列不是知觉分类的是（　　）

A. 视知觉

B. 听知觉

C. 触知觉

D. 空间知觉

E. 味知觉

19. 关于情绪测验描述，不正确的是（　　）

A. 经常出现的不良情绪是焦虑和抑郁

B. 焦虑常用汉密尔顿焦虑量表及焦虑自评量表进行评定

C. 焦虑是指个体对客观事物产生的长时间的、以情绪低落为主要特征的情绪反应

D. 抑郁常用汉密尔顿抑郁量表及抑郁自评量表进行评定

E. 情绪是指个体对客观事物是否符合自身需要而产生的态度的体验和伴随的心身反应

20. 不是心理评定目的的是（　　　）

A. 为康复治疗提供依据

B. 对康复效果进行评价预测

C. 为回归社会做准备

D. 可以为制订下一步治疗方案提供依据

E. 有助于协调各种人际关系

21. 属于心理评定的方法是（　　　）

A. 问卷法

B. 测量法

C. 心理测验法

D. 访谈法

E. 讨论法

22. 心电运动试验的禁忌证不包括（　　　）

A. 未控制的心力衰竭

B. 严重的左心功能障碍

C. 心内膜炎

D. 稳定型心绞痛

E. 心肌炎

23. 心脏负荷试验中最常用的是（　　　）

A. 心脏功能分级

B. 超声心动图

C. 超声心动图运动试验

D. 心电运动试验

E. 核素运动试验

24. 关于呼吸功能的主观症状评定，描述不正确的是（　　　）

A. 1级：日常生活能力和正常人一样

B. 2级：登楼、上坡时出现气短

C. 3级：慢走100m以内即感气短

D. 4级：讲话、穿衣等轻微动作便感到气短

E. 5级：安静时就有气短，不能平卧

25. 有关肺功能测定的测定，不正确的是（　　　）

A. 潮气量、补吸气量、补呼气量和残气量是肺的4种基本容积

B. 肺容积的测定包括基本肺容积和基础肺活量

C. 肺容积是运动状态下，测定一次呼吸所出现的容积变化

D. 通气功能是指在单位时间内随呼吸运动进出肺的气体量和流速

E. 功能残气量是指平静呼气末尚存留于肺内的气体量

26. 关于心电运动试验下列叙述错误的是（　　　）

A. 受试者试验前应避免剧烈运动，并且最好停用可能影响试验结果的药物

B. 12导联心电图的肢体导联应移至胸部，并避开肌肉和关节活动部位

C. 在试验中应密切观察和详细记录心率、血压、心电图及受试者的各种症状和体征

D. 当达到预定的运动终点时，应立即按暂停键，撤除一切监护设备，扶受试者到一边休息

E. 试验室应配备除颤器和必要的抢救药品，以便出现严重问题时能给予及时的处理

27. 神经电生理检查的方法不包括（　　）

A. 肌电图

B. 神经传导速度测定

C. 感觉神经传导速度测定

D. 诱发电位检查

E. 超声诊断

28. 肌电图的临床意义不包括（　　）

A. 诊断鉴别神经肌肉系统疾病

B. 判定运动骨骼系统是否损伤

C. 作为临床康复评定的指标

D. 多导记录肌肉运动状态下的肌电值变化

E. 了解步行训练中各个肌肉的启动和持续时间是否正常

A2 型选择题

29. 患者，男性，70岁。肺癌晚期，肌肉萎缩，患者四肢可以抬离床面，并可以抗轻微阻力，他的肌力是（　　）

A. 1级

B. 2级

C. 3级

D. 4级

E. 5级

30. 患者，女性，65岁。小脑外伤后，左上肢不能平稳完成动作，伴有震颤，步行时步幅大，足着地轻重不等，伴有摇摆。针对这位患者协调功能的检查除外下列哪项（　　）

A. 指对指试验

B. 跟-膝-胫试验

C. 抽屉试验

D. 指鼻试验

E. 轮替试验

31. 患者，男性，4岁。行走时左右摇摆如鸭步，此步态为（　　）

A. 臀大肌步态

B. 臀中肌步态

C. 跨阈步态

D. 帕金森步态

E. 偏瘫步态

二、判断题

1. 波士顿失语诊断测验（BDAE）中的失语症严重程度分级分为5级。（　　）

2. 知觉障碍主要有躯体构图障碍、空间关系障碍、失认症及失用症。（　　）

3. 常用的智力测验是韦克斯勒智力量表。（　　）

4. 神经心理学主要研究一个人整个的精神面貌，是具有一定倾向性的、稳定的心理特征的总和。（　　）

5. 心功能分为 5 级。（　　　）

6. 呼吸功能的主观症状评定分为 6 级。（　　　）

7. 肌电图主要检查的是上运动单位的电生理状态。（　　　）

8. 感觉神经传导速度（m/s）＝刺激与记录点间的距离（mm）/诱发电位的潜伏时间（ms）。（　　　）

第四章　康复护理技术

一、选择题

A1 型选择题

1. 留置导尿管更换的时间是（　　　）

A. 3 日

B. 4 日

C. 5 日

D. 6 日

E. 7 日

2. 当病变部位在左下叶侧基底段时，体位排痰应选择的体位为（　　　）

A. 右侧卧位

B. 左侧卧位

C. 仰卧位

D. 头低足高位

E. 头高足低位

3. Bobath 握手正确的姿势是（　　　）

A. 双手掌心相对，十指交叉，患侧拇指在健侧拇指上方

B. 双手相握，患侧拇指在健侧拇指上方

C. 双手掌心相对，十指交叉，健侧拇指在患侧拇指上方

D. 双手相握，健侧拇指在患侧拇指上方

E. 双手相握即可

4. 吞咽障碍最常见和最大的威胁是（　　　）

A. 营养不良

B. 误吸

C. 感染

D. 低蛋白血症

E. 水、电解质紊乱

5. 运动处方中不包括（　　　）

A. 运动时间

B. 运动类型

C. 运动频率

D. 运动强度

E. 运动对象

6. 关节松动术的操作要点不包括（　　　）

A. 运动方向

B. 运动速度

C. 运动力度

D. 治疗强度

E. 治疗时间

7. 平衡训练的原则不包括（　　　）

A. 先易后难

B. 引导式教育

C. 先静后动

D. 动静结合

E. 先低后高

8. 被动关节活动训练的适宜对象应该是（　　　）

A. 肌力 5 级以下的患者

B. 肌力 4 级以下的患者

C. 肌力 3 级以下的患者

D. 肌力 2 级以下的患者

E. 肌力 1 级以下的患者

9. 下列不是 Bobath 疗法的基本手法是（　　　）

A. 反射性手法

B. 促通手法

C. 抑制性手法

D. 感觉刺激

E. 控制关键点

10. 直流电疗法应用的直流电的特点是（　　　）

A. 低电压、大强度

B. 低电压、小强度

C. 高电压、小强度

D. 高电压、大强度

E. 没有要求

11. 直流电药物离子导入时，药物离子由什么途径进入人体（　　　）

A. 汗腺、皮脂腺管口

B. 皮肤角质层薄处

C. 皮下血管丰富处

D. 皮下脂肪丰富处

E. 皮肤毛发稀少处

12. 直流电疗法用衬垫，一般要求的厚度是（　　　）

A. 四层绒布厚

B. 1cm 厚

C. 二层绒布厚

D. 1.5cm 厚

E. 2cm 厚

13. 感应电疗法属于（　　　）

A. 中频电疗法

B. 高频电疗法

C. 低频电疗法

D. 中波疗法

E. 达松伐电疗法

14. TENS 的主要治疗作用是（   ）

A. 治疗心绞痛

B. 治疗疼痛

C. 治疗肌张力增高

D. 促进骨折伤口愈合

E. 改善周围血管血液循环

15. 超短波疗法的治疗作用不包括（   ）

A. 改善血液循环

B. 促进肌肉的收缩

C. 缓解痉挛

D. 消炎

E. 镇痛

16. 一般不用于降低肌张力的是（   ）

A. 水疗

B. 蜡疗

C. 磁振热

D. 神经肌肉电刺激

E. TDP

17. 石蜡疗法的治疗作用不包括（   ）

A. 降低过高肌张力

B. 增强肌力

C. 镇痛

D. 软化瘢痕

E. 消肿

18. 冷疗法是指温度（   ）

A. 0～－100℃

B. 37～38℃

C. 38～40℃

D. －100℃以下

E. 低于体温与周围空气温度，但在 0℃以上

19. 增强手指精细活动的作业训练是（   ）

A. 编织

B. 推重物

C. 滚筒训练

D. 功率自行车

E. 阅读训练

20. 上下肢协调的作业训练是（   ）

A. 保龄球

B. 拉锯

C. 砂磨

D. 刨工

E. 推重物

21. 作业治疗不包括 （　　）

A. 运动和感知觉的功能训练

B. 日常生活活动能力的训练

C. 休闲活动训练和指导

D. 增强社会交往的作业训练

E. 神经发育疗法训练

22. 注意力的训练方法是 （　　）

A. 感觉运动疗法

B. 猜测游戏

C. 背诵法

D. 提示法

E. 分解联合法

23. 在下列作业治疗中最适合前臂旋前旋后的作业训练是 （　　）

A. 翻书

B. 和面

C. 打篮球

D. 刺绣

E. 锯木头

24. 以下不是言语治疗禁忌的是 （　　）

A. 意识障碍

B. 重度痴呆

C. 拒绝配合

D. 体温 39℃

E. 肱骨骨折

25. 言语治疗可使用的物理因子治疗不包括 （　　）

A. 冰刺激

B. 神经肌肉电刺激

C. 蓝紫光

D. 经颅磁

E. 热敷

26. 以下说法正确的是 （　　）

A. 正式的言语训练开始时应是急性期已过，患者情绪稳定，能够耐受集中训练至少30min 时即可逐渐开始训练

B. 当患者训练出现错误时，为了引起患者重视，要给予批评，实行奖惩制

C. 意识障碍、重度痴呆、拒绝或无训练动机者适合进行语言训练

D. 对于患者细微的进步，也要鼓励，要使患者总是处在有可能成功的状态

E. 语言治疗师必须充分理解患者，并以认真、耐心的态度帮助患者改善言语功能至最初状态

27. 以下对 Schuell 刺激法描述不正确的是 （　　）

A. 利用强听觉刺激

B. 适当的语言刺激

C. 刺激应引出反应

D. 多途径的感觉刺激

E. 正确反应要强化以及矫正刺激

28. 构音障碍治疗不正确的是（　　　）

A. 构音评定所发现的异常部位，便是构音运动的出发点，多个部位的运动障碍要从有利于言语产生，选择几个部位同时开始；随着构音运动的改善，可以开始构音的训练

B. 言语治疗的重点往往是按构音障碍的类型进行治疗，而不是针对异常的言语表现

C. 恰当的治疗方法对提高疗效非常重要，不恰当的治疗会降低患者的训练欲望，使患者形成错误的构音模式

D. 治疗的次数和时间越多越好，但要根据患者的具体情况进行调整，避免过度疲劳，一般情况下每次治疗 30min 为宜

E. 对于轻度障碍的患者，由于其无法进行自主运动或自主运动很差，更多地需要治疗师采用手法辅助治疗

29. 属于心理治疗的方法是（　　　）

A. 观察法

B. 访谈法

C. 行为疗法

D. 心理测验法

E. 主观心理标尺

30. 对于支持性心理治疗说法错误的是（　　　）

A. 打断患者的陈述，不听患者完整表达

B. 向患者说明道理，帮助患者解除顾虑、树立信心

C. 根据患者的实际，及时以事实为依据，用坚定的语调和充满信心的态度，对预后进行肯定和保证

D. 调动患者的主观能动性，鼓励患者通过自己的努力改善功能

E. 通过治疗者对患者的指导、劝解、鼓励、安慰和疏导的方法来支持和协助患者处理问题，适应所面对的现实环境，度过心理危机

31. 行为疗法的治疗技术有（　　　）

A. 系统脱敏法

B. 冲击疗法

C. 厌恶疗法

D. 消极疗法

E. 以上均是

32. 下列不是心理治疗的主要方法（　　　）

A. 支持性心理治疗

B. 观察法

C. 行为疗法

D. 社会技能训练

E. 认知疗法

33. 心理护理的原则包括（　　　）

A. 服务性原则

B. 针对性原则

C. 交往原则

D. 启迪性原则

E. 以上均是

34. 心理治疗常用的方法是（　　　）

A. 支持性心理治疗

B. 行为疗法

C. 认知疗法

D. 集体心理治疗

E. 以上均是

35. 以下对行为疗法的说法正确的是（　　　）

A. 忽略患者良好的行为

B. 抑制不良行为

C. 惩罚可以作为阳性强化刺激达到目的

D. 给患者一定的惩罚来强化其适应行为

E. 以上均是

36. 假肢按截肢部位分，可以分为（　　　）

A. 壳式假肢和骨骼式假肢

B. 上肢假肢和下肢假肢

C. 临时假肢和正式假肢

D. 自身力源假肢和外部力源假肢

E. 装饰性假肢、功能性假肢、专用假肢

37. 关于残肢的日常护理，下列说法正确的是（　　　）

A. 注意接受腔适配

B. 保持残肢清洁

C. 注意残肢的粘连性瘢痕

D. 残肢有伤时要停止使用假肢

E. 以上说法都正确

38. 关于装配矫形器后的护理，下列说法错误的是（　　　）

A. 教会和训练患者正确使用矫形器

B. 保持皮肤清洁

C. 只在白天的配戴矫形器

D. 预防压疮

E. 注重矫形器的保养

39. 关于选择轮椅的座宽，下列说法正确的是（　　　）

A. 坐下以后臀部两边各有 2.5cm 的空隙

B. 坐下以后臀部两边各有 5cm 的空隙

C. 测量坐下时臀部两端最宽处再加 2.5cm 的距离

D. 测量坐下时臀部两端最宽处再加 10cm 的距离

E. 各种宽度都适合

40. 关于手杖的叙述不正确的是（　　　）

A. 单足手杖适用于握力好、上肢支撑力强的患者

B. 多足手杖适用于平衡能力较差、用单足手杖不够安全的患者

C. 偏瘫患者健侧、老年人可选用单足手杖

D. 多足手杖适用于握力好、上肢支撑力强的患者

E. 多足手杖一般为三足或四足

41. 一般认为，具有下列情况者可以考虑使用轮椅（　　　）

A. 步行功能减退或丧失者

B. 禁止步行者

C. 中枢神经疾病使独立步行有危险者

D. 高龄老人

E. 以上都对

42. 中医学的整体观念，概括为（　　　）

A. 人体是一个有机的整体

B. 人与外界环境的统一性

C. 整体护理与整体观念

D. 以上都是

E. 以上都不是

43. 患者起居应遵循下列何原则来适应四时气候变化（　　　）

A. 标本缓急

B. 扶正祛邪

C. 三因制宜

D. 春夏养阳，秋冬养阴

E. 以上都不对

44. 七情过极，可采用以情胜情法，若喜伤心，应（　　　）

A. 以思胜之

B. 以怒胜之

C. 以悲胜之

D. 以恐胜之

E. 以忧胜之

45. 拔罐时若需留罐，其留罐时间一般为（　　　）

A. 5～10min

B. 10～15min

C. 15～20min

D. 20～25min

E. 25～30min

46. 提出"五禽戏"体育疗法的医家是（　　　）

A. 孙思邈

B. 张仲景

C. 华佗

D. 朱丹溪

E. 陈无择

A2 型选择题

47. 患者，男性，40 岁。脊髓损伤术后 3 月余。护士为其进行间歇性导尿，测得患者残余尿量超过 200ml，则每天间歇性导尿的次数为（　　　）

A. 2 次

B. 3 次

C. 4 次

D. 5 次

E. 6 次

48. 患者，男性，50 岁。脑卒中后 2 个月，右侧偏瘫，右上肢屈肌痉挛，右下肢伸肌痉挛，右侧偏身感觉减退，为改善痉挛应采用的正确治疗方法是（　　）

A. 调制中频电疗法，部位为右上肢屈肌、右下肢伸肌

B. 调制中频电疗法，部位为右上肢伸肌、右下肢屈肌

C. 等幅中频电疗法，部位为右上肢屈肌、右下肢伸肌

D. 等幅中频电疗法，部位为右上肢伸肌、右下肢屈肌

E. 以上均可

49. 患者，女性，65 岁。因脑卒中入康复科治疗，治疗过程中出现局部急性化脓性炎症，此患者（　　）

A. 可以做低频电疗法

B. 可以做中频电疗法

C. 可以做高频电疗法

D. 可以做功能性电刺激

E. 紫外线局部照射

50. 患者，男性，47 岁。说话不连续，酒后症状减轻，紧张及情绪波动时症状加重。经诊断为痉挛性发声障碍。以下不应作为其训练方法的是（　　）

A. 放松训练

B. 推举训练

C. 手法按摩

D. 克服费力音训练

E. 发音启动训练

51. 患者，69 岁。病情日趋恶化，患者出现悲哀、情绪低落，要求见一些亲朋好友，并趋于交代后事，此时患者心理反应处于（　　）

A. 震惊期

B. 否认期

C. 抑郁期

D. 承认期

E. 适应期

52. 患者，女性，35 岁。一个月前因发生严重车祸，造成一侧大腿极短截肢，现来院安装假肢。请给患者选择（　　）类型的假肢建议

A. 大腿假肢

B. 膝离断假肢

C. 髋离断假肢

D. 小腿假肢

E. 塞姆假肢

53. 患者，女性，27 岁。右前臂尺骨远端骨折两天，前臂肿胀，复位后采用矫形器治疗，其作用不包括（　　）

A. 促进骨折愈合

B. 保持骨骼生理对线

C. 减轻肢体疼痛

D. 促进水肿、炎症吸收

E. 促进功能活动

A3 型选择题

(54、55 题共用题干)

患者，女性，68 岁。确诊"帕金森病"5 年，伴进行性吞咽障碍，但可以经口进食。

54. 护士指导患者家属喂食，其一口量大约是（　　　）

A. 从 3～4ml 逐渐增加

B. 15ml

C. 20ml

D. 30ml

E. 40ml

55. 下列食物中，不适合该患者的是（　　　）

A. 鸡蛋羹

B. 菜泥

C. 饼干

D. 玉米粥

E. 奶类

(56、57 题共用题干)

患者，女性，69 岁。右侧肢瘫，上肢肌力 0 级，下肢肌力 1 级。给予中频电疗法，每日一次。

56. 医用中频电流的频率范围是（　　　）

A. 0～100Hz

B. 0～1000Hz

C. 100～10000Hz

D. 1000～10000Hz

E. 1000～100000Hz

57. 不属于中频电疗法作用的是（　　　）

A. 促进局部血液循环作用

B. 镇痛作用

C. 抑制、杀灭肿瘤细胞

D. 消炎作用

E. 软化瘢痕、松解粘连作用

(58、59 题共用题干)

患者，女性，36 岁。脊髓损伤术后，C4 完全性损伤。说话无力，无法自行排痰。

58. 该患者属于哪种类型言语障碍（　　　）

A. 失语症

B. 构音障碍

C. 发育障碍

D. 口吃

E. 听力障碍所致言语障碍

59. 该患者应采用的治疗方法是（　　　）

A. 呼吸训练

B. 放松训练

C. 克服费力音训练

D. 语音训练

E. 手势语

患者，女性，56 岁。脊髓损伤肺部感染第二次住院，疗效不佳，呼吸困难显著。患者感到痛苦、悲哀，并试图自杀。

60. 此阶段心理评定为（　　）

A. 震惊期

B. 否认期

C. 抑郁期

D. 承认期

E. 适应期

61. 对此阶段患者的护理中，不妥的是（　　）

A. 多给患者同情

B. 允许家属陪伴

C. 尽量不让患者流露失落、悲哀的情绪

D. 尽可能满足患者的需要

E. 加强安全保护

A4 型选择题

（62～65 题共用题干）

患者，男性，68 岁。一个月前因"脑梗死"住院，经过治疗后病情稳定。体格检查发现患者右侧肢体肌张力降低，右侧肢体肌力 0 级，左侧肢体肌力 4 级。

62. 护士指导家属进行体位摆放时应避免的是（　　）

A. 尽可能采取健侧卧位

B. 定时更换卧位

C. 如果患者病情允许，尽早坐起

D. 摆放体位前，清扫床单上的异物

E. 床上坐位时，躯干应保持端正

63. 护士对其进行患侧卧位的良肢位摆放时应避免的是（　　）

A. 患者的头下给予合适高度（一般为 10～12cm）的软枕

B. 患臂前伸，前臂外旋，将患肩拉出，以避免受压和后缩

C. 患侧手指伸展，掌心向下

D. 患侧踝关节置于屈曲 90°，保持中立位

E. 健侧上肢放在身上或胸前的软枕上

64. 护理的重点为（　　）

A. 功能障碍的评定并制订相应护理措施

B. 帮助患者日常活动

C. 严格要求患者加强锻炼

D. 严格指导患者按时服药

E. 预防患者摔倒

65. 假如患者因护理不当出现压疮，如何避免压疮进一步加重（　　）

A. 每 3h 要变换体位

B. 无须特殊处理

C. 教育患者家属，将责任归咎于家属

D. 嘱患者家属常擦洗创面

E. 保持床单清洁干燥、无皱褶，避免擦伤皮肤

二、判断题

1. 脑损伤患者的首选体位是患侧卧位。（　　）

2. 疾病急性期要向患者说明活动的重要性，尽早进行关节被动活动，努力使活动范围达到最大限度。（　　）

3. 关节活动范围训练对健侧下肢及双上肢肌力的维持和增强对步行训练很有必要。（　　）

4. 作业治疗是康复医学的重要组成部分，是一个完全独立的康复治疗专业。（　　）

5. 运动疗法以恢复各关节的活动度、增强肌力，以及提高身体的协调和平衡功能为主。（　　）

6. 作业治疗是在运动疗法的基础上，强调恢复上肢的精细协调动作，以适应日常生活活动及工作、职业的需要。（　　）

7. 针对失语症患者要进行正强化和负强化性质的训练，反复进行，当达到目标阶段时结束。（　　）

8. 重症构音障碍患者应进行手势语训练，画图训练，执行较长文字命令及读长篇文章（故事等）提问等训练。（　　）

9. 行为疗法中强化良好的行为最常用的是阳性强化，就是给患者一定的奖赏来强化其适应行为。（　　）

10. 壳式假肢外包海绵物，最外层覆盖肤色袜套或人造皮，特点是外观好，不易磨损衣物。（　　）

第五章　神经系统疾病的康复护理

一、选择题

A1 型选择题

1. 下列哪项不属于失用综合征（　　）

A. 压疮

B. 肺炎

C. 关节挛缩

D. 痉挛

E. 深静脉血栓

2. 对急性期脑卒中患者进行肢体被动运动时，不正确的方法是（　　）

A. 动作轻柔、缓慢

B. 运动时要多变换体位

C. 在正常关节活动范围内进行

D. 在病后 3～4 日开始进行

E. 每个关节活动 3～5 次，每日 2 次

3. 下列各项不属于痉挛的不利影响是（　　）

A. 限制关节运动

B. 引起挛缩、关节畸形和疼痛不适

C. 影响运动模式、运动速度、精细活动和日常生活活动能力

D. 不利于清洁护理

E. 易出现肌萎缩

4. 下列关于脑卒中患者翻身训练的说法中错误的是（　　　）

A. 尽早开始

B. 翻身时，患者双手交叉，健侧拇指置于患侧拇指之上

C. 向健侧翻身时，健腿可插入患腿下方

D. 翻身训练的同时需进行桥式运动，加强患侧伸髋屈膝肌的练习

E. 向健侧翻身时，以健侧带动患侧翻向健侧

5. 关于平衡训练的基本原则，错误的是（　　　）

A. 支撑面积由大变小

B. 从静态平衡、自动态平衡到被动态平衡

C. 从闭眼时训练到睁眼时训练

D. 从有意识地保持平衡至无意识地保持平衡

E. 身体重心逐步由低到高

6. 脑卒中偏瘫患者误用综合征表现不包括的是（　　　）

A. 异常步态及尖足内翻

B. 肌肉及韧带损伤

C. 关节挛缩

D. 肩痛及髋关节痛

E. 肩关节半脱位

7. 颅脑损伤时，特重型损伤格拉斯哥评分为（　　　）

A. 0～3 分

B. 3～5 分

C. 6～8 分

D. 9～12 分

E. 13～15 分

8. 对于颅脑损伤患者护理不正确的是（　　　）

A. 卧床，床头抬高 15°～30°

B. 昏迷者要保持仰卧位

C. 保持呼吸道通畅

D. 注意翻身、避免压疮

E. 保持肢体功能位，防止足下垂

9. 下列哪项不是颅脑损伤后出现的功能障碍（　　　）

A. 运动失调

B. 记忆力下降

C. 压疮

D. 癫痫

E. 瘫痪

10. 颅脑损伤昏迷期的康复护理方法哪项不正确（　　　）

A. 语言刺激

B. 深浅感觉刺激

C. 穴位刺激

D. 保持环境安静

E. 音乐刺激

11. 下列关于失认证的康复护理描述错误的是（　　　）

A. 阅读时在忽略侧放上鲜艳的规尺

B. 阅读训练时，让患者摸着书的边缘，用手指沿行间移动

C. 避免护理人员利用拍打、挤压、冰刺激等方法引起患者注意患侧的存在

D. 应站在忽略侧与患者谈话和训练

E. 鼓励患侧上、下肢主动参与翻身

12. 痉挛型脑瘫是临床上最常见的类型，其病变部位主要在 （　　　）

A. 锥体束系统

B. 基底核部位

C. 小脑

D. 丘脑

E. 脑干

13. 哪个不属于脑瘫的伴随障碍 （　　　）

A. 智力低下

B. 语言障碍

C. 关节挛缩变形

D. 听力障碍

E. 癫痫

14. 下列哪种体位不适合脑瘫患儿进食 （　　　）

A. 抱坐喂食

B. 坐在固定椅子上进食

C. 面对面进食

D. 平卧位进食

E. 侧卧位进食

15. 下列哪项属于共济失调运动检查的方法 （　　　）

A. 内收肌角的测定

B. 足背屈角的测定

C. 指鼻试验

D. 平衡量表的测定

E. Brudzinski 征

16. 手足徐动型脑瘫病变部位在 （　　　）

A. 锥体系

B. 锥体外系

C. 基底节

D. 小脑

E. 大脑

17. 下列关于脑瘫患儿睡眠体位错误的是 （　　　）

A. 侧卧睡眠

B. 俯卧睡眠

C. 痉挛屈曲严重的患儿，可在胸前放一低枕

D. 仰卧睡眠

E. 平卧睡眠

18. 周围神经损伤后的运动功能障碍不包括 （　　　）

A. 肌力下降

B. 肌肉萎缩

C. 肌张力增高

D. 反射减弱

E. 畸形

19. 神经损伤后感觉功能恢复等级 2 级的评价标准是 （　　）

A. 感觉无恢复

B. 支配区皮肤深感觉恢复

C. 支配区浅感觉触觉部分恢复

D. 皮肤痛觉和触觉恢复，且感觉过敏消失

E. 感觉达到 S_3 水平外，两点辨别觉分别恢复

20. 周围神经病损早期的康复护理原则不包括 （　　）

A. 增强肌力

B. 去除病因

C. 消除炎症和水肿

D. 预防挛缩畸形发生

E. 减少对神经的损伤

21. 周围神经病损的短期康复护理目标不包括 （　　）

A. 及早消除炎症

B. 及早消肿

C. 促进神经再生

D. 预防肢体发生挛缩畸形

E. 重返工作岗位或从事力所能及的工作

22. 脊柱骨折患者在搬运过程中，最正确的体位是 （　　）

A. 侧卧位

B. 仰卧屈曲位

C. 仰卧过伸位

D. 俯卧过伸位

E. 半坐卧位

23. 判断脊柱骨折脱位是否并发脊髓损伤，下列哪项检查最重要 （　　）

A. X 线摄片

B. CT

C. MRI

D. 神经系统检查

E. 腰椎穿刺做奎肯试验及脑脊液生化检查

24. 关于脊柱外伤与脊髓损伤的关系的叙述，下列哪项是错误的 （　　）

A. 脊髓损伤节段与椎骨受伤平面不一致

B. 胸椎较固定，所以胸椎骨折脱位多无脊髓损伤

C. 有的病例表现为明显脊髓损伤，但 X 线片却无骨折脱位

D. 屈曲型骨折脱位造成骨髓损伤最多见

E. 椎管狭窄患者，脊柱创伤更易发生脊髓损伤

25. 脊髓损伤后运动功能不完全损伤的指征是 （　　）

A. 趾可以活动

B. 踝可以活动

C. 膝可以活动

D. 可以活动

E. 肛门指诊时可触及外括约肌收缩

26. 颈椎骨折并发颈髓损伤，出现高热40℃，持续数日不降，应采取何种降温方法（   ）

A. 口服对乙酰氨基酚

B. 冬眠疗法

C. 使用抗生素

D. 物理降温

E. 以上都不是

27. 腰脊髓的水平位置为（   ）

A. $T_9 \sim T_{10}$

B. $T_{10} \sim L_1$

C. $T_{11} \sim T_{12}$

D. $T_{12} \sim L_1$

E. $L_1 \sim L_2$

28. 成人脊髓末端水平为（   ）

A. T_{11} 下缘

B. T_{12} 下缘

C. L_1 下缘

D. L_2 下缘

E. $T_{12} \sim L_1$

29. 美国脊椎损伤学会脊椎损伤分级中的C级代表（   ）

A. 不完全损伤

B. 在损伤水平以下

C. 大多数的关键肌群肌力大于或等于3级

D. 大多数的关键肌群肌力低于3级

E. 有感觉功能但无运动功能

A2型选择题

30. 脑卒中患者，病程10日，病情稳定，无并发症，此时需对患者进行运动功能评估，与单项运动功能评估无关的是（   ）

A. Brunnstrom 法

B. Fugl-Meyer 法

C. Barthel 指数法

D. Bobath 法

E. 上田敏法

31. 一名患者，脑损伤后6h，神志清，头痛，下列哪项处理原则不可取（   ）

A. 患者神志清，可回家观察，有变化及时就诊

B. 观察意识、瞳孔、生命征等变化

C. 行头颅CT检查

D. 对症处理

E. 向家属交代有迟发性颅内血肿可能

32. 患者，女性，35岁。右利手，1月前因车祸致右侧上肢尺神经损伤，右手呈爪型

手。使用改良 Barthel 指数评定患者的 （　　）

    A. 运动功能恢复情况

    B. 感觉功能恢复情况

    C. 尺神经恢复情况

    D. 日常生活活动能力

    E. 局部血液循环情况

33. 一位胸髓损伤患者，膀胱功能障碍，能自行排出部分尿液，无合并尿道感染，泌尿系统 B 超未见异常，现进行膀胱控制训练，每日间歇性导尿 2 次，一般建议每日保持尿量 （　　）为宜

    A. 500ml 以下

    B. 400～600ml

    C. 800～1000ml

    D. 1800～2000ml

    E. 2000ml 以上

A3 型选择题

（34、35 题共用题干）

患者，男性，58 岁。因 2 个月前脑梗死遗有偏瘫入住康复科治疗，入院时检查左上肢肌张力增高，肘关节大部分范围都紧张，坐位下可主动屈膝大于 100°，可抗阻独自站立，能独立行走。

34. 请问这位患者左上肢肘屈肌群肌张力改良 Ashworth 分级是 （　　）

    A. Ⅰ

    B. Ⅰ$^+$

    C. Ⅱ

    D. Ⅲ

    E. Ⅳ

35. 请问此患者站立平衡功能，其属于 （　　）

    A. 0

    B. Ⅰ

    C. Ⅱ

    D. Ⅲ

    E. Ⅳ

（36、37 题共用题干）

患者，男性，38 岁。车祸摔伤头部后，体格检查：刺激可睁眼，只能发"嗯啊"等声音，刺激肢体可回缩，十余分钟后清醒，约 1h 后再次上述症状，且 CT 扫描出现双凸镜形高密度影。

36. 据上描述，其意识情况依格拉斯哥昏迷量表，评分为 （　　）

    A. 15 分

    B. 12 分

    C. 10 分

    D. 9 分

    E. 7 分

37. 据此上述情况判断患者可能出现 （　　）

    A. 脑内血肿

B. 硬脑膜外血肿

C. 硬脑膜下血肿

D. 脑震荡

E. 颅骨骨折

（38、39 题共用题干）

患儿，女性，4 岁。主诉：不会爬，不会站，足尖着地，交叉步态。7 个月早产，出生体重 2kg，羊水早破，脐带绕颈，妊娠期食欲缺乏，出生后 2 日哭声乏力。CT 示：新生儿缺血缺氧性脑病后遗症，3 个月竖起，1 岁靠墙站立，但始终不会爬不会走，无自发言语。

38. 该患儿的临床诊断是（　　）

A. 小儿脑性瘫痪

B. 孤独症

C. 小儿多动症

D. 阿斯伯格综合征

E. 脊髓灰质炎

39. 对该患儿常需要进行的评估有（　　）

A. Wolf 手功能评估

B. 粗大运动发育量表、语言发育迟缓检查、精细运动发育量表

C. 认知评估

D. 失语症评估

E. 构音评估

（40～42 题共用题干）

患者，女性，52 岁。右利手，1 月前骑自行车时摔伤致臂丛神经损伤。

40. 对该患者的康复护理评估不包括（　　）

A. 伤后及局部血液循环评估

B. 平衡与协调能力评估

C. 运动评估

D. 感觉评估

E. 日常生活活动能力评定

41. 对该患者的康复护理包括（　　）

A. 增加患者及家属对疾病的认识

B. 应用矫形器及各种功能性方法控制疼痛

C. 通过抬高患肢、应用支具及弹力绷带等方法控制肿胀

D. 适度进行患肢的被动运动、主动助动运动和主动运动，防止挛缩和关节僵硬

E. 以上都是

42. 对该患者的自我管理教育包括（　　）

A. 不要用无感觉的部位接触危险物品

B. 有感觉缺失时，适当时候要戴手套保护

C. 每日清洁皮肤、护理皮肤，维持皮肤的柔软剂弹性

D. 接受物理因子治疗时，避免造成感觉丧失部位的烫伤

E. 以上都是

（43、44 题共用题干）

患者，女性，47 岁。双下肢无力伴大小便障碍 27 日。神志清，生命体征平稳，留置导尿。查体：双上肢肌力 5 级，左侧屈髋肌力 1 及，伸膝 1 级，右侧屈髋肌力 2 级，伸膝肌力

2 级，余关键肌肌力 0 级；感觉平面自胸 12 开始减退，骶部感觉及运动存在，球-肛门反射阳性。

43. 首先应考虑的疾病是（　　）

A. 骨折

B. 脑血管疾病

C. 吉兰-巴雷综合征

D. 脊髓损伤

E. 恶性肿瘤

44. 脊髓损伤急性期康复治疗目的，正确的是（　　）

A. 防止卧床并发症，对残存肌力或受损平面以上的肢体进行肌力和耐力训练

B. 进一步改善和加强患者残存功能，训练各种转移能力，姿势控制及平衡能力

C. 尽可能使患者获得独立生活活动能力

D. 应尽早开始站立和步行训练

E. 及时配戴适当的下肢矫形器使截瘫患者重获站立及行走功能

A4 型选择题

（45、46 题共用题干）

患者，男性，60 岁。高血压病史 15 年，突发左侧上下肢无力 2h 入院。体检：神志清，左侧上下肢不能活动，左上肢徒手可扪及轻微肌肉收缩，但无关节活动，肌张力轻微增加，被动屈伸肘关节时在关节活动范围之末出现在小阻力。

45. 根据上述病史和体检结果，该患者最可能诊断是（　　）

A. 癫痫

B. 脑卒中

C. 高血压病

D. 血管性头痛

E. 癔症

46. 对诊断最有帮助的检查是（　　）

A. X 线片

B. 头颅 CT

C. 肌电图

D. 诱发电位

E. 彩色经颅多普勒超声

（47、48 题共用题干）

患者，男性，无诱因出现颅内压增高症状，且病情有加剧表现。

47. 首要采取的处理措施是（　　）

A. 卧床

B. 床头抬高 30°

C. 保持大便通畅

D. 立即给予 20％甘露醇 250ml，每日 2 次，静脉滴注

E. 限制水，盐入量

48. 为进一步诊断及治疗，首要进行的检查是（　　）

A. 脑多普勒

B. 脑电图

C. CT

D. CTA

E. MRI

二、判断题

1. 偏瘫患者上楼先上健腿，后上患腿；下楼先下患腿，后下健腿。（　　　）

2. 进食呛咳患者，颈部前屈进食时容易出现呛咳。（　　　）

3. 颅内压增高患者体位为平卧位，床头抬高 15°～30°，有利于脑静脉回流，减轻脑水肿。（　　　）

4. 血肿根据来源和部位分为硬脑膜外血肿、硬脑膜下血肿、脑内血肿。（　　　）

5. 脑性瘫痪是小儿从出生前到出生后 1 个月内，因各种原因所致的非进行性脑损伤综合征。（　　　）

6. 脑性瘫痪的作业治疗包括制作辅助器、日常生活活动能力训练、心理治疗、精细动作训练、生活环境设施改建。（　　　）

7. 周围神经分为脊神经和自主神经，不包括脑神经。（　　　）

8. 某一周围感觉神经损伤，则其支配区的皮肤感觉完全丧失。（　　　）

9. 在神经不完全损伤的情况下，神经支配区的感觉丧失的程度不同，在神经恢复过程中，感觉恢复程度也有所不同。（　　　）

10. 指导周围神经病损的患者随自己意愿将患肢放置于舒适体位。（　　　）

11. 脊髓损伤急性期康复训练目标包括改善坐位平衡能力。（　　　）

第六章　骨关节病损的康复护理

一、选择题

A1 型选择题

1. 颈椎病的临床分型不包括（　　　）

A. 颈型

B. 神经根型

C. 关节功能紊乱型

D. 椎动脉型

E. 交感神经型

2. 视觉模拟评分法用来评定（　　　）

A. 疼痛的强度

B. 疼痛的持续时间

C. 疼痛的范围

D. 功能受限的程度

E. 活动受限的程度

3. 肩关节周围炎的典型体征（　　　）

A. 疼痛

B. 活动受限

C. 肌力减弱

D. 关节僵硬

E. 失用性萎缩

4. 肩周炎的关节受限中主要是哪个关节最严重（　　　）

A. 胸锁关节

B. 肩锁关节

C. 肩胛胸壁关节

D. 第二肩关节

E. 盂肱关节

5. 初发腰椎间盘突出症患者下肢放射性疼痛显著且无大小便障碍时，应首选（　　　）

A. 物理因子治疗

B. 推拿治疗

C. 牵引治疗

D. 手术治疗

E. 腰腿痛保健操

6. 以下哪项是腰椎间盘突出症康复护理指导措施（　　　）

A. 长时间穿高跟鞋

B. 睡硬板床

C. 坐矮凳

D. 不伏案工作

E. 颈背部肌力锻炼

7. 骨折愈合的条件应除外（　　　）

A. 正确固定

B. 充足血供

C. 骨折端紧密接触

D. 骨折对位对线

E. 适当的锻炼

8. 骨折康复治疗的总原则是（　　　）

A. 尽早康复治疗

B. 确保关节功能恢复

C. 复位、固定、功能锻炼

D. 促进日常生活活动能力

E. 缓解水肿、疼痛

9. 下肢功能康复的目标是（　　　）

A. 负重和行走

B. 关节功能恢复

C. 足的灵活性

D. 缓解疼痛

E. 促进耐力恢复

10. 在骨折固定期的康复治疗中，以下哪项是最有效、最可行、花费最少，有助于静脉和淋巴回流的措施（　　　）

A. 被动运动

B. 物理治疗

C. 平衡训练

D. 配戴矫形器

E. 主动运动

11. 与成人下肢骨折长时间制动无关的有（　　　）

A. 肌肉萎缩

B. 伤肢与健肢不等长

C. 关节挛缩

D. 全身器官功能下降

E. 骨质疏松

12. 手的休息位是（　　　）

A. 直拳

B. 勾拳

C. 半握拳姿势

D. 完全握拳

E. 握玻璃杯姿势

13. 对有幻肢痛的截肢者治疗疼痛，可以进行的干预不包括（　　　）

A. 心理支持

B. 催眠术

C. 针灸

D. 经皮电刺激神经疗法

E. 长期使用毒麻药品

14. 膝下截肢时膝关节挛缩是（　　　）

A. 不可避免

B. 继发于腘绳肌与股四头肌的不平衡

C. 最常见于膝伸展

D. 因不适当体位造成

E. 成人较儿童少见

15. 关于截肢，描述错误的是（　　　）

A. 动脉闭塞性疾病和糖尿病的并发症是发达国家截肢的最常见原因

B. 截肢仅仅是一个破坏性手术

C. 截肢是重建与修复性手术

D. 截肢手术是为患者回归到家庭和社会进行康复的第一步

E. 截肢手术要为安装义肢做准备，为残肢创造良好的条件

16. 以下哪项不是截肢后关节挛缩的原因（　　　）

A. 长期处于不合适的体位

B. 手术后残肢原动肌和拮抗肌肌力不平衡

C. 进行了残留关节的主动运动

D. 术后残肢关节没有合理固定

E. 术后疼痛

17. 引起关节置换后功能障碍的主要原因为（　　　）

A. 疼痛＋全身器官功能下降

B. 关节严重畸形＋全身器官功能下降

C. 疼痛＋关节严重畸形

D. 假体异物反应

E. 肌肉萎缩

18. 髋关节置换术后应避免的危险体位为（　　　）

A. 髋屈曲超过 90°

B. 下肢内收超过身体中线

C. 伸髋外旋

D. 屈髋内旋

E. 以上都是

19. 单侧髋关节置换后上下楼梯训练中哪项是正确的 （　　）

A. 上楼时健侧先上，下楼时患侧先下

B. 上楼时健侧先上，下楼时健侧先下

C. 上楼时患侧先上，下楼时患侧先下

D. 上楼时患侧先上，下楼时健侧先下

E. 以上都不对

20. 关节置换术常见并发症应除外 （　　）

A. 脱位

B. 下肢深静脉栓塞

C. 假体异物反应

D. 异位骨化

E. 关节挛缩

21. 以下哪项不是人工关节置换术的适应证 （　　）

A. 髋骨关节炎

B. 股骨头坏死

C. 股骨转子间骨折

D. 先天性髋关节发育不良

E. 髋部肿瘤

A2 型选择题

22. 患者，女性，52 岁。因右上肢放射痛伴手指麻木，动作不灵活 3 年就诊，检查发现颈肩部压痛。神经牵拉试验及压头试验阳性，右上肢桡侧皮肤感觉减退，握力减弱，肌张力减低，最可能的诊断是 （　　）

A. 交感神经型颈椎病

B. 脊髓型颈椎病

C. 椎动脉型颈椎病

D. 神经根型颈椎病

E. 混合型颈椎病

23. 患者，男性，49 岁。1 个月前出现颈肩痛，并向右手放射，右手拇指痛觉减弱，肱二头肌肌力弱。初步诊断是 （　　）

A. 颈椎病

B. 肩周炎

C. 肩袖综合征

D. 臂丛神经炎

E. 颈部劳损

24. 患者，男性，58 岁。无明显诱因出现右肩关节疼痛伴活动受限。查体：右肩关节前屈受限。X 线检查右肩关节骨性结构未见异常，该患者最可能的诊断是 （　　）

A. 颈椎病

B. 肩关节周围炎

C. 肩袖损伤

D. 臂丛神经炎

E. 锁骨骨折

25. 患者，男性，28 岁，司机。着凉后出现腰部疼痛伴右下肢放射痛 15 日，卧床休息后可缓解，行走后疼痛加重，该患者最可能的诊断是（　　　）

A. 腰椎骨折

B. 腰椎间盘突出症

C. 坐骨神经炎

D. 下肢静脉血栓

E. 腰肌劳损

26. 患者，女性，53 岁。劳累后出现双膝关节肿胀、疼痛、行走困难，不能下蹲。该患者休息时取仰卧位时，在足部放支架将被服架空的目的是（　　　）

A. 使患者感到舒适

B. 避免受压而致疼痛

C. 防止足下垂

D. 便于患者足部运动

E. 保暖

27. 患者，女性，21 岁。右尺桡骨骨折闭合整复石膏固定 1 周余，前臂不能做哪个动作（　　　）

A. 屈

B. 伸

C. 外展

D. 内收

E. 旋转

28. 患者，女性，65 岁。因左髋外伤后 2 年、左髋疼痛 1 个月余就诊，左髋 X 线摄片提示左股骨头坏死，该患者 2 年前外伤后所致的骨折最有可能是（　　　）

A. 股骨干骨折

B. 股骨大转子骨折

C. 股骨头骨折

D. 股骨外科颈骨折

E. 骨盆骨折

29. 患者，男性，30 岁。因车祸致右上肢碾压伤行右肘上截肢，术后早期康复中应注意预防以下哪种肩关节挛缩畸形（　　　）

A. 内收

B. 外展

C. 前屈

D. 后伸

E. 内旋

30. 患者，男性，78 岁。因糖尿病足行右小腿截肢后 2 日，在康复护理中，下列哪项是错误的（　　　）

A. 患肢抬高

B. 股四头肌肌力训练

C. 弹力绷带包扎

D. 膝下垫枕

E. 膝关节主动屈伸训练

31. 患者，男性，50岁。因右髋关节发育不良行髋关节置换术后第1日，康复护理不包括（　　）

A. 足跟滑动，使髋屈曲至90°角

B. 踝泵

C. 股四头肌等长收缩

D. 髋关节内旋至中立位

E. 臀肌等长收缩

32. 患者，女性，75岁。因右膝严重骨关节炎行右膝关节置换术后6周，体检发现右膝仍有肿胀，股四头肌萎缩，右膝关节活动度屈曲90°，伸膝5°，该患者当前康复训练的重点是（　　）

A. 减轻患肢水肿

B. 改善下肢力量

C. 改善步态

D. 各种日常生活活动能力训练

E. 关节活动度训练

A3型选择题

（33、34题共用题干）

患者，男性，40岁。腰痛伴右下肢放射痛2个月，反复发作，与劳累有关，咳嗽，用力排便时可加重疼痛。查体右直腿抬高试验40°阳性，加强试验阳性，X线片示$L_4 \sim L_5$椎间隙变窄。

33. 其最可能的诊断为（　　）

A. 急性腰扭伤

B. 腰3横突综合征

C. 腰椎管狭窄症

D. 腰椎间盘突出症

E. 梨状肌综合征

34. 可完全排除的诊断是（　　）

A. 腰椎结核

B. 腰肌劳损

C. 腰椎肿瘤

D. 脊椎滑脱症

E. 腰椎管狭窄症

A4型选择题

（35～37题共用题干）

患者，男性，40岁。左股骨干骨折切开复位内固定术后2个月余。

35. 在制订康复治疗计划时，肌力训练以下列哪个肌肉的锻炼最重要（　　）

A. 股薄肌

B. 缝匠肌

C. 半膜肌

D. 半腱肌

E. 股四头肌

36. 该患者护理的长期目标是（　　）

A. 恢复关节功能、恢复日常生活活动能力、防止各种并发症

B. 改善心理状况

C. 消除患者伤肢的肿胀

D. 防止关节粘连

E. 防止疼痛产生

37. 评定该患者 ADL 时，应重点评定（　　　）

A. 生活能力

B. 步行和负重能力

C. 心理状态

D. 肌肉力量

E. 协调性

二、判断题

1. 椎动脉型颈椎病可采用牵引疗法。（　　　）

2. 腰椎间盘突出症的患者穿戴腰围时间越长越好。（　　　）

3. 根据骨折发生的时间，骨折可分为稳定性骨折和不稳定性骨折。（　　　）

4. 肢体锻炼与固定不能同步进行。（　　　）

5. 截肢是一种破坏性手术，也视为重建与修复手术。（　　　）

6. 残肢周径连续 1 周无变化即可判定为残肢定型，这意味着可穿戴永久性假肢。
（　　　）

7. 人工髋关节置换术后第 4～5 天，协助患者在床边坐起，髋关节屈曲超过 90°。
（　　　）

8. 人工膝关节置换术后，避免任何会增加下肢关节负荷的运动，如跑、跳、举重等。
（　　　）

第七章　内科疾病的康复护理

一、选择题

A1 型选择题

1. 冠心病康复护理以下错误的是（　　　）

A. 采取高强度运动训练

B. 低中度强度运动训练

C. 改善心血管功能

D. 提高生活质量

E. 低盐、低脂肪饮食、控制体重

2. 冠心病最常见的病因是（　　　）

A. 重度主动脉瓣病变

B. 冠状动脉栓塞

C. 冠状动脉粥样硬化

D. 肥厚性心肌病

E. 冠状动脉痉挛

3. 心肌梗死患者运动治疗时以下哪项是禁忌证（　　　）

A. 心率 90 次/分

B. 安静时血压大于 200/110mmHg

C. 房室传导阻滞

D. 中度主动脉瓣狭窄

E. 以上都不对

4. 急性心肌梗死Ⅰ期康复的目的是（　　）

A. 提高心功能

B. 消除绝对卧床的不利影响

C. 增加冠状动脉血流

D. 提高有氧运动能力

E. 肌肉毛细血管数量和质量提高

5. 冠心病的康复护理评定不包括下面哪项（　　）

A. 常规的检查

B. 心理评定

C. 行为类型评定

D. 超声心动图运动试验

E. 心电运动试验

6. 慢性阻塞性肺疾病患者呼吸功能训练内容不包括（　　）

A. 腹式呼吸训练

B. 呼吸肌训练

C. 缩唇呼吸训练

D. 咳嗽训练

E. 超声雾化吸入

7. 慢性阻塞性肺疾病患者缩唇呼气训练的目的是（　　）

A. 提高支气管内压，避免塌陷

B. 降低胸腔内压

C. 增加肺活量

D. 改善肺循环

E. 提高膈肌肌力

8. 以下哪项不是导致慢性阻塞性肺疾病患者的危险因素（　　）

A. 职业粉尘

B. 呼吸道感染

C. 吸烟

D. 空气污染

E. 高血压

9. 有关日常生活活动能力的评定，描述不正确的是（　　）

A. 1级：虽然存在不同程度的呼吸功能减退，但活动如常人。对日常生活无影响，活动时无气短

B. 2级：平地步行不气短，当快走或上楼、上缓坡时有气短

C. 3级：慢走不及百步即有气短

D. 4级：讲话或穿衣等轻微动作时即有气短

E. 5级：安静时出现气短，无法平卧

10. 糖尿病饮食疗法中，以下哪项不正确（　　）

A. 膳食总热量中碳水化合物占 $50\%\sim60\%$

B. 血尿素氮升高者，蛋白质入量应限制在 0.6g

C. 伴有糖尿病肾病而肾功能正常者，蛋白质入量应限制至 0.8g

D. 蛋白质的需求量为每日 0.8～1.2g

E. 盐的每日摄入量为 8～10g

11. 糖尿病患者康复护理评定不需要评定以下哪项（　　　）

A. 询问病史

B. 体格检查

C. CT 检查

D. 运动功能评定

E. 肌力评定

12. 糖尿病患者最容易合并的感染性并发症是（　　　）

A. 结核病

B. 心脑血管疾病

C. 眼底病变

D. 周围神经病变

E. 糖尿病足部感染

13. 糖尿病患者不适宜的运动方式有（　　　）

A. 有氧运动

B. 低强度训练

C. 训练后出大汗

D. 打太极拳

E. 散步

A2 型选择题

14. 患者，男性，48 岁。心肌梗死后 1 周，对其康复护理的原则，下列哪项叙述是错误的（　　　）

A. 康复护理侧重提高心功能

B. 功能训练贯穿于康复护理的始终

C. 重视心理护理

D. 不改变运动量

E. 消除绝对卧床的不利影响

15. 患者，男性，60 岁。心肌梗死后 30 日，康复护理的内容包括（　　　）

A. 运动能力达到 2～3MET

B. 按正常节奏行走 100～200m 而无明显不适

C. 可以完成家庭日常生活活动

D. 患者的健康宣教

E. 以上都是

16. 患者，男性，70 岁。咳嗽、咳痰 20 年，诊断慢性阻塞性肺疾病，对该患者进行排痰训练，下列方法不正确的是（　　　）

A. 体位引流

B. 胸部叩击

C. 直接咳嗽

D. 胸部按摩

E. 气管切开

17. 患者，男性，76 岁。多饮多食 20 年，诊断糖尿病，以下康复护理措施不正确的是（　　　）

A. 有氧运动

B. 低强度训练

C. 空腹时运动

D. 打太极拳

E. 散步

18. 患者，女性，58 岁。糖尿病 5 年，下列错误的是（　　　）

A. 膳食总热量中碳水化合物占 20%

B. 血尿素氮升高者，蛋白质入量应限制在 0.6g

C. 伴有糖尿病肾病而肾功能正常者，蛋白质入量应限制至 0.8g

D. 蛋白质的需求量为每日 0.8～1.2g

E. 盐的每日摄入量为 6g

二、判断题

1. 心肌梗死Ⅰ期康复活动后如出现心前区不适、心悸、气短、活动后心率＞130 次/分、血压＞200/110mmHg，可以继续康复活动。（　　　）

2. 冠心病患者的血压管理：指导患者在家庭自我监测血压并极力使血压长期稳定在目标值＜140/90mmHg。（　　　）

3. 缩唇呼吸练习患者取舒适体位，指导患者用鼻深吸气然后闭紧嘴，在呼气时将嘴唇缩紧，吹口哨状呼气，要领是深吸慢呼，增加呼气时的阻力，使呼吸道较长时间地打开，增加气体从肺泡内的排出，减少肺内残气量。（　　　）

4. 慢性阻塞性肺疾病的康复护理目标是改善临床症状。（　　　）

5. 糖尿病患者应避免在空腹时进行运动，以防低血糖的发生。应安排在餐后 60min 进行。（　　　）

6. 饮食疗法是糖尿病的基础治疗，是任何阶段都必须首要采取的治疗措施。（　　　）

第八章　其他特殊人群的康复护理

一、选择题

A1 型选择题

1. 恶性肿瘤的分化程度是指（　　　）

A. 生长速度

B. 浸润深度

C. 肿瘤细胞与源细胞的区别程度

D. 组织学类型

E. 有无转移

2. 乳腺癌患者化疗后出现左侧后背至前胸带状疼痛，疼痛剧烈，应考虑诊断为（　　　）

A. 带状疱疹

B. 单纯疱疹

C. 肋软骨炎

D. 肿瘤侵犯肋间神经

E. 变应性皮肤血管炎

3. 老年人躯体健康的评估不包括（　　　）

A. 健康史的采集

B. 身体评估

C. 功能状态的评估

D. 社会功能评估

E. 辅助检查

4. 老年人日常安全要注意，除了（　　　）

A. 尽量避免老人单独外出

B. 日常生活小事，不让老人自己动手

C. 让老人了解引起意外伤害的危险因素

D. 淋浴时要严格掌握温度，以免烫伤

E. 外出注意避开人多拥挤的高峰时间

5. 老年人运动应遵循的原则不包括（　　　）

A. 锻炼过程加强心率监测

B. 运动强度要循序渐进

C. 坚持运动的经常性、系统性

D. 冬季下雪或大风天气也要坚持到户外活动

E. 不做突击性的紧张运动

6. 盆底肌功能评定是指对产后超过（　　　）的患者进行评定。

A. 14 天

B. 21 天

C. 28 天

D. 36 天

E. 42 天

7. 慢性疼痛综合征的康复治疗目的不包括（　　　）

A. 改进适应不良的行为，减少对保健的利用

B. 简化药物表

C. 降低疼痛水平，使患者能增强功能

D. 建立患者能自己应用的新的治疗疼痛技巧

E. 减少痛苦，改进对付的技巧

8. 关于应用类鸦片药物治疗慢性疼痛综合征，正确的是（　　　）

A. 患者应按需服药

B. 只能应用短作用的类鸦片药，因患者无器质性异常

C. 只能用于因疼痛而严重抑郁的患者

D. 绝对禁忌用于慢性疼痛综合征

E. 应考虑曾合理进行疼痛治疗的患者

9. 不属于产后身体发生变化的是（　　　）

A. 容易变得肥胖

B. 脂肪组织易在体内积蓄

C. 雌激素含量和脑内儿茶酚胺类物质在分娩后迅速升高

D. 心理压力较大

E. 情感较为敏感

10. 关于产后抑郁症说法错误的是（　　　）

A. 在产后 4 周内发病

B. 情绪激动

C. 失眠或睡眠过度

D. 遇事皆感无意义或自罪感

E. 对全部或多数活动明显缺乏兴趣或愉悦

11. 关于产后心理评定常用的量表错误的是（　　　）

A. 爱丁堡产后抑郁量表

B. Zung 抑郁自评量表

C. 汉密尔顿抑郁量表

D. 明尼苏达多相人格问卷

E. Zung 焦虑自评量表

12. 关于亚健康说法错误的是（　　　）

A. 亚健康是身体处于健康和疾病之间的一种临界状态

B. 一种机体结构退化和生理功能减退的低质与心理失衡状态

C. 只有很少的人存在亚健康方面的问题

D. 一种非健康非疾病的中间状态"第三状态"

E. 亚健康状态与健康和疾病有部分重叠，属于个体从健康状态向疾病状态过渡的中间状态

13. 关于亚健康评定方法正确的是（　　　）

A. 量表问卷评定

B. 叙述法评定

C. 症状组合法评定

D. 生理生化指标量化评定法

E. 以上都是

14. 关于常用亚健康康复护理措施有（　　　）

A. 物理因子康复疗法

B. 运动康复疗法

C. 康复心理护理

D. 认知行为康复疗法

E. 以上都是

A2 型选择题

15. 患者，女性，56 岁。腹胀、腹痛半年余，生命体征稳定。查体：消瘦，剑突下压痛。胃食管吞钡造影示胃壁僵硬，蠕动减弱，胃小弯近幽门侧可见胃轮廓内龛影，大小约 5cm×5cm。大便隐血试验阳性。该女最可能的诊断是（　　　）

A. 胃溃疡

B. 慢性胃炎

C. 胃癌

D. 贲门失弛缓征

E. 炎性肠病

16. 患者，男性，74 岁。于生日宴会后突然出现头痛、呕吐、面舌瘫等症状，入院后首要的检查方法是（　　　）

A. 血液检查

B. 头部 CT

C. 腰椎穿刺检查

D. 头部 MRI 检查

E. 胸部 X 线透视

17. 患者，刘某，肝癌末期疼痛，护士给该患者镇痛治疗，需要对其疼痛治疗前后效果测定对比，最适宜的评估方法是（　　　）

A. 面部表情疼痛评定法

B. 文字描述评定法

C. 数字评分法

D. 视觉模拟评分法

E. Prince-henry 评分法

A3 型选择题

（18、19 题共用题干）

一对高校退休教师夫妇，其唯一的儿子博士毕业后选择去外地工作，由于社会角色改变使夫妇俩适应不良。

18. 首先应考虑的心理问题是（　　　）

A. 认识能力低下

B. 孤独

C. 易怒和恐惧

D. 依赖

E. 睡眠障碍

19. 对其进行康复护理主要是（　　　）

A. 满足需求

B. 社会护理

C. 整体护理

D. 早期防护

E. 个体化护理

A4 型选择题

（20～22 题共用题干）

患者，男性，48 岁。近 2 个月出现右上腹部疼痛，伴有右上腹部肿块，质硬；黄疸；腹水。

20. 首先应考虑的疾病是（　　　）

A. 肝癌

B. 胰腺癌

C. 胆管癌

D. 胃癌

E. 胆道结石

21. 为进一步明确诊断，首选检查方法是（　　　）

A. CT

B. MRI

C. B 型超声

D. 活检

E. X 线透视检查

22. 该疾病的护理原则是（　　　）

A. 减少疾病、治疗措施给患者带来的不良心理反应和躯体不适

B. 积极治疗原发病

C. 教导患者及家属不惜一切配合治疗

D. 建议患者放弃治疗

E. 详细告知患者病情预后

（23～25 题共用题干）

患者，女性，82 岁。近一个月其老伴不幸去世，患者为此十分悲痛，精神萎靡，比先前更为沉默。

23. 首先应考虑的问题是（　　）

A. 抑郁症

B. 焦虑症

C. 强迫症

D. 神经衰弱

E. 癔症

24. 对其进行康复护理主要是（　　）

A. 满足需求

B. 社会护理

C. 整体护理

D. 早期防护

E. 个体化护理

25. 对其进行心理健康评定的内容包括（　　）

A. 认知、情绪、人格

B. 认知、情绪、情感

C. 情绪、情感、人格

D. 认识、情绪、人格

E. 认知、情感、人格

二、判断题

1. 老年人的活动种类中，体育锻炼属于生活基本活动。（　　）

2. 产后应尽早进行运动康复训练。（　　）

3. 盆底肌肉功能训练不需要对每位产妇都进行。（　　）

4. 亚健康就是慢性疲劳综合征。（　　）

5. 亚健康者经过适当的调适与保健，大多数可以向健康方向转化，因此应积极进行康复调理。（　　）

参考文献

［1］ 纪树荣. 康复护理学. 第 2 版. 北京：高等教育出版社，2010.
［2］ 张洁. 康复护理学. 北京：中国医药科技出版社，2013.
［3］ 罗治安，张慧. 社区康复. 北京：人民卫生出版社，2014.
［4］ 王刚. 社区康复学. 北京：人民卫生出版社，2013.
［5］ 孙权. 康复评定. 北京：人民卫生出版社，2014.
［6］ 郑彩娥，李秀云. 实用康复护理学. 北京：人民卫生出版社，2012.
［7］ 林萍，马素慧. 康复护理学. 北京：北京大学医学出版社，2015.
［8］ 鲍秀芹. 康复护理学实践与学习指导. 北京：人民卫生出版社，2012.
［9］ 姜贵云，李红玲. 康复护理学. 第 2 版. 北京：北京大学医学出版社，2014.
［10］ 吴军. 康复护理. 北京：中国中医药出版社，2015.
［11］ 石凤英. 康复护理学. 第 2 版. 北京：人民卫生出版社，2006.
［12］ 燕铁斌. 康复护理学. 第 3 版. 北京：人民卫生出版社，2015.
［13］ 黄晓琳，燕铁斌. 康复医学. 第 5 版. 北京：人民卫生出版社，2015.
［14］ 陈锦秀. 康复护理学. 北京：人民卫生出版社，2012.
［15］ 陈立典. 康复护理学. 北京：中国中医药出版社，2013.
［16］ 王左生，王丽梅. 言语治疗技术. 第 2 版. 北京. 人民卫生出版社，2014.
［17］ 李胜利. 语言治疗学. 第 2 版. 北京. 人民卫生出版社，2013.
［18］ 舒彬. 临床康复工程学. 北京：人民卫生出版社，2013.
［19］ 赵辉三. 假肢与矫形器学. 北京：华夏出版社，2013.
［20］ 潘敏. 康复护理学. 北京：人民卫生出版社，2011.
［21］ 肖晓鸿. 康复工程技术. 北京：人民卫生出版社，2014.
［22］ 齐素萍. 康复治疗技术. 北京：中国中医药出版社，2006.
［23］ 姜贵云. 康复护理学. 北京：中国医药科技出版社，2016.
［24］ 王大伟. 中风偏瘫的康复. 杭州：浙江大学出版社，2009.
［25］ 陆廷仁. 骨科康复学. 北京：人民卫生出版社，2007.
［26］ 杨艳杰. 护理心理学. 北京：人民卫生出版社，2012.
［27］ 何成奇. 物理因子治疗技术. 北京：人民卫生出版社，2010.
［28］ 谭工，邱波. 康复护理学. 北京：中国医药科技出版社，2015.
［29］ 杜春萍. 康复医学科护理手册. 第 2 版. 北京：科学出版社，2015.
［30］ 励建安. 康复医学. 北京：人民卫生出版社，2014.
［31］ 励建安，黄晓琳. 康复医学. 北京：人民卫生出版社，2016.
［32］ 许洪伟. 康复护理学. 西安：第四军医大学出版社，2010.
［33］ 张迎霞. 康复护理学理论与方法研究. 北京：中国水利水电出版社，2014.
［34］ 王玉琼. 母婴护理学. 第 2 版. 北京：人民卫生出版社，2012.